“十四五”职业教育国家规划教材
中国轻工业“十三五”规划教材
高等职业教育药品与医疗器械类专业教材

实用药物学基础

杨　晶　主编

中国轻工业出版社

图书在版编目（CIP）数据

实用药物学基础/杨晶主编. —北京：中国轻工业出版社，2025. 7
ISBN 978-7-5184-1830-5

Ⅰ. ①实… Ⅱ. ①杨… Ⅲ. ①药物学—高等职业教育—教材 Ⅳ. ①R9

中国版本图书馆 CIP 数据核字（2018）第 034958 号

责任编辑：江 娟 贺 娜
策划编辑：江 娟　　责任终审：张乃柬　　封面设计：锋尚设计
版式设计：砚祥志远　　责任校对：晋 洁　　责任监印：张 可

出版发行：中国轻工业出版社（北京鲁谷东街 5 号，邮编：100040）
印　　刷：三河市万龙印装有限公司
经　　销：各地新华书店
版　　次：2025 年 7 月第 1 版第 7 次印刷
开　　本：710 × 1000　1/16　印张：21. 75
字　　数：440 千字
书　　号：ISBN 978-7-5184-1830-5　定价：46. 00 元
邮购电话：010 - 85119873
发行电话：010 - 85119832　010 - 85119912
网　　址：http：//www. chlip. com. cn
Email：club@ chlip. com. cn

251269J2C107ZBQ

本书编写人员

主　编　杨　晶　黑龙江农业职业技术学院

副主编　贾　宁　黑龙江生物科技职业学院
　　　　　朱丽波　黑龙江民族职业学院
　　　　　李保平　石家庄鹏海制药股份有限公司

参　编　赵吉鸿　佳木斯海王医药有限公司
　　　　　季　双　哈药集团三精千鹤制药有限公司
　　　　　关　力　黑龙江农业职业技术学院

主　审　丁岚峰　黑龙江民族职业学院
　　　　　张之奎　石家庄鹏海制药股份有限公司

前　言

随着我国“十四五”国家规划教材建设的实施，提倡健康中国的建设，是以推进人民健康的医药卫生发展为前提，认真贯彻落实《现代职业教育体系建设（2014—2020年）》文件精神，以统筹职业教育，促进教育协同创新，以产教融合推动职业教育高质量发展为教材编写的整体思路，结合我国现代高等职业教育发展的需要和人才培养目标的要求，适应新常态下全国高等职业院校医药类专业深化职业“工匠精神”的理念，多位高职医药专业教师与制药企业的技术人员通过多次沟通交流，结合各制药企业的实际情况，共同编写了《实用药物学基础》这本教材。本教材以培养高素质技能型复合人才为核心，以就业为导向，以能力为本位，以学生为主体，坚持理论与实践、药学与医学相结合，强化学生职业能力和创新能力的培养，充分体现了高职高专“工学结合”的教育理念。

实用药物学基础课程是高等职业教育医药类专业的基础课程。本教材根据高等职业教育医药类专业的培养目标，系统地阐述了临床使用的基本药物的理论和方法，使学生掌握合理用药的基础知识和用药注意事项，进而能根据患者病情的动态变化，根据药物本身的药理毒理特点，制订和实施个体化药物治疗方案，为进一步开展药学服务打下基础。本教材力求内容新、条理清晰、重难点突出，体现系统性、科学性、实用性和实效性。

本教材共设置十个项目，四十五个任务。开篇引入“案例分析”模式，让学生在接触临床相关常见病例的同时引出教学内容，在介绍理论知识的同时注重引入“课堂互动”环节，让学生积极思考，解决实际问题。本教材针对重要的相关理论知识和技术发展前沿设计了“知识拓展”和“知识链接”模块，并在每个任务后均配以“小结”和“能力检测”，书中同时配有视频，丰富教学资源，使学生易学易懂，提高了教学水平。本教材可供高等职业教育医药类专业使用，也可供药品企业培训使用。

本教材编写过程中参考了大量的相关文献，因篇幅、检索条件等原因的限制，书中不能悉数列出。本教材的编写得到各位编者单位的大力配合和支持，其中杨晶负责编写项目一和项目二；贾宁负责编写项目三；李保平负责编写项目四和项目十；朱丽波负责编写项目五；赵吉鸿负责编写项目七；季双负责编写项目六、项目八和项目九；关力负责部分文字整理工作。对抽出宝贵时间主审的丁岚峰和张之奎两位教授表示由衷的感谢，谢谢他们无私的奉献和耐心的审查工作。

由于编者水平有限，书中内容难免有疏漏之处，恳请专家学者和广大读者批评指正，以便修订完善。

编　者

目 录

项目一 概述

项目二 外周神经系统药物

项目三 中枢神经系统药物

项目四 循环系统药物

项目五 内脏系统药物

项目六 内分泌系统药物

项目七 抗菌抗病毒药物

项目八 抗寄生虫病药物

项目九 抗肿瘤药物

项目十 解毒药

项目一 概述

知识目标

掌握药物、药物学基础的定义，药物的基本作用及不良反应的类型，药物在体内的动态过程及影响药物效应发挥的因素。

熟悉药物作用的方式、量－效关系、治疗指数、药酶诱导剂、药酶抑制剂、生物利用度、半衰期等概念的临床意义。

了解药物与药物学的发展史，药物作用的机制及合理用药原则。

能力目标

通过对药物的治疗作用和不良反应的掌握，能达到预防、减少药物不良反应发生的情况；能运用药效学和药动学知识制定合理的给药方案，并在药物治疗过程中能对药物疗效进行评价。

学习提示

药物在疾病的治疗与健康的保持或恢复中起着重要作用。掌握药物的疗效、不良反应及临床应用情况，可以为用药者提供相关的服务。

药物学研究内容主要包括药物对机体的作用，即药效学内容，学习药效学内容有助于帮助我们了解药物的作用、作用机制、临床应用和不良反应；另一方面，药物进入机体后机体对药物要进行动态的处理过程，即药动学过程，通过学习药动学的相关知识，可以为医药工作者监控、预测血药浓度，发挥最佳药效，减少不良反应发生等提供理论依据。

任务一 实用药物学基础知识

案例分析

患者，男性，46 岁，患肺结核 1 年以上，利用链霉素治疗后，症状好转，但出现头晕、嘴唇及肢体麻木等症状。为什么会出现此反应，可能是药物的什么反应？

一、 药物的基本知识

（一） 相关概念

药物（drug）是指一切用于预防、治疗及诊断疾病的化学物质。从理论上说，凡是能影响人体机体生理功能活动的化学物质，均属于药物的范畴。

药物学（materia medica）是研究药物的作用、临床应用、不良反应和用药注意事项的一门科学。其中专门研究药物与生命体相互作用及规律的科学称为药理学（pharmacology）。研究药物对机体作用规律及其机制的科学称为药物效应动力学（pharmacodynamics，简称药效学），研究机体对药物的处置过程及血药浓度随时间变化规律的科学称为药物代谢动力学（pharmacokinetics，简称药动学）。

（二） 药物的分类

1. 按来源分类

药物按来源可以分为以下几类。

（1）天然药物　主要指利用自然界中的植物、动物或矿物等经加工后或由生物技术制备的药用物质。例如，抗生素青霉素、阿奇霉素，抗疟药青蒿素，治疗糖尿病药胰岛素等。

（2）合成药物　主要指用化学方法进行人工合成自然界存在或不存在的化学物质。例如，抗菌药物异烟肼、镇痛药芬太尼、解热镇痛药水杨酸等。

（3）生物工程药物　主要指利用 DNA 重组技术生产的治疗用药品。例如，抗贫血药促红细胞生成素（EPO）、促白细胞增生药粒细胞集落刺激因子等。

2. 按管理分类

药物按国家药品监督管理总局的管理可以分为以下两类。

（1）普通药　由医药卫生单位生产、管理和经营的药物。

（2）特殊药　由国家药品监督管理总局指定的单位生产、管理和经营的药物，包括毒性药品、麻醉药品、精神药品和放射性药品等。

3. 按产地分类

药物按生产地的不同分为以下两类。

（1）国产药　指经国家药品监督管理总局批准的中国境内注册药厂生产的药物。

（2）进口药　指境外生产，经国家药品监督管理总局批准，可在中国境内使用的药物。

4. 按使用分类

药物按使用分为以下两类。

（1）处方药（prescription drug）　指必须凭执业医师或医生的处方方可购买的药品。

（2）非处方药（nonprescription drug） 指不需凭执业医师或助理医师的处方即可自行选购、使用的药品。国外又称柜台药（over the counter，OTC）。

5. 按医疗保险分类

药物按国家医疗保险分为以下两类。

（1）基本药物 指由国家医疗保障部门制定且能保障患者基本治疗需要的药物。这类药物必须符合临床必需、疗效好、安全性高、质量稳定、价格合理和中西药并重的原则。

（2）非基本药物 指不属于医疗保险支付范围的药物。例如，新上市的药物、特需药品等。

（三）药品的管理

1. 药典、药品管理法和国家基本药物

药典是一个国家收录记载药品规格、制剂工艺、检验标准的法规文件，由国家政府颁布施行。药典规定了比较常用的药品和制剂的标准规格和检验方法，是国家药品生产、检验、供应和使用的法律依据。中华人民共和国现行药典为2015年版，收载品种总计5608种，分为四部，一部收载药材和饮片、植物油和提取物、成方制剂和单味制剂等，二部收载化学药品、抗生素、生化药品以及放射性药品等，三部收载生物制品，四部收载通则、药用辅料等。

《中华人民共和国药品管理法》于1985年7月1日正式实施，这是我国历史上第一部具有法律性质的药品管理法规，标志着我国药政管理工作已纳入法制化轨道。2001年2月28日，中华人民共和国第九届全国人民代表大会通过了修订的《中华人民共和国药品管理法》（以下简称“药品管理法”），并于2001年12月1日起开始施行。2015年4月24日，中华人民共和国第十二届全国人民代表大会通过了第二次修订的《中华人民共和国药品管理法》，并于2002年9月15日起开始施行。《中华人民共和国药品管理法》以加强药品监督管理、保证药品质量、保障人民用药安全、维护人民身体健康和用药的合法权益为宗旨，对中华人民共和国境内的药品质量监督管理工作的各个环节都做了规定。凡是在中华人民共和国境内从事药品的研制、生产、经营、使用和监督管理的单位和个人都必须共同遵守和执行本法，它是衡量国家药品管理活动中合法与违法的唯一标准，是其他药品法规的基本总法，是制定各项具体药品法规的依据。

国家基本药物是适应基本医疗卫生需求，剂型适宜，价格合理，能够保障供应，公众可公平获得的药品。实施国家基本药物政策，保障基本药物的生产和供应，将有效地指导临床合理用药，杜绝药品的滥用和浪费，为我国实行医疗保险制度和药品分类管理奠定基础。保障群众的基本医疗的权利。

2. 药品分类管理

药品分类管理是保障人民用药安全有效、使用方便的原则，按照药品的性质、临床适应证及安全性等特性，对药品分别按处方药和非处方药进行管理。我国自2000年1月1日起正式实行药品分类管理制度。虽然非处方药安全性较好，但也只是相对而言的，因为任何药物均有毒副反应，只是程度不同而已。护理人员在用药宣教中，要告知患者及其家属，正确合理使用非处方药，不要误用或滥用。

3. 特殊药品管理

《中华人民共和国药品管理法》规定，对于麻醉药品、精神药品、医疗用毒性药品、放射性药品实施严格的特殊管理与储存，既要保证医疗需要，又要防止滥用及管理不当造成严重后果。

2005年8月3日，国务院总理温家宝签署第442号令，公布了《麻醉药品和精神药品管理条例》（以下简称“条例”）。《条例》于2005年11月1日起实施。

（1）麻醉药品　麻醉药品是指连续应用后易产生躯体依赖性（成瘾性）的药品。包括阿片类、美沙酮、芬太尼、哌替啶等。这类药品如果为嗜好使用时，则称为毒品。

对麻醉药品应按照《麻醉药品管理条例》实行严格管理，医疗单位要做到“五专管理”，即专人负责、专柜加锁、专用账册、专册登记、专用处方（淡红色处方），处方留存至少3年备查。

（2）精神药品　精神药品是指直接作用于人体中枢神经系统，使之兴奋或抑制，连续使用后能产生精神依赖性的药品。根据精神药品使人体产生依赖性的程度和危害人体健康的程度分为两类：第一类为不准在医药门市部零售的药品，包括卡西酮、三唑仑、哌醋甲酯等；第二类为定点药房可凭盖有医疗单位公章的医生处方零售的药品，主要包括曲马多、咖啡因、匹莫林、阿普唑仑等。

精神药品需要专人保管，凭医生处方限量使用。除特殊需要外，第一类精神药品处方每次不超过3天常用量，第二类精神药品处方每次不超过7天常用量，处方应留存至少2年备查。医疗单位购买的精神药品只准在本单位使用，不得转售。

（3）医疗用毒性药品　医疗用毒性药品是指毒性强烈、治疗量与中毒量相近，使用不当会使人中毒或死亡的药品。例如，砒霜、升汞、阿托品、亚硝酸钾、毛果芸香碱、三氧化二砷等。

毒性药品处方剂量不得超过2天剂量。处方一次有效，取药后处方保存2年备查。医疗单位对毒性药品必须做到专人、专柜加锁保管，建立登记簿，记载进入、使用、消耗等情况。

（4）放射性药品　放射性药品是指用于临床诊断或治疗的放射性核素制剂或其标记物。放射性药品由单位统一保管，在指定有防护设备的地点由专人使用。例如放射性碘。

4. 药品的批号、有效期和失效期

（1）批号（batch）　即用于识别一个特定批的具有唯一性的数字和（或）字母的组合。一般采用8位数字（或字母）表示，前四位表示年份，中间两位表

示月份，最后两位表示顺序号，如某药的批号为20090821，表示该药的生产批号为2009年8月生产的第21批次。

（2）有效期（validity） 指药品在一定的储存条件下能够保持其质量的期限。药品的有效期限是从药品的生产日期算起。其表示方法有两种。①直接标明有效期：具体标注格式为“有效期至××××年××月××日”，如某药标明有效期为2010年8月21日，即表示该药可用到2010年8月21日，8月22日起失效；或“有效期至××××年××月”，如某药标明有效期为2010年8月，即表示该药可用到2010年8月底，9月1日起失效。②标明有效年限：有的药物只标明“有效期×年”，则可从药品的批号推算出有效期，如某药的批号为20090617，则表示该药是2009年6月17日生产的，如果标明“有效期二年”，则该药可使用至2011年6月16日，6月17日起失效。

（3）失效期（expiry date） 指药品在规定的储存条件下其质量开始下降，达不到原质量标准的时间概念。例如，某药标明失效期为2010年12月，即表示该药只能用到2010年11月30日，2010年12月1日起失效。

5. 药品批准文号

药品批准文号是国家食品药品监督管理总局核发的药品生产批准文号，相当于药品的身份证。药品批准文号为：国药准字+1位字母+4位年号+4位顺序号（如国药准字H20020506）；H代表化学药品，Z代表中药，S代表生物制品，J代表进口分包装药品。

6. 药品标示

在国家2006年6月1日开始执行的《药品说明书和标签管理规定》中规定，麻醉药品、精神药品、医疗用毒性药品、放射性药品、外用药品和非处方药品等国家规定有专用标志的，其说明书和标签必须印有规定的标示（图1-1）。

7. 药品的保管与储存

为使药品保质保效，必须按药典或包装说明上规定的储存方法妥为保管，正确存放，特别是特殊管理药品要严格按规定存放保管。一般药品保存时应注意以下几点。

（1）常用药物一般应在室温下保管，应防止受热、受潮和阳光直照。须低温保存的药物要注意低温保存的温度要求，防止过冷发生冰冻。药典规定阴凉处保存指不超过20℃，凉暗处保存指避光并不超过20℃，冷处保存指2~10℃。

（2）内服、外用、注射药物必须分开存放。

（3）药瓶上应有清楚的标签，无标签或标签模糊不清者均不可保存使用。空瓶应及时弃去，不应旧瓶装新药，造成误服事故。

（4）患者个人专用的药品，应单独存放，并标明姓名、床号，切忌混用。

（5）定期检查药物的使用期限、质量和存量，应按“近期先用，远期后用”的原则使用，及时处理过期和变质药品，以确保用药安全有效。

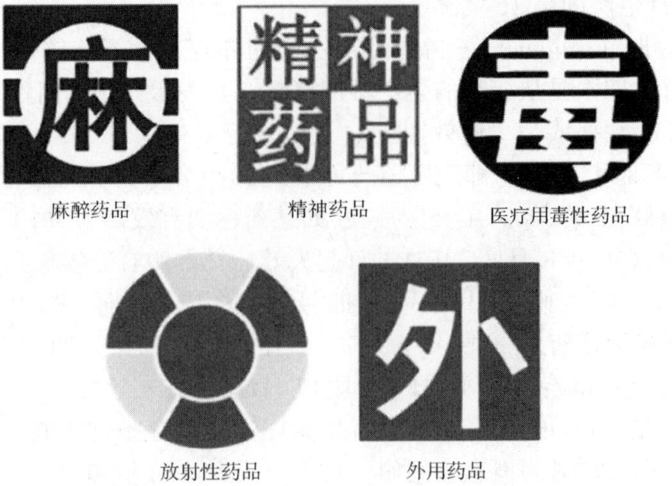

图 1－1 特殊药品标示

二、药物学的发展史

药物学是随着人类对药物本质认识的不断加深而不断发展起来的，一般可分为三个阶段。

（一）古代药物学阶段

这一时期应用的药物均为天然药物。一般认为，药物起源于人类征服和改造自然的实践活动，故有“药食同源”说。古人采用天然的植物、动物和矿物药材治病并逐渐演化为萌芽状态的药物学，世代相传。世界各文明古国均有过发达的医药文明史，其中以中医药文化最为灿烂。我国于公元 1 世纪前后问世的《神农本草经》是世界上最早的药物学著作之一，收载药物 365 种，其中记述的大黄导泻、麻黄治喘等药物及理论沿用至今。唐代的《新修本草》收载药物 800 余种，于公元 659 年由政府正式颁布，该书被认为是我国乃至世界上第一部由政府颁布的药典。明代杰出的医药学家李时珍所著的《本草纲目》，共 52 卷，收载药物 1892 种，药方 11000 余条，插图 1100 幅，内容丰富，为药物学发展做出了巨大贡献，并被译成英、日、法、俄、德等多种文字，广为传播，成为世界性的重要药物学研究文献。

（二）近、现代药物学阶段

这个阶段主要以应用各种天然药物的提取物和人工合成药物为特征。特别是工业革命的发展和化学工业的诞生为药物学研究提供了物质基础，从植物中提取活性成分成为获取药物的重要手段。如 1803 年，德国药师 Serturner 从鸦片中提取吗啡，这标志着人类对于药物本质的认识有了新的突破，随后，1823 年，从金鸡纳树皮中分离出奎宁；1833 年，从颠茄及洋金花中提取出阿托品。同时，药物学的研究方法也从经验总结法发展为针对性更强的器官实验研究方法，英国人 Langley 于 1878 年根据阿托品与毛果芸香碱对猫唾液的拮抗作用研究，提出了受体概念，为受体学说的建立奠定了基础。许多新的学科也从药物学中独立出来，如药理学、药剂学等，它们从不同角度丰富了药物学的内涵。

20 世纪初，以磺胺药为代表的化学合成药和以青霉素为代表的抗生素问世，这成为药物学发展的里程碑，特别是对长期危害人类健康的一些感染性疾病（如烈性传染病等）的治疗，从此进入特效治疗的新纪元；其后，又在精神病、高血压、病毒感染和恶性肿瘤等药物治疗方面开辟了新领域，为提高人类生活质量和延长寿命做出了重大贡献。随着基础科学的发展和新技术的不断涌现，药物学研究方法不断向纵深发展，由器官和细胞水平深入到分子水平，并涌现出新的分支和边缘学科。我国医药工作者也开展了卓有成效的研究工作。许多中药有效成分被分离提纯并投入临床应用，如抗疟药青蒿素、抗胆碱药山莨菪碱等均取得了良好的治疗效果。与此同时，对化学合成药物的研究，也取得了可喜的成就。

（三）后现代药物学阶段

这一时期是以基因工程药物的出现为标志，基因工程药物是指应用基因工程技术生产的药品。自 20 世纪中叶起，自然科学及技术蓬勃发展，特别是细胞生物学、分子生物学及相关领域的重大突破，使药物学及其主干药理学在深入研究和认识生命现象的本质以及药物分子与生物大分子之间的相互作用等许多方面得到飞速发展。同时，利用分子生物学特别是 DNA 重组技术生产基因工程药物成为未来药物的重要来源。目前，国际上已取得的技术研究成果有 60% 以上集中在医药工业，已经上市的产品有重组链激酶、人胰岛素、人生长激素、干扰素类及白介素类等。随着分子生物学和细胞生物学的发展以及结构生物学的兴起，药物学和药理学的研究将会在其领域取得更深层次的成就，相应的基因工程药物将会不断涌现，为人类最终治愈恶性肿瘤、病毒感染和自身免疫病等疑难顽症奠定坚实基础。

三、实用药物学的学习方法

（一）学习目的

实用药物学基础课程是药学专业的重要专业课程，又是从事指导用药和临床工作的应用学科。学习本课程的目的是为培养高素质的复合型人才提供所必需的药物学基础和基本技能，为进一步合理化指导用药、处方审核和为患者量身定制给药方案提供专业知识和职业技能；同时为全面提升药学人员的能力和素质，培养适应职业变化和自主学习的能力打下良好的基础。

（二）学习方法

药物学基础是一门重要的专业课程，在学习本门课程时，要注意培养科学的学习方法，要理论联系实际，注重实践，手脑并用。应掌握药物学的基本概念、基本理论和基本内容，在了解了药物基本作用规律后，掌握药物按药理作用的分类，在分析每类药物共性的基础上，要全面系统地掌握代表药的药理作用、临床应用、主要不良反应与注意事项；再通过比较辨别出同类或相关药物的作用特点及主要临床应用，为后续临床药物治疗学的学习奠定基础。

在实训技能方面，要掌握常用的整体动物实验方法、离体实验方法以及基本操作；要仔细观察实验结果，学会对实验数据进行正确的统计学分析，逐步提高分析问题和解决问题的能力。

要学会查阅药物学文献和参考书，为今后学习更多的药物学知识奠定基础，更要及时进行知识更新，以适应药物学和新药研究、老药新用、临床合理用药及药物制剂改革等迅猛发展的需要。

在学习药物学过程中应遵循以下几点。

（1）药物学是一门综合性科学，其与人体解剖及生理学、病理学、微生物学、生物化学等许多医学基础学科关系密切。因此，注意加强基础科学学科的理论知识学习，从而加强对药物作用的理解与掌握。

（2）掌握药物的特点　掌握药物分类与代表药物，有助于学习每类药物作用的共同规律，比较同类药物的不同特点，从而逐步掌握自学新药的技能。

（3）重视实验课程　认真进行实验，不仅能验证药物学基础理论，训练实验操作技术，而且有助于培养观察和分析事物的能力。

（4）药物学内容丰富，药物品种繁多。应注意掌握代表性药物，熟悉和了解同类药物或相关药物的特点，学会比较与代表性药物的主要异同点。

（5）随着新药不断涌现，机体与药物之间的相互作用处于动态变化之中，人类对疾病或药物的认识处于一个逐步深化的过程。学习本门课程，必须掌握药物效应动力学和药物代谢动力学的基本原理，真正了解药物的本质和内涵。同时注重知识更新，尽量应用普遍性药物，选择性高、疗效好、不良反应少的药物，更好地为人民群众防病治病服务。

知识拓展

药学监护

药学监护（pharmaceutical care，PC）最初是由美国 Hepler 和 Strand 于 1987 年提出的，已成为近年来国内外医院药学领域热门话题。PC 是指药师提供直接的、负责的与药物治疗有关的监护，以达到改善患者生活质量的目的。PC 的提出，把药师推向药物治疗的一线，担负着协同医生制定个体化给药方案，对药物治疗做出综合评价，监测与报告不良反应，保障人们安全、有效地用药的医疗与社会责任。

任务二 药物效应动力学

案例分析

患者，男性，3 岁，因母亲希望孩子长得高大威猛而从 2 岁起服用甲睾酮片，1 片/次，2 次/周。开始服用后孩子生长速度显著加快，8 岁时孩子长出小胡子，此后继续服药，身高不再生长，21 岁仍只有 140cm，而且睾丸仍相当于幼儿期，以后可能没有生育能力，请问这是何原因？

药物效应动力学（pharmacodynamics，简称药效学），研究药物对机体的作用及作用机制，药效学的研究为临床合理用药和新药研究提供依据，同时也促进生命科学的发展。

一、药物作用的基本规律

药物与机体细胞间的初始作用称为药物作用，而药物作用引起的机体器官原有功能的改变称为药物效应。药物作用是动因，药物效应是结果。但由于两者意义相近，所以常相互通用。

（一）药物的基本作用

在药物影响下机体所发生的生理、生化功能的变化——兴奋或抑制，称为药物的基本作用。

（1）兴奋作用　药物使机体功能活动增强的作用称为兴奋作用。如肾上腺素升高血压、毛果芸香碱使唾液分泌量增加等。

（2）抑制作用　药物使机体功能活动降低的作用称为抑制作用。如地西泮降低中枢神经兴奋性、西咪替丁抑制胃酸分泌等。

（二）药物作用的类型

1. 局部作用与吸收作用

药物在吸收入血之前，在用药局部产生的作用称为局部作用。如普鲁卡因的局部麻醉作用、开塞露的润肠通便作用等。药物从给药部位吸收入血后，分布到机体各组织器官而产生的作用称为吸收作用或全身作用。如地西泮的镇静催眠作用、口服阿司匹林的退热作用、硝酸甘油舌下含服缓解心绞痛的作用等。

2. 直接作用与间接作用

直接作用是指药物与组织器官直接接触后所产生的作用，又称原发作用。间接作用是指由直接作用引发的其他作用，常通过神经反射或体液调节引起。例如，降压药物硝苯地平扩张动静脉血管，使血压下降，属于直接作用；同时，反射性的会使心脏搏动频率加快，属于间接作用。

3. 选择作用与非选择作用

机体不同组织器官对药物的敏感性是不一样的，大多数药物在治疗剂量时只对某组织器官有明显作用，而对其他组织器官无作用或无明显作用，这种特性称为药物作用的选择性。例如，抗慢性心功能不全药洋地黄，对心肌有很强的选择性，很小剂量就有正性肌力作用；而对骨骼肌，即使应用很大剂量也无甚影响。也有一些药物对许多器官、系统都会产生作用，称为非选择作用。如阿托品对眼睛、腺体、胃肠道平滑肌、心脏等均有作用。药物作用的选择性与药物在体内分布不均匀、器官组织受体分布不同、机体组织细胞的结构及生化功能等方面的差异有关。

药物作用的选择性具有重要的意义，在理论上可作为药物分类的基础，在应用上可作为临床选药的依据。一般而言，选择性高的药物不良反应少，但应用范围窄；而选择性低的药物作用范围广，不良反应常较多，但应用范围广。同时应该注意，药物作用的选择性是相对的，而不是绝对的，与治疗目的和治疗剂量均有关。当用药剂量增大时，其作用范围扩大，选择性降低，如尼可刹米在治疗剂量时，可选择性兴奋延髓呼吸中枢，使呼吸加深加快，应用过量则可引起中枢神经系统广泛兴奋，甚至引起惊厥。所以，临床用药时应注意掌握药物的剂量。

（三）药物作用的两重性

（1）治疗作用（therapeutic action） 凡符合用药目的，有利于防病、治病的作用。根据治疗作用的效果，可分为如下三类。

①对因治疗（etiological treatment）：用药目的在于消除原发致病因子，彻底治愈疾病称为对因治疗，或称治本。如抗生素对病原体的抑制和杀灭作用。

②对症治疗（symptomatic treatment）：用药目的在于改善症状，减轻病人痛苦称为对症治疗，或称治标。如高热时，应用解热镇痛药阿司匹林来解除发热给病人带来的痛苦。

一般情况下，对因治疗比对症治疗重要，但对一些严重危及病人生命的症状如休克、哮喘、惊厥、心功能不全、高热及剧痛时，对症治疗比对因治疗更为迫切，故应急则治标，缓则治本，标本兼治。

③补充疗法（supplemental therapy），又称替代疗法（replacement therapy）：用药目的在于补充体内营养物或代谢物质的不足，如维生素C治疗坏血病，但其

不能清除原发病灶，与对因治疗还有一定区别。

（2）不良反应（adverse reaction） 凡是不符合用药目的并给病人带来痛苦与危害的反应统称为不良反应。药物的不良反应分为两类，一类与药物固有作用有关，如副反应、毒性反应、后遗效应、继发反应和停药反应；另一类与机体反应性有关，如变态反应、特异质反应、耐受性和依赖性等。

①副反应（side reaction）：药物在治疗剂量时出现的与用药目的无关的作用称为副反应或副作用（side effect）。一般症状较轻，对机体危害不大。产生原因是药物选择性低，作用范围广泛。当把其中一种或两种药理效应作为治疗作用时，其他的效应就成了副反应。每个药物的副作用和治疗作用不是固定不变的，可随着治疗目的的不同而相互转化，如阿托品阻断 M 胆碱受体，可同时出现松弛平滑肌和抑制腺体分泌两种效应，当缓解肠痉挛作为治疗作用时，抑制腺体分泌引起的口干就成为副反应；相反，当用作麻醉前给药，以减少呼吸道分泌物作为治疗作用时，松弛平滑肌引起的肠蠕动减慢、腹胀就成为副反应。副作用是药物本身固有的作用，可以预知，在用药护理中，护士应将可能发生的副作用预先告诉患者，以免引起惊慌。

②毒性反应（toxic reaction）：指药物在用药剂量过大、用药时间过长或机体对药物敏感性过高时产生的危害性反应。一般比较严重，对病人的危害性较大甚至危及生命。毒性反应分为急性毒性反应和慢性毒性反应。急性毒性反应是短期大量应用发生的，多损害循环、呼吸及神经系统的功能。长期使用由于药物在体内蓄积而缓慢发生者称为慢性毒性，常损害肝、肾、骨髓、内分泌系统等功能。

致突变、致畸、致癌作用统称为“三致”反应，是药物损伤细胞遗传物质所致的特殊毒性反应，也属于慢性毒性反应范畴。药物通过妊娠母体进入胚胎，干扰正常基因胚胎生长发育，导致胎儿发生永久性形态结构异常的作用称为致畸；药物造成 DNA 或染色体损伤，使抑癌基因失活或原癌基因激活，导致正常细胞转化为癌细胞的作用称为致癌；药物损伤 DNA、干扰 DNA 复制所引起的基因变异或染色体畸变称为致突变。

毒性反应在性质上和程度上与副反应不同，但是可以预知，也是应该避免发生的不良反应。临床用药时，应严格掌握药物的剂量、用药间隔时间和疗程，避免毒性反应的发生。

③后遗效应（residual effect）：指停药后血药浓度已降至阈浓度以下时残存的药理效应。如服用催眠药苯巴比妥钠后，次晨出现乏力、困倦等现象；长期应用糖皮质激素，停药后出现肾上腺皮质功能低下，数月内难以恢复。

④继发反应（secondary reaction）：指药物治疗作用所引起的不良后果，又称治疗矛盾。例如长期服用广谱抗生素，可使肠道正常菌群共生状态遭到破坏，敏感菌被抑制，耐药菌乘机繁殖，引起真菌或耐药菌继发性感染，如长期服用四环素类广谱抗生素引起的二重感染。

⑤停药反应（withdrawal reaction）：是指患者长期应用某种药物，突然停药后原有病情复发或更严重的情况，如高血压患者长期服用β－受体阻断药普萘洛尔，突然停用时，可出现血压急剧升高。

课堂互动

患者，男，45岁，机关干部，肥胖。两年前，总觉困倦、乏力、时有头晕、耳鸣等症，来医院就医。诊断为：高血脂、高血压，医生给予普萘洛尔口服，一次20mg。服用六个月后，自觉症状好转，即停药。第二天出现心悸、头晕等症状。问题：这种现象是药物的何种不良反应？产生的原因是什么？

⑥变态反应（allergic reaction）：指药物引起的异常免疫反应，亦称为过敏反应。致敏物质可以是药物本身、药物的代谢产物或药物制剂中的杂质或辅剂。药物变态反应的特点：见于少数过敏体质病人；是否发生与剂量无关，反应程度与剂量有关，治疗量或极少量即可发生；反应性质不尽相同，且不易预知；结构相似的药物可有交叉过敏反应。常见表现有发热、皮疹、血管神经性水肿、哮喘及血清病样反应，最严重的表现是过敏性休克。如微量青霉素可引起过敏性休克。对于易致敏的药物或过敏体质的病人，用药前应做过敏实验，阳性反应者禁用。

⑦特异质反应（idiosyncrasy）：即少数遗传生化缺陷患者对某些药物反应特别敏感，用药后产生的异常反应。反应性质与药物固有的药理作用基本一致，反应严重程度与剂量有关，药理拮抗药救治可能有效。它不属于免疫反应，而是一种遗传异常引起的反应。例如葡萄糖－6－磷酸脱氢酶缺乏者，应用阿司匹林、磺胺药物、维生素K、伯氨喹和阿奇霉素等药物治疗时所发生的溶血现象。

⑧耐受性（tolerance）和耐药性（drug resistance）：耐受性是连续用药后机体对药物的反应性降低，必须增加药物剂量才能保持原来的疗效。如果在短时间内反复用药后很快产生，称快速耐受性或急性耐受性，停药一段时间后可以恢复。易引起耐受性的药物有巴比妥类、麻黄碱、硝酸甘油等。长期应用化疗药物后，病原体或肿瘤细胞对药物的敏感性降低，称为耐药性或抗药性。

⑨依赖性（dependence）：指长期用药后，患者对药物产生主观和客观上需要连续用药的现象。药物依赖性可分为精神依赖性和躯体依赖性。精神依赖性是指连续用药后，患者对药物产生精神上的依赖，停药后有主观上的不适感，渴望再次用药。易产生精神依赖性的药物如苯二氮䓬类等。躯体依赖性又称生理依赖性或成瘾性，是指反复用药后，患者对药物产生适应状态，一旦停药会出现生理功能紊乱的戒断症状，表现为烦躁不安、流泪、出汗、打哈欠、恶心、呕吐、腹痛、惊厥等，甚至危及生命。易产生成瘾性的药物如吗啡、哌替啶等。国家将其列为“麻醉药物”，严格管理使用。

二、 药物的构效关系和量-效关系

（一）药物的构效关系

许多药物的药理作用特异性与其特异的化学结构有密切关系，称为构效关系（structure activity relationship，SAR）。一般来说，结构类似的药物能与同一受体或酶结合，产生相似的作用或相反的作用。如吗啡、可待因结构相似而具有镇痛作用；烯丙吗啡虽与吗啡结构相似，但为吗啡拮抗剂（表1-1）。

表1-1　　吗啡衍生物的构效关系

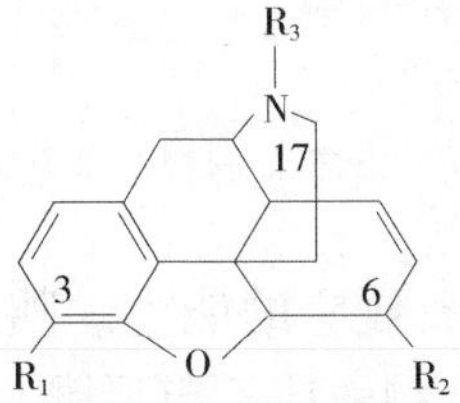

药物	R_1	R_2	R_3	作用特点
吗啡	—OH	—OH	$—CH_3$	镇痛、易成瘾
可待因	$—OCH_3$	—OH	$—CH_3$	镇痛、止咳
烯丙吗啡	—OH	—OH	$—CH_2CH=CH_2$	吗啡拮抗剂

有时，药物的结构式相同，但光学异构体不同，它们的药理作用可能完全不同，如奎宁为左旋体，有抗疟作用，而其右旋体的奎尼丁有抗心律失常作用。了解构效关系不仅可帮助理解药物作用的性质和机制，而且可能促进新药研发。

（二）药物的量-效关系

在一定的剂量范围内，药物效应强弱与血药浓度高低成正比，这种剂量与效应的关系称量-效关系（dose-effect relationship）。一般来说，在一定剂量范围内，随着药物剂量增加，药理效应也相应增强，两者呈正比关系。但当剂量超过一定限度时，能引起质的变化，产生中毒反应甚至引起死亡。因此，临床用药时应严格掌握用药的剂量。

1. 量反应型量-效关系

药物所产生的效应有的是可以计量的，可用数字或量表示：如心率、血压、呼吸频率、尿量、血糖浓度、细胞数等，这种反应类型称为量反应。以上述某一药理效应为纵坐标，剂量为横坐标作图，其量-效曲线为一先陡后平的曲线如图1-2（a）所示；如把剂量转换成对数剂量，效应转换成最大效应百分率，量-效曲线呈一条左右对称的S形曲线如图1-2（b）所示。利用该曲线有利于对同类药物的效能（efficacy）和效价强度（potency）进行比较。

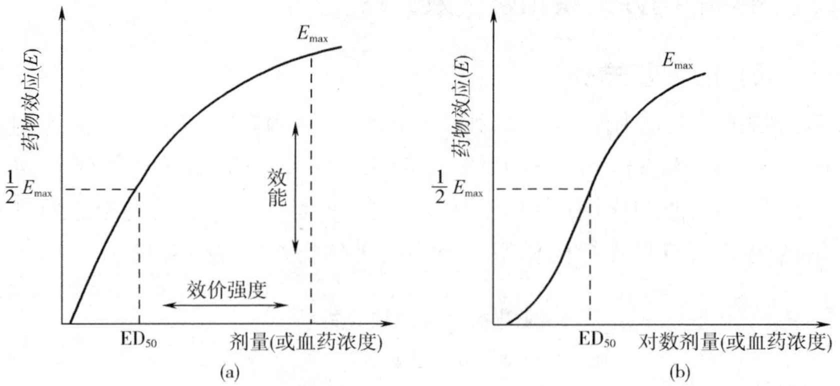

图 1－2 量反应型量－效关系曲线

（1）效能 指药物产生最大效应的能力。随着剂量的增加，药物效应相应增强达到极限，再增加剂量，药物效应不再增强，这一药理效应的极限称为最大效应（E_{max}），反映药物内在活性的大小。具有相同作用的不同药物，它们的效能不一定相同，高效能药物产生的效能，是低效能药物无论多大剂量都无法产生的。例如，镇痛药吗啡与解热镇痛药阿司匹林比较，前者是高效能镇痛药，可缓解剧痛，后者是低效能镇痛药，只对钝痛有效。

（2）效价强度 简称效价，是指引起同等效应所需的剂量，所需剂量越小，效价强度越大。效价强度反映药物与受体亲和力的大小。

效价强度与效能反映药物的不同性质，两者之间并无平行关系。例如，利尿药以每日排钠量为效应指标进行比较，氢氯噻嗪的效价强度大于呋塞米，但呋塞米的效能大于氢氯噻嗪（图 1－3）。

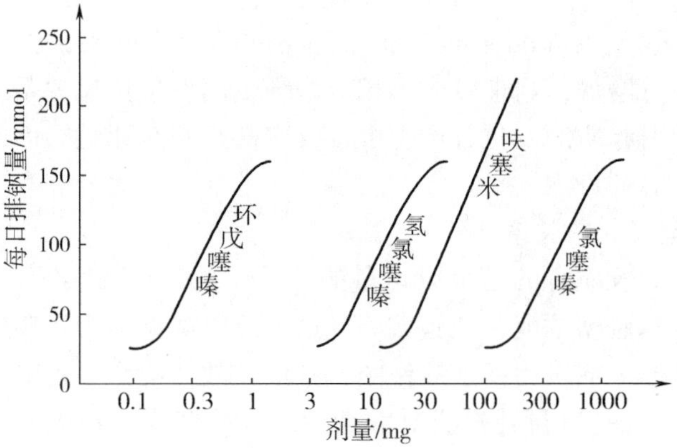

图 1－3 利尿药的效能和效价强度比较

2. 质反应型量-效关系

有的药物产生的效应不能计量，只能用全或无、阳性或阴性表示，结果以反应的阳性率和阴性率的方式作为统计量，这种反应类型称为质反应。质反应型的量-效曲线是以对数剂量为横坐标，反应率为纵坐标，得到的是一条对称的S形曲线（图1-4）。S形曲线正中点的阳性率为50%，故可求得50%阳性率时的剂量。S形曲线有利于测定反映治疗效应和毒理效应的数据，如半数有效量（ED_{50}）、半数致死量（LD_{50}）、治疗指数（TI）、安全范围（SM），用于药物的安全性分析。

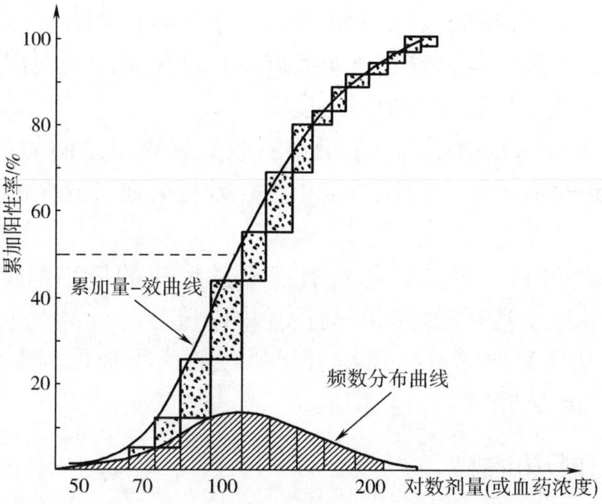

图1-4　质反应型量-效关系曲线

（1）半数有效量（median effective dose，ED_{50}）　指能引起半数群体产生药效或某一反应的剂量。半数有效量是衡量药物疗效的一个指标。半数有效量越小，说明药物的效应越强。

（2）半数致死量（median lethal dose，LD_{50}）　指能引起半数群体死亡的剂量。半数致死量是衡量药物毒性大小的一个指标，半数致死量越小，说明药物的毒性越大。

（3）治疗指数（therapeutic index，TI）　通常将药物的半数致死量与半数有效量的比值（LD_{50}/ED_{50}）称为治疗指数。治疗指数是估计药物安全性的指标，治疗指数越大，药物越安全。但如果某药的量-效曲线与其剂量毒性曲线不平行，则治疗指数不能完全表示药物的安全性，因此，有人用1%致死量（LD_1）与99%有效量（ED_{99}）的比值或5%致死量（LD_5）与95%有效量（ED_{95}）之间的距离来衡量药物的安全性。另外，LD_{50}/ED_{50}或LD_1/ED_{99}比值非常大的药物也并非绝对安全，如毒性很低的青霉素，可引起过敏性休克而危及患者生命。

(4) 安全范围(safety margin, SM) 即最小有效量和最小中毒量之间的剂量，或指5%致死量(LD_5)与95%有效量(ED_{95})之间的距离。也是衡量药物安全性的一个指标，其范围越大，药物越安全。

3. 量-效关系中常用术语

按剂量大小和药效的关系，剂量可分为以下几种。

(1) 无效量 即药物剂量太小，在体内达不到有效浓度，不能引起药理效应的剂量。

(2) 最小有效量 随着剂量的增加，开始出现疗效的最小剂量，又称阈剂量。

(3) 极量 指能引起最大效应而又不至于中毒的剂量，又称最大治疗量。极量是安全用药的极限，是国家药典明确规定允许使用的最大剂量，除非特殊需要，一般不采用。超过极量即有中毒的危险。

(4) 治疗量和临床常用量 介于最小有效量和极量之间的剂量称为治疗量。在治疗量中，比最小有效量大而比极量小，疗效显著而又安全的剂量，为临床常用量。

(5) 最小中毒量和中毒量 药物引起毒性反应的最小剂量为最小中毒量。介于最小中毒量和最小致死量之间的剂量为中毒量。

(6) 最小致死量和致死量 药物引起死亡的最小剂量为最小致死量。剂量大于最小致死量为致死量。

三、 药物作用机制

药物作用机制是药效学研究的重要内容之一，是研究药物为什么起作用和如何产生作用。学习和掌握药物的作用机制，有助于了解药物的治疗作用和不良反应的本质，从而为提高药物疗效和防止不良反应发生、保证用药的安全、合理提供理论依据。

药物的种类繁多，化学结构和理化性质各异，但其主要作用机制有两大方面：非受体途径和受体途径。

(一) 非受体途径

非特异性药物作用机制与药物的化学结构无明显关系，主要是与药物的理化性质，如解离度、脂溶性、溶解度、表面张力等有关。如口服碳酸氢钠碱化尿液，促进巴比妥类等酸性药物的排泄。静脉注射甘露醇高渗溶液降低颅内压等；有些药物通过参与或干扰细胞代谢过程补充生命代谢物质以治疗相应缺乏症，如铁剂治疗缺铁性贫血；维生素D治疗佝偻病等；有些药物通过影响体内神经递质、自体活性物质如前列腺素、组胺等在维持和调整机体生理功能方面起了重要作用。如阿司匹林抑制前列腺素的合成，而呈现解热镇痛作用；大剂量碘剂可抑制甲状腺素分泌，起到抗甲状腺作用；有些药物通过影响细胞膜离子通道而发挥作用，如奎尼丁可阻滞钠通道，治疗心律失常。硝苯地平阻滞了血管平滑肌的钙通道，可治疗高血压。

（二）受体途径

1. 受体概念

受体是存在于细胞膜上、细胞质或细胞核中的大分子物质，能识别并特异性地与神经递质、激素、自身活性物质及药物结合，产生特定的生物效应。与受体特异性结合的物质称为配体（ligand），受体均有其相应的内源性配体。配体与受体大分子中的一部分结合，该部分称为受点（binding site）。

2. 受体特性

（1）敏感性　受体只需要极低浓度的配体结合就能产生显著的效应。

（2）特异性　一种特定受体只与它的特定配体结合，产生特异的生物效应。

（3）饱和性　受体数目有限，配体与受体结合表现出最大效应和竞争性抑制现象，具有饱和性。

（4）多样性　同一受体可广泛分布到不同的细胞而产生不同的效应，受体多样性是受体亚型分类的基础。

（5）可逆性　配体既可以与配体特异性结合，也可从配体 - 受体结合物中解离出来，也可被其他特异性配体置换。

（三）药物与受体的相互作用

药物与受体结合产生效应，必须具备两种特性：一是药物与受体相结合的能力，即亲和力（affinity）；二是药物与受体结合后产生效应的能力，即内在活性（intrinsic activity）。由此，可将药物分成三类。

（1）激动剂（agonist）　指与受体有较强的亲和力，又有较强内在活性的药物，他们能与受体结合并激动受体产生效应，如吗啡激动阿片受体产生镇痛作用。

（2）拮抗剂（antagonist）　指与受体有较强的亲和力，但缺乏内在活性的药物，其与受体结合后，不能引起激动效应，但能阻碍激动药与受体的结合，与激动药有对抗作用。如普萘洛尔可与β受体结合，能阻断去甲肾上腺素与β受体的结合，呈现拮抗肾上腺素的作用，使心脏抑制。拮抗剂可以其与激动剂是否竞争同一受体而分为竞争性拮抗剂和非竞争性拮抗剂。竞争性拮抗剂［B］与激动剂［A］竞争与受体的结合，降低亲和力，而不降低内在活性，可使激动剂［A］的量 - 效曲线右移，如图 1 - 5（a）所示，但最大效应不变。非竞争性拮抗剂［C］不与激动剂［A］竞争受体，但它与受体结合后，可使激动剂［A］亲和力和内在活性降低，即不仅使激动剂［A］的量 - 效曲线右移，如图 1 - 5（b）所示，而且也抑制其最大效应。一些与受体结合牢固，产生不可逆结合的药物也能产生类似效应。

（3）部分激动剂（partial agonist） 指与受体有一定亲和力，但只有较弱的内在活性的药物。部分激动药具有激动药和阻断药双重特性。当部分激动药单独应用时，能产生较弱的受体激动效应，如果与激动药合用时，则表现出对抗激动药的作用。如喷他佐辛可引起较弱的镇痛效应，但与吗啡合用时，可对抗后者镇痛效应的发挥，如图1－5（c）所示。

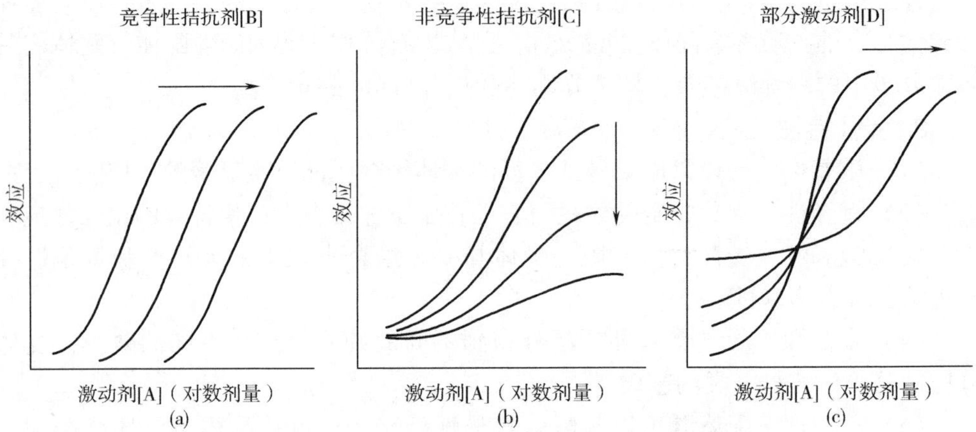

图1－5 激动剂［A］与不同类型拮抗剂（包括部分激动剂）合用时的量－效关系
各图中粗线表示没有拮抗剂时激动剂量－效曲线，箭头表示拮抗剂浓度增加后量－效曲线移动的方向

（四）受体调节

受体调节是指受体数量、亲和力及内在活性受到各种因素（生理、病理或药理等）影响而发生的变化。受体调节是维持机体内环境稳定的重要因素。根据其调节的效果可分为以下几种。

（1）向上调节（up regulation） 受体的数目增多，亲和力增加或效应力增强称为向上调节。长期应用受体阻断药，可使相应受体数量增加，受体的敏感性和反应性增强，出现增敏现象。例如长期应用β受体阻断药，可使β受体向上调节；一旦突然停药，因β受体数目增多而对体内的递质去甲肾上腺素产生强烈反应，可引起心动过速、心律失常或心肌梗死。

（2）向下调节（down regulation） 受体的数目减少，亲和力减低或效应力减弱称为向下调节。长期应用受体激动药，可使相应受体数量减少，受体的敏感性和反应性降低，药效减弱，此现象称为受体脱敏。受体脱敏可因多次使用受体激动药引起，是产生耐受性的原因之一。

知识拓展

世界上几起重大的药害事件

百余年来，世界上屡屡发生致死、致残的药害事件。回顾这些历史，可时时提醒我们密切关注药品的安全问题，最大限度地减少药品给人类健康带来的危害，使这些悲剧不再重演。

（1）“反应停”事件　20世纪60年代初，德国、英国、日本等国的妊娠妇女在受精22～36d服用沙利度胺（反应停）止吐后，导致约12000名“海豹肢畸形”婴儿的出生，震惊世界。

（2）氨基比林与白细胞减少症　1922—1934年，氨基比林作为一种新型的解热镇痛药物流行于欧洲、美国，常被人们用于退热、止痛。服用氨基比林的患者有许多人发生口腔炎、发热、咽喉疼痛、粒细胞缺乏等症状，在美国死亡1981人，在欧洲死亡200余人。

（3）二硝基酚与白内障　20世纪30年代初期美国流行“药物减肥”，在美国、欧洲部分国家、巴西等许多妇女使用二硝基酚作为减肥药。到1937年人们发现这些国家的白内障患者大量增加，调查发现这些患者均使用过二硝基酚，白内障的发生率大约在1%左右。

（4）氯磺羟喹与亚急性脊髓视神经病　20世纪30年代，氯磺羟喹主要用于阿米巴痢疾的治疗。大约在30多年以后首先在日本发现许多人出现双足麻木、刺痛、寒冷、全身无力等症状，约半数左右的病人伴有不同程度的瘫痪，大约有四分之一的病人出现视力减退。由于使用此药而造成残疾人数约为1万多人，死亡约500人。

（5）孕激素与女婴外生殖器男性化畸形　黄体酮等孕激素是20世纪30～40年代治疗习惯性流产等妇科疾病的常用药物，50年代，美国霍普金斯大学医院的医生发现有许多女婴出现外生殖器男性化畸形，并对此进行了大量的调查，结果发现这种异常现象与女婴的母亲在孕期曾服用孕激素有关。

任务三　药物代谢动力学

案例分析

患者，女性，38岁。长期坚持短效口服避孕药避孕，效果很好。自升任厂长后，因工作繁忙，压力大，睡不好，自服安眠药苯巴比妥，睡眠改善，半年内

2次怀孕而人工流产。避孕药用量、用法无改变，也无漏服，为什么避孕失败呢？

药物代谢动力学（pharmacokinetics，简称药动学），研究药物在体内过程及体内药物随时间变化的规律，主要包括药物的吸收、分布、代谢、排泄等过程（图1-6）。药物的作用强度及其起效快慢取决于血液和用药部位的药物浓度，后者又取决于药物的体内过程和给药方案。因此，在临床药物治疗及新药研究过程中均应按药物的体内过程的特点及药物代谢动力学的规律来选择药物制剂和制定给药方案，包括药物剂量、给药间隔和疗程等。本任务主要介绍药物的体内过程及药动学的重要概念及参数。

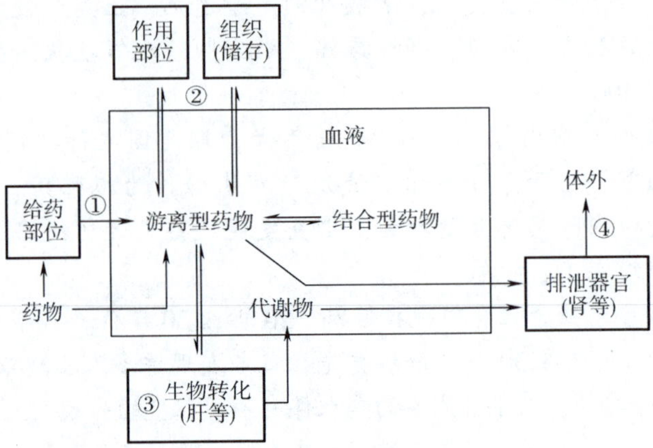

图1-6　药物在体内的过程示意图

一、药物的跨膜转运

药物跨膜转运是指药物在吸收、分布、生物转化和排泄时多次穿越生物膜的过程。生物膜主要由类脂质、蛋白质、脂蛋白及低聚糖等组成。膜的结构是以液态的脂质双分子层为基本骨架，其极性部分向外，非极性部分向内。其中镶嵌着不同生理功能的蛋白质。脂质分子以磷脂较多，并赋予细胞膜一定的流动性和通透性，极有利于脂溶性药物通过；蛋白质分子组装成物质载体和离子通道，载体参与某些药物跨膜转运，离子通道则是某些药物作用的靶位。药物的跨膜转运方式主要有被动转运和主动转运两种。

（一）被动转运

被动转运是指药物依赖生物膜两侧的浓度差，从高浓度一侧向低浓度一侧的跨膜转运。包括简单扩散、滤过和易化扩散。不消耗能量，不需要载体，无竞争性抑制和饱和现象（易化扩散除外）。多数药物以此方式进行转运。

（1）简单扩散　又称脂溶扩散。指脂溶性药物可溶于细胞膜的脂质而透过细胞膜，大多数药物的转运方式属简单扩散。扩散速度除取决于膜的性质、面积及膜两侧的浓度梯度外，还与药物的性质有关。分子质量小的（小于200u）、脂溶性大的、极性小的（不易离子化）药物较易通过。多数药物属弱酸性或弱碱性化合物，所处体液pH的变化会影响药物的解离度，从而影响药物的转运。它们在体液环境中可溶解生成离子型分子，这种离子型药物不易跨膜转运，并被限制在膜的一侧，形成离子障现象，而非离子型药物可自由通过。药物的离子化程度与其pK及其所在溶液的pH有关。改变体液环境pH可以明显影响药物的离子化程度，进而影响其跨膜转运。一般来说，弱酸性药物在酸性环境下不易解离，非离子型多，脂溶性大，容易跨膜转运；而在碱性环境下易解离，离子型多，脂溶性小，不易跨膜转运。而弱碱性药物则相反，在酸性环境下易解离，不易透过细胞膜；在碱性环境下不易解离，易透过细胞膜。

（2）滤过　滤过又称水溶扩散。指直径小于膜孔的水溶性小分子药物，借助膜两侧的流体静压和渗透压差被水携至低压侧的过程。如水、乙醇、乳酸等水溶性物质，O_2、CO_2等气体分子可通过膜孔滤过扩散。

（3）易化扩散　易化扩散又称载体转运。指一些不溶于脂质而与机体生理代谢有关的物质如葡萄糖、氨基酸、核苷酸等借助细胞膜上的某些特异性蛋白质－通透酶而扩散。其特点有：①不耗能；②载体具有高度特异性；③饱和现象，即作为载体的通透酶或离子通道其转运能力有限，如药物浓度过高时，将出现饱和限速现象；④竞争性抑制现象，即两种药物由同一载体转运时，药物之间可出现竞争性抑制。一些离子Na^+、K^+、Ca^{2+}等，可经细胞膜上特定的蛋白质通道由高浓度侧向低浓度侧转运，也属易化扩散的一种。

（二）主动转运

主动转运是指药物依赖细胞膜上的特殊载体，从低浓度一侧向高浓度一侧的跨膜转运。其特点有：①消耗能量；②需要载体，有竞争性抑制及饱和现象。这类转运主要存在于神经元、肾小管和肝细胞内。竞争性抑制在临床用药中具有实用价值，如丙磺舒与青霉素竞争肾小管分泌可延长青霉素的作用时间。

二、药物体内的过程

药物由给药部位进入机体产生药理效应，然后由机体排出，其间经历吸收、分布、代谢和排泄四个基本过程，这个过程称为药物的体内过程。其吸收、分布和排泄称药物转运，代谢和排泄合称消除。

（一）吸收

药物的吸收（absorption）是指药物从给药部位进入血液循环的过程。药物吸收的快慢和多少，直接影响药物的血药浓度，影响药物效应产生的快慢和强弱。吸收快而完全的药物起效快、作用强，反之则显效慢、作用弱。除静脉注射无吸收过程外，常与给药途径、药物的理化性质、吸收环境等密切相关。

影响药物吸收的因素有以下几个方面。

（1）药物的理化性质　分子质量小、脂溶性高、极性低、非解离型的药物易跨膜转运，因而容易被吸收，反之则难吸收。

（2）药物的剂型　同一药物制成不同剂型，可影响药物吸收的速度和程度，注射剂和溶液剂的吸收大于片剂和胶囊剂的吸收，片剂的崩解和胶囊剂的溶解速度是吸收的限速因素，油剂、混悬剂或植入片可在局部滞留，形成储存库，吸收慢但作用持久。

（3）吸收途径

①消化道给药

口服给药：口服给药（peros）是常用的给药途径，其特点是简单、经济、安全。口服给药有溶液剂、混悬液、片剂、胶囊剂等多种剂型。药物主要通过被动转运自胃肠黏膜吸收。相对分子质量小的水溶性药物可经滤过吸收；脂溶性大、解离度小的药物易通过简单扩散吸收。胃液 pH 为 1 左右，弱酸性药物可从胃中吸收，但因胃黏膜厚，表面有较厚的黏液膜，吸收面积小，且药物在胃内滞留的时间较短，所以胃内吸收的药量有限；小肠是药物吸收的最关键部位，小肠黏膜薄，表面有绒毛，吸收面积大，血流量大，肠蠕动快，均利于吸收；而且肠腔内 pH 4.8～8.2，对弱酸性及弱碱性药物均易吸收。多种转运方式在这均可见到。

舌下或直肠给药：除口服外，少数药物可经舌下含服，直肠灌药或栓剂给药，分别通过口腔、直肠和结肠黏膜吸收。虽然吸收面积小，但血流供应丰富，吸收也较迅速，并可避免首关消除。如硝酸甘油可舌下给药控制心绞痛急性发作。对少数刺激性的药物或不能口服药物的病人，可直肠给药，尤其适合小儿、老人而被医药界所采用。

②注射给药：静脉注射可使药物迅速而准确地进入人体循环，没有吸收过程。肌内注射及皮下注射，药物通过细胞间隙较宽大的毛细血管壁吸收。药物的吸收速率与注射部位的血流量和药物的剂型有关。肌内组织的血流量明显多于皮下组织，故肌内注射比皮下注射吸收快。水溶液吸收迅速，油剂、混悬剂或植入片可在注射局部形成小型储库，吸收慢，作用持久。休克患者因外周血流量少而缓慢，多次注射不但不会立即产生效应，还会在病情好转后，因循环速度加快，吸收过量而中毒。故抢救治疗时应静脉给药较好。

③呼吸道给药：肺泡表面积大，与血液只隔肺泡上皮及毛细血管内皮各一层，且血流丰富，吸收极其迅速，适用于挥发性药物和气体药物。目前临床应用的气雾剂应严格控制所含液体或固体药物颗粒直径的大小，防止分散度过大或过细，造成滞留在咽喉或随气体排出，不能奏效。

④经皮和黏膜给药：完整的皮肤吸收能力较差，外用药物主要发挥局部作用，如果在制剂中加入促皮吸收剂如氮酮制成贴皮剂，可使吸收能力加强。如硝苯地平贴皮剂用于预防心绞痛发作，一日只需贴一次。黏膜的吸收能力远胜于皮肤，口腔黏膜、支气管黏膜、鼻黏膜和阴道黏膜均可吸收药物。

⑤吸收环境：吸收部位的血液循环、pH、吸收面积、胃肠内容物的多少和性质、胃排空的速度、肠蠕动的快慢等均可影响药物的吸收。油及脂肪等食物，可促进脂溶性药物的吸收。

⑥首关效应：药物经胃肠黏膜吸收后，首先经门静脉进入肝脏，当通过肠黏膜及肝脏时部分药物发生转化，使进入体循环的有效药量减少，这种现象称首关消除（first pass elimination）。首关消除较多的药物不宜口服给药，应改变给药途径以达到给药效果。例如硝酸甘油口服给药后约90%被灭活，舌下、直肠给药，药物通过黏膜直接进入体循环，无首关消除，才能达到有效血药浓度。

（二）分布

药物从血液循环通过多种生理屏障转运到各组织器官的过程称为分布（distribution）。多数药物在体内的分布是不均匀的，存在明显的选择性，这是产生药物选择作用的原因之一。影响药物分布的因素主要有以下几个方面。

1. 药物与血浆蛋白的结合

多数药物入血后，可不同程度地与血浆蛋白呈可逆性结合，称为结合型药物，未结合的称为游离型药物，结合型药物与游离型药物处于动态平衡之中。结合型药物分子质量大，不易跨膜转运，暂时失去药理活性，又不被代谢或排泄，故消除速度较慢，作用维持时间较长，以储存型暂留血液中。游离型药物分子质量小，易转运到作用部位产生药理效应，通常也仅是游离型药物与药理作用强度密切相关。

药物与血浆蛋白结合具有以下临床意义：①药物与血浆蛋白的结合具有饱和性，当血药浓度过高，血浆蛋白结合达到饱和时，血浆内游离型药物突然增多，使药效增强或毒性增加。②当机体血浆蛋白含量降低时，药物与血浆蛋白结合率降低，血浆中游离型药物浓度增高，易导致中毒。③药物与血浆蛋白结合其特异性低，同时应用两种与血浆蛋白结合率高的药物时，可发生竞争性置换现象，也可使游离型药物增加。例如抗凝血药华法林及解热镇痛药保泰松的血浆蛋白结合率分别为99%与98%，如果两药同时使用，前者被后者置换下降1%，则游离型的华法林明显增多，导致抗凝作用增强，甚至引起出血。

2. 药物的理化性质和体液的 pH

脂溶性药物或水溶性小分子药物易透过毛细血管壁，由血液进入组织；水溶性大分子药物或离子型药物难透出血管壁进入组织。例如，静脉滴注甘露醇后，由于其分子较大，不易透出血管壁，可提高血浆渗透压，使组织脱水。

体液的 pH 可影响药物的解离度，从而影响分布，如血液和细胞外液 pH 为7.4，细胞内液 pH 为7.0，故弱酸性药物在细胞外液解离多，不易进入细胞内，而弱碱性药物较容易分布到细胞内；相反，弱碱性药物在细胞外液解离度低，在细胞内液浓度较高。通过改变血液 pH，可改变药物的分布方向。如抢救弱酸性巴比妥类药物中毒，可用碳酸氢钠碱化血液和尿液，不但可促使巴比妥类由脑细胞向血液转移，也可使肾小管重吸收减少，加速药物自尿液排出。

3. 器官血流量

人体组织脏器的血流量以肝最多，肾、脑、心次之，而肌肉、皮肤、脂肪和大多数内脏血液灌注量较低。药物吸收后，往往在高血流灌注量的组织器官迅速达到较高浓度。脂肪组织的血流量虽少，但其面积大，是脂溶性药物的巨大储库。如静脉注射脂溶性很高的硫喷妥钠，首先分布于富含类脂质的脑组织，呈现麻醉作用。但脂肪组织的数量远多于脑组织，摄取硫喷妥钠的能力很强，故药物可迅速自脑向脂肪组织转移，麻醉作用很快消失，这种现象，称为药物的再分布。

4. 组织的亲和力

有些药物对某些组织有特殊亲和力，使药物在该组织浓度明显高于其他组织。如碘主要集中于甲状腺；钙沉积于骨骼中；汞、砷、锑等重金属和类金属在肝、肾中分布较多；氯喹在肝组织中的浓度是血浆中的700倍。但有些药物分布的区域与药物作用部位并不一致，如四环素与钙络合沉积于骨骼及牙齿中，会使儿童骨骼生长抑制及牙齿黄化。

5. 体内屏障

（1）血脑屏障　血脑屏障是血－脑、血－脑脊液及脑脊液－脑三种屏障的总称。此屏障对脑组织可起到一定的保护作用，可阻碍许多大分子、水溶性或解离型的药物通过，只有脂溶性较大、分子质量较小的少数水溶性药物可通过此屏障。婴幼儿血脑屏障发育不健全，中枢神经系统易受某些药物的影响。脑膜炎症时，血脑屏障的通透性增加，正常时通过率较低的青霉素可在脑脊液中达到有效治疗浓度。而青霉素在健康人中即使注射大剂量也难以进入脑脊液。

（2）胎盘屏障　是胎盘绒毛与子宫血窦之间的屏障，其通透性与一般毛细血管无显著差别。应该注意的是几乎所有药物都能穿透胎盘屏障进入胚胎循环，故孕妇用药应谨慎，防止造成胎儿中毒或致畸。

（三）代谢

药物的代谢（metabolism）也称生物转化（biotransformation），是指药物在体内发生的化学结构的变化。大多数药物主要在肝脏，其次是肠、肾、肺和血浆。

（1）药物代谢过程　分两步进行，第一步为氧化、还原或水解反应，第二步为结合反应。第一步反应使多数药物灭活，但少数例外反而活化，故生物转化不能简单地称为解毒过程。第二步可与体内的葡萄糖醛酸、硫酸、乙酰基、甲基、甘氨酸等结合，经过结合后总是使药物活性降低或灭活，极性加大，水溶性增强，易于经肾排泄。

（2）药物代谢的意义　多数药物经代谢后药理活性减弱或消失，称为灭活；少数药物经代谢后由无活性或活性较低的药物变成有活性或活性强的药物，称为活化；也有的药物在体内不被代谢而以原形从肾排出，如青霉素等。大多数药物的代谢产物较原药水溶性和极性增加，不易被肾小管吸收，以利于从肾脏排出。所以，药物的代谢是药物自机体消除的重要方式之一。

（3）药物代谢酶（药酶）　药物的生物转化必须在酶催化下才能进行，这些催化药物的酶统称为药物酶，简称药酶。分非微粒体酶系和微粒体酶系两类。

①非微粒体酶系：存在于血浆、细胞质和线粒体中的多种酶系。可对水溶性较大、脂溶性较小的药物及结构与体内正常代谢物相类似的物质进行生物转化，这些非微粒体酶有单胺氧化酶、黄嘌呤氧化酶、醇和醛脱氢酶、胆碱酯酶、乙酰转移酶、磺基转移酶以及谷胱甘肽－S－转移酶等。

课堂互动

某癫痫患者，在使用卡马西平治疗期间，加用苯巴比妥5天后，卡马西平的血药浓度降低，如何解释此现象？

②微粒体酶系：是促进药物生物转化的主要酶系统，主要存在于肝细胞内质网上，又称肝药酶。其中主要的氧化酶系是细胞色素P－450，由于其与CO结合后的吸收主峰在450nm处，故名CYP－450。其为一混合功能酶系，特异性不高，可对许多脂溶性药物呈现氧化还原作用。CYP－450酶不仅存在一种状态，而且具有多态性，有立体结构特异性，这是不同群体间在药物代谢方面存在差异的原因之一。目前研究发现，肝药酶的活性和含量是不稳定的，且个体差异大，又易受某些药物的影响。凡能使肝药酶的活性增强或合成加速的药物称为药酶诱导剂，如苯巴比妥、苯妥英、利福平等，它可加速药物自身和其他药物的代谢。药酶诱导作用可解释连续用药产生的耐受性、交叉耐受性、停药敏化现象、药物相互作用、遗传差异、个体差异等。如苯巴比妥的药酶诱导作用很强，连续用药会加速自身的代谢，久用容易产生耐受性。凡能使药酶活性降低或合成减少的药物称药酶抑制剂，如氯霉素、对氨基水杨酸、异烟肼等。它能减慢其他药物的代谢，使药效增强（表1－2）。

表 1-2 常见的酶诱导剂和酶抑制剂及相互作用

	药物种类	受影响的药物
诱导剂	巴比妥类	巴比妥类、氯霉素、氯丙嗪、可的松、香豆素类、洋地黄毒苷、地高辛、阿霉素、雌二醇保泰松、苯妥因
	灰黄霉素	华法林
	保泰松	氨基比林、可的松、地高辛
	苯妥因	可的松、地塞米松、地高辛、茶碱
	利福平	香豆素类、地高辛、糖皮质激素、美托洛尔、普萘洛尔
抑制剂	氯霉素、异烟肼	安替比林、双香豆素、丙磺舒、甲苯磺丁脲
	西咪替丁	地西泮、华法林
	双香豆素	苯妥因
	去甲替林、口服避孕药	安替比林
	保泰松	苯妥因、甲苯磺丁脲

（四）排泄

药物在体内经吸收、分布、代谢后，以原形或代谢产物经不同途径排出体外的过程称排泄（excretion）。挥发性药物及气体可从呼吸道排出，多数药物主要由肾排泄，有的也经胆道、乳腺、汗腺、肠道等排泄。

1. 肾排泄

肾是药物排泄最重要的器官。药物及其代谢物经肾排泄，包括肾小球滤过、肾小管分泌及肾小管重吸收三种方式。肾小球毛细血管的膜孔较大，血流丰富，滤过压较高，故通透性大。除了与血浆蛋白结合的药物外，游离型药物及其代谢产物均可滤过。药物自肾小球滤过进入肾小管后，可有不同程度的重吸收，脂溶性药物重吸收的多，排泄速度慢；水溶性药物重吸收少，易从尿中排出，排泄速度快。

尿量和尿液 pH 的改变可影响药物排泄。增加尿量可降低尿液中药物浓度，减少药物的重吸收。肾小管重吸收主要以简单扩散进行，故对弱酸性或弱碱性药物排泄的多少，直接与尿液的 pH 相关。尿液偏酸性，弱碱性药物解离型多，脂溶性低，重吸收少，排泄多，而弱酸性药物则相反。

课堂互动

患者服用过量苯巴比妥钠，急症入院，为了加速苯巴比妥钠的排泄，解除病人中毒症状，临床上可采用什么方法？

肾小管尚有主动分泌的功能，其由非特异性载体转运系统完成，因其选择性低，假如两种药物通过同一载体转运时，彼此间产生竞争性抑制。如临床上丙磺舒与青霉素合用，可竞争性抑制青霉素的分泌，提高青霉素的血浓度，延长作用时间。

2. 胆汁排泄

许多药物及其代谢物可经胆汁排泄进入肠道，某些药物在肠道内又被重吸收，可形成肝肠循环（hepato enteral circulation），将血药浓度下降减慢，作用时间延长。有的抗微生物药物如利福平、多西环素等经胆汁排泄，在胆道内浓度高，有利于胆道感染的治疗。

3. 乳汁排泄

有些药物可按简单扩散的方式由乳汁排泄，乳汁略呈酸性，又富含脂质，所以脂溶性高的药物和弱碱性药物如吗啡、阿托品等可自乳汁排出，故哺乳期妇女用药应慎重，以免对婴幼儿引起不良反应。

4. 其他

挥发性药物、全身麻醉药可通过肺呼气排出体外，有些药物还可以从唾液、汗液、泪液等排出。近年来发现某些药物在唾液中的浓度与血药浓度有一定相关性，故唾液可作为无痛性采样药检的手段。

三、 药物代谢动力学过程

药物在体内的吸收、分布、代谢及排泄是一个连续变化的动态过程，每一个环节都直接影响着血药浓度的动态变化，与药物起效时间、作用持续时间、治疗效果或毒副反应的发生密切相关。因此，药物动力学研究的中心问题即是用血药浓度随时间变化的动态规律来反映药物的体内过程，测定药动学的重要参数，为临床制定和调整给药方案提供理论依据。

（一）药时曲线及其意义

1. 药时曲线

一次给药后在不同的时间段采集血样，测定血药浓度，以时间为横坐标，血药浓度为纵坐标，绘制血药浓度随时间变化的动态曲线即为血药浓度 - 时间曲线，简称为药时曲线（图 1 - 7）。药时曲线可分为三个时期。①潜伏期：用药后到开始出现作用的一段时间，即起效时间，主要反映药物的吸收和分布过程。静脉注射给药时一般无潜伏期。处理急症时需考虑此期的长短。②持续期：药物维持有效血药浓度的一段时间，主要反映药物的吸收和消除速度。此期上升支为吸收速度大于消除速度，下降支为消除速度大于吸收速度。顶点为药峰浓度。即给药后血药浓度达到的最高值，与给药剂量平行。给药后达到药峰浓度时间为达峰时间，此时吸收速度和消除速度相等。需要严格控制药物最大作用时更应注意这一参数。③残留期：血药浓度降至最小有效浓度之下，但尚未在体内完全消除的

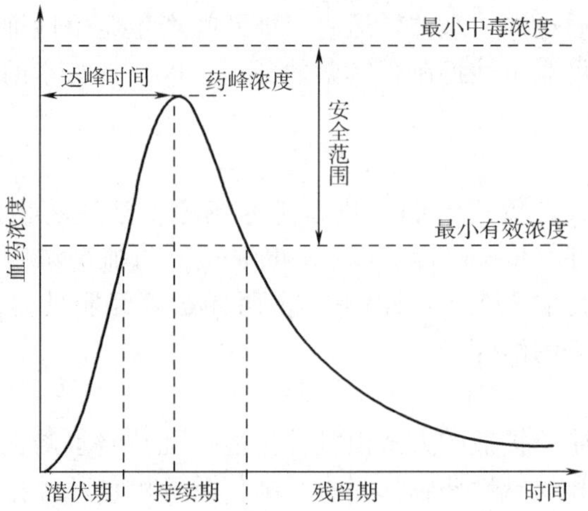

图 1-7 单次血管外给药的药时曲线

一段时间，主要反映药物的消除速度。如在此期内需要再次给药，应考虑前次用药的残留作用。

由横坐标轴和药时曲线所围成的面积称为曲线下面积（area under curve, AUC），它表示一段时间内吸收入血药物的相对累积量。

由此可见，药时曲线所提供的信息可作为制定临床用药方案如确定用药剂量、给药途径、给药时间及给药间隔时间等的参考。

2. 剂型与药时曲线关系

药物吸收速率和程度是影响药物疗效和毒性的重要因素之一。药物的达峰时间和药峰浓度是反映药物吸收快慢和程度的重要指标，常被用于制剂的评价。如图 1-8 所示，同一药物同一剂量的三种不同制剂，口服后分别测得三条药时曲线（A、B、C），虽然它们的曲线下面积相等，但达峰时间和药峰浓度不等，制剂 A 的药峰浓度已经超过最小中毒浓度，而制剂 C 的药峰浓度却在最小有效浓度之下，故制剂 B 更好。

3. 给药途径与药时曲线关系

给药途径不只影响药效出现的快慢，还对药时曲线也有着全面的影响。如图 1-9 所示，同一药物不同给药途径的药时曲线是不同的。静脉注射后立即起效，无潜伏期，作用持续时间短。肌内注射、皮下注射和口服给药时，曲线上升支反映药物吸收速度，斜率大表示吸收快，斜率小则表示吸收慢。药峰浓度表示吸收的程度。曲线下降支表示药物在体内的消除速率。坡度大表示消除快，平坦表示消除慢。可见，不同给药途径的潜伏期、药峰浓度、达峰时间、持续期、残留期是有明显区别的。

除给药途径外，药物的剂量和分布情况也影响着药时曲线。

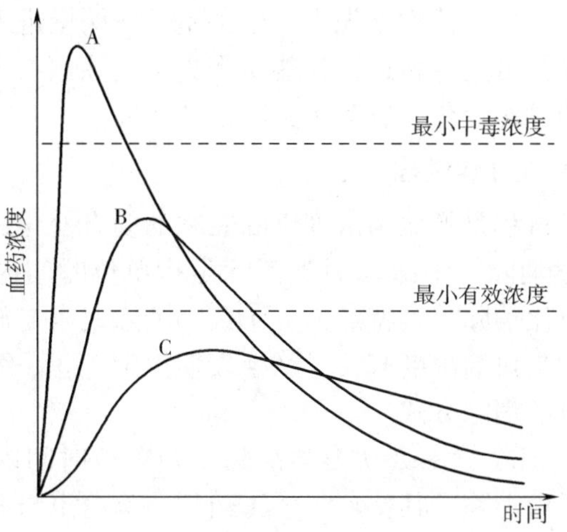

图 1－8 三种制剂的药时曲线比较

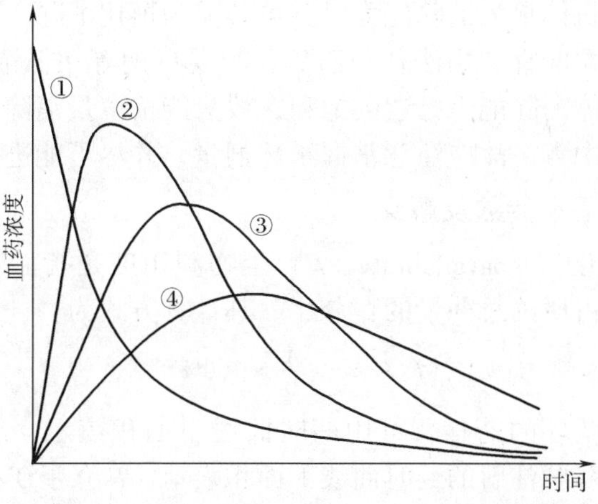

图 1－9 同一药物四种不同给药途径的药时曲线

注：①静脉注射；②肌肉注射；③皮下注射；④口服。

（二）房室模型

房室模型是根据药物的转运速率划分的假设空间，有助于分析药物在体内的动态变化。房室的划分主要考虑器官的血流量、生物膜的通透性、药物与组织的亲和力等因素。

（1）一室模型 设想药物入血后，随血液循环立即均匀地分布到全身体液和各组织器官，迅速达到动态平衡。一室模型把机体视为一个整体空间，属于一室模型分布的药物在体内消除的速率与血药浓度成正比。

（2）二室模型 设想机体内相互贯通的中央室和周边室构成：全血和血流丰富的组织如心、肝、脑、肺、肾等为中央室，血流较少的组织如皮肤、肌肉、脂肪等为周边室。给药后，药物首先进入中央室，再缓慢进入周边室。药物在中央室与周边室之间进行可逆性转运，只能从中央室消除。二室模型较全面地考虑到了体内药物浓度的动态变化，有利于药动学的研究。

（三）药物消除动力学过程

药物消除动力学过程是指血药浓度不断衰减的动态变化过程。

（1）一级动力学消除　一级动力学消除是指单位时间内体内药物按恒定比例进行消除，又称恒比消除。其特点为：①药物消除速率与血药浓度成正比，单位时间内消除的药量与血药浓度有关；②半衰期恒定；③一级动力学消除是绝大多数药物在治疗量时的消除方式。

（2）零级动力学消除　零级动力学消除是指单位时间内体内药物按恒定数量进行消除，又称恒量消除。其特点为：①药物消除速率与血药浓度无关，单位时间内消除的药量恒定；②半衰期与给药剂量有关，不恒定；③零级动力学消除是体内药量超过机体最大消除能力或机体对药物的消除能力下降时的消除方式；④当血药浓度低于机体最大消除能力时，可转变为恒比消除。

有些药物如阿司匹林、华法林、乙醇、苯妥英钠等在低浓度时按恒比消除，在高浓度时，因机体消除能力已达到饱和，故只能按恒量消除。具有这一消除特点的药物容易发生中毒，故应注意掌握给药剂量。并尽可能进行血药浓度监测。

（四）药动学基本参数及意义

（1）生物利用度（bioavailability，*F*）生物利用度是指血管外给药时吸收进入血液循环的药量占所给总药量的百分比。其计算方式为：

$$F(\%) = \frac{A}{D} \times 100\%$$

A 为进入血液循环的药量，可用药时曲线下面积表示；*D* 为实际给药的总量，可用该药等量静脉注射的药时曲线下面积表示。*F* 介于 0 和 1 之间，*F* =0 时代表药物完全不被吸收，*F* =1 时代表药物完全被吸收。静脉给药时 *F* 为 100%。根据实验制剂和参比制剂给药途径的异同，生物利用度分为：

$$绝对生物利用度\ F(\%) = \frac{口服制剂\ AUC}{静注制剂\ AUC} \times 100\%$$

$$相对生物利用度\ F(\%) = \frac{被试制剂\ AUC}{参比制剂\ AUC} \times 100\%$$

生物利用度反映药物制剂被机体吸收利用的程度，是评价药剂质量、生物等效性的一项重要指标。生物等效性是指含有同一有效成分的药品，当剂量、剂型、给药途径完全相同时，有效成分的生物利用度无显著差别。不同生产厂家生产的同一药物制剂，同一厂家生产的不同批次的药品、由于制剂配方及生产工艺等不同、生物利用度会有所区别。

（2）血浆半衰期（$t_{1/2}$）　指血浆药物浓度下降一半所需要的时间。绝大多数药物治疗量时的半衰期数值是固定的，是药物消除速度的参数，是制定和调整给药方案的依据之一。

稳态血药浓度（坪值）：连续恒速静滴或重复恒量、定时用药，约经过5个半衰期可达到稳态血药浓度，此时药物的吸收量与消除量几乎相等，血药浓度波动很小（<5%），故称为稳态浓度或坪值。

半衰期的临床意义：

①多数药物可根据半衰期的长短决定给药间隔时间。

②预计血药浓度达到坪值的时间（达坪时间）。若病情紧急而应用半衰期长且安全范围较大的药物，可采用首次剂量加倍法。

③预计停药后药物消除的时间（停药后约经5个半衰期体内药量消除达96%，可认为已基本消除）。

④当肝、肾功能不良时，药物消除减慢，半衰期延长，为防止药物蓄积中毒，应考虑减少用药剂量或延长给药间隔时间。

知识拓展

根据半衰期制定给药方案

(1) 半衰期小于30min　维持药物有效治疗浓度有较大困难。治疗指数低的药物一般要静脉滴注给药；治疗指数高的药物也可分次给药，但维持量要随给药间隔时间的增大而增大，这样才能保证血药浓度始终高于最小有效浓度。

(2) 半衰期在0.5～8h　主要考虑治疗指数和用药的方便性。治疗指数高的药物可每1～3个半衰期给药1次；治疗指数低的药物，每个半衰期给药1次，也可静脉滴注给药。

(3) 半衰期在8～24h　每个半衰期给药1次，如果需要立即达到稳态，可首剂加倍。

(4) 半衰期大于24h　每天给药1次较为方便。可提高患者对医嘱的依从性。如果需要立即达到治疗浓度，可首剂加倍。

任务四　影响药物作用的因素

案例分析

采用药物辅助机体功能恢复时，应考虑哪些问题？

药物的作用可受到多种因素的影响，这些因素对药动学或药效学产生影响，使药物作用增强或减弱，甚至使药物作用性质发生改变，从而影响临床治疗效果。在临床用药时，为了使药物充分发挥疗效，减少不良反应，应熟悉影响药物作用的各种因素（图 1－10）。

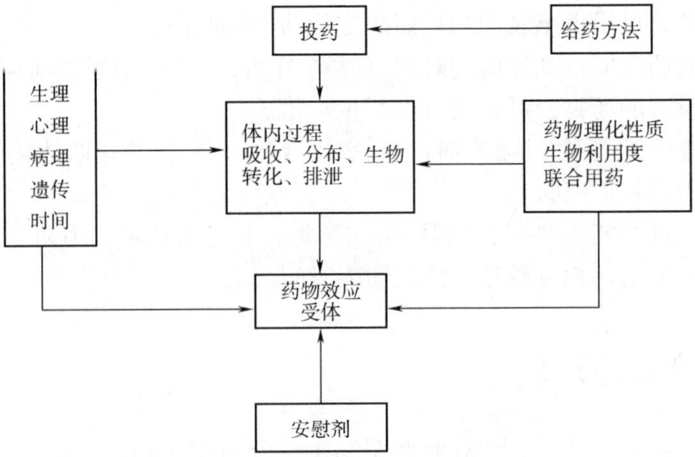

图 1－10 影响药物效应因素关系图

一、 机体方面的因素

（一）年龄

（1）小儿 在医学上一般以 14 岁以下为小儿。小儿特别是新生儿与早产儿，各种生理功能及自身调节机制都不完善，与成年人有较大差异，对药物的反应一般比较敏感。如幼儿服用利尿药易出现严重低血钾及低血钠症；新生儿肝脏葡萄糖醛酸结合能力尚未完全发育，应用氯霉素易发生蓄积中毒，可引起灰婴综合征；小儿对中枢抑制药、中枢兴奋药及激素类药物敏感性比成人高，因此，对婴幼儿用药，必须考虑他们的生理特点，严格遵守药典的明确规定。

（2）老人 在医学上一般以 65 岁以上为老人。老人各器官功能随着年龄增长而逐渐衰退，特别是肝、肾功能的减弱，使药物的代谢和排泄能力下降，对药物的耐受性也较差。因此，老年人的用药剂量一般为成人的 3/4。另外，老年人对中枢抑制药、心血管药、胰岛素、利尿药等药物反应比较敏感，应用时要高度重视。

（二）性别

性别对药物反应无明显差别。女性用药应考虑“四期”，即月经期、妊娠期、分娩期、哺乳期，用药时应予注意。如在月经期和妊娠期，应用剧泻药、抗凝血药及刺激性药物可致盆腔充血、月经过多、流产或早产的可能，应当慎用或禁用。在妊娠的最初三个月内用药要非常慎重，禁用抗肿瘤药、性激素、苯妥英等可致畸的药物。除非特别需要，妊娠期一般不应使用药物。临产前禁用吗啡等可抑制胎儿呼吸的镇痛药，还应禁用阿司匹林及影响子宫平滑肌收缩的药物；哺乳期用药也应注意，因有些药物如氯霉素、异烟肼、口服降糖药等可进入乳汁影响婴儿。

（三）遗传因素

药物作用的差异有些是由遗传因素引起的，遗传因素对药物反应的影响比较复杂，这种差异主要表现为：种属差异（species variation）、种族差异（race variation）、个体差异（individual variation）和特异质反应（idiosyncratic reaction）。

（1）种属差异　人与动物之间和动物与动物之间的差异称为种属差异。如吗啡对人、犬、大鼠和小鼠表现为抑制作用，而对猫、马、虎表现为兴奋作用。

（2）种族差异　不同种族的人群对药物的代谢和反应有着显著差别。乙酰化转移酶是许多药物如磺胺类、异烟肼、对氨基水杨酸等在体内的共同代谢酶。在人群中分为快代谢者和慢代谢者，中国人和日本人多数为快代谢者，而白种人多数为慢代谢者。

（3）个体差异　在人群中即使是条件都相同，也有少数人对药物的反应有所不同，称为个体差异。这种差异既有量反应差异，也有质反应差异。在量反应差异方面，有些个体对药物剂量反应非常敏感，所需药量低于常用量，称为高敏性（hypersensitivity）。反之，有些个体需使用高于常用量的药量方能出现药物效应，称为低敏性（hyposensitivity）或耐受性。在质反应差异方面，某些过敏体质的人用药后可发生变态反应。

（4）特异质反应　某些个体用药后出现与常人不同的异常反应，此类个体称为特异质反应体质。如某些先天性缺乏高铁血红蛋白还原酶者，使用硝酸酯类、磺胺类等药物，可导致高铁血红蛋白血症，出现缺氧、发绀；又如葡萄糖-6-磷酸脱氢酶缺乏的个体应用奎宁、伯氨喹、磺胺类、维生素 K 等药物，可能发生溶血性贫血。

（四）病理状态

病理状态能改变药物在体内的药动学，并能改变机体对药物的敏感性，从而影响药物的效应。如营养不良导致低蛋白血症可使药物与血浆蛋白结合率降低，使游离型药物浓度增多，作用增强甚至引起毒性反应；肝功能不全，可使在肝脏生物转化的药物代谢减慢，持续时间延长，相反，对可的松等需在肝内活化的药物则作用减弱。肾功能不全时，可影响自肾排泄药物的清除率，半衰期延长，易引起蓄积中毒。另外，应该注意患者有无潜在性疾病影响药物疗效，如氢氯噻嗪加重糖尿病、水杨酸类诱发潜在性溃疡等。

（五）精神因素

病人的精神因素主要指心理活动变化可对药物治疗效果产生影响。精神因素对药物治疗效果的影响主要发生在慢性病、功能性疾病及较轻的疾病中，在重症和急症治疗中影响程度较小。影响心理变化的因素有病人的文化素养、疾病性质、人格特征以及医生和护士的语言、表情、态度、信任程度、技术操作熟练程度、工作经验等。临床试验证明，不含药理活性成分仅含赋形剂，在外观上与有药理活性成分制剂完全一样的安慰剂对许多慢性疾病，如高血压、头痛、神经官能症等疾病，其有效率接近或超过35%～45%。因此，医护人员应主动地关心、爱护病人，建立良好的医患关系，充分发挥积极的心理效应，达到满意的治疗效果。

除了心理活动变化以外，病人对药物效应的反应能力、敏感程度、耐受程度也对药物治疗效果产生一定的影响。

二、药物方面的因素

（一）药物的化学结构和理化性质

药物的化学结构是决定药物效应的本质因素。一般来说，化学结构相似的药物，其药理作用相似，如苯二氮䓬类药物均具有镇静催眠作用。也有一些药物化学结构相似，但药理作用相反，如维生素K与华法林化学结构相似，却分别具有促凝血和抗凝血作用。

药物的基本化学性质也会对药物效应产生影响。例如，分子大小、脂溶性、极性、溶解度、解离度等，均可影响药物的吸收、分布、代谢和排泄，从而影响药物作用的强弱和快慢。有些药物的理化性质不稳定，保存或使用不当会变质失活，甚至对机体造成危害。

（二）药物的剂量

药物剂量与药物效应关系密切，一般来说，在治疗剂量范围内，药物的作用随剂量增加而递增。不但程度增强还能改变作用性质，如镇静催眠药苯巴比妥在小剂量时出现镇静作用，随剂量增加可依次出现催眠、抗惊厥、麻醉、麻痹甚至致死。因此，临床用药时要根据患者的病情和药物特点合理选择药物剂量，做到安全、有效。药典中对药物的治疗量或常用量有明确规定，对毒药或剧毒药的极量也做了规定，非特殊情况一般不得超过，否则有可能发生毒性反应。

（三）药物制剂与剂型

药物可制成各种剂型，如溶液剂、糖浆剂、片剂、丸剂、胶囊剂、颗粒剂、注射剂、气雾剂、栓剂等。药物的剂型可影响药物的体内吸收过程。主要表现在吸收和消除两方面，同一药物的不同剂型，吸收速度往往不同。口服时液体制剂比固体制剂吸收快，即使是固体制剂，胶囊剂吸收>片剂>丸剂；肌内注射时水

溶液吸收 > 混悬剂 > 油剂。近年来，随着生物制剂学的发展，为临床用药提供了许多新的剂型。缓释制剂利用无药理活性的基质或包衣阻止药物迅速溶出以达非恒速缓慢释放的效果，口服缓释片剂或胶囊每日一次可维持有效血药浓度一天。控释制剂可以控制药物按零级动力学恒速或近恒速释放，以保持恒速吸收。例如，茶碱控释胶囊每日两次，硝酸甘油贴皮剂每日一次。毛果芸香碱眼片置结膜囊内每周一次。

（四）给药途径

给药途径不同可直接影响药物效应的快慢和强弱。依药效出现时间的快慢，其顺序为静脉注射 > 肌内注射 > 皮下注射 > 口服。临床用药应根据病情需要和制剂特点选择适当的给药途径。口服给药起效慢，但其简便安全，适用于大多数药物和病人；静脉给药能立即生效，适用于急症和危重病人；局部用药如滴眼、滴鼻、外敷伤口、外擦皮肤等，可发挥局部治疗作用。

（五）用药时间和次数

何时用药应根据病情需要和药物特点而定。一般来说，饭前服药吸收较好，起效较快；饭后服药吸收较差，起效较慢，有刺激性的药物如水杨酸类，宜饭后服用，可减少对胃肠道的刺激。针对治疗目的不同，也应有相应的选择，如催眠药应睡前服，降糖药胰岛素应餐前给药。

用药次数应根据病情需要，以及药物在体内的消除速率而定。通常可参考药物的 $t_{1/2}$。$t_{1/2}$ 短的药物，给药次数要相应增加，$t_{1/2}$ 长的药物给药次数要相应减少。对毒性大或消除慢的药物，应规定一日的用量和疗程。长期用药应避免蓄积中毒，当病人的肝、肾功能不全时，应适当调整给药次数及给药的间隔时间。

（六） 药物相互作用

药物相互作用（drug interaction）是指两种或多种药物同时或先后使用时，由于药动学或药效学的原因，改变了原有的药理效应或毒性反应。药物相互作用可产生协同作用（synergism）和拮抗作用（antagonism）两种结果。协同作用是指联合用药使药效相加或增强。如青霉素与链霉素合用，可使抗菌谱扩大，抗菌效应增强；拮抗作用是指联合用药后使原有药效减弱或消失。如胰岛素与普萘洛尔合用，使胰岛素降血糖作用减弱。

1. 药物在体外的相互作用

在配制药物，特别是配制液体药物过程中，药物与药物、药物与辅料、药物与溶媒之间可能会发生理化反应，而出现混浊、沉淀、变色以至药效减低、失效、毒性增强的现象称为配伍禁忌（incompatibility）。向输液剂中加入药物是临床常用的给药方法，但应明确：血液、血浆、氨基酸、白蛋白等是特殊性质的输液剂，不允许加入其他药物。所以注射剂之间配制前要认真查对配伍禁忌表。

2. 药效学方面的相互作用

指一种药物对另一种药物药理效应的影响，这种相互作用有以下几种形式。

（1）协同作用（synergism） 指两药合用时引起的效应大于单用效应的总和。

①相加作用：两药合用的效应是两药单用效应之和。如抗心绞痛采用硝酸甘油与普萘洛尔合用，抗心绞痛作用增强，而各药剂量相应减少，不良反应降低。

②增强作用：两药合用的效应大于两药单用效应的总和。如复方磺胺甲噁唑片（SMZ）与甲氧苄啶（TMP）合用，不仅可使抗菌作用明显增强，而且可延缓耐药性的产生。

③增敏作用：指一药可使组织或受体对另一药的敏感性增强。如呋塞米可使血钾降低，从而使心肌对强心苷的作用敏感，容易出现心脏毒性反应。

（2）拮抗作用（antagonism） 指两药合用的效应小于它们分别作用的总和。可分为：

①竞争性拮抗作用：两种药物在共同的作用部位或受体上产生了拮抗作用，如吗啡与纳洛酮合用时，产生了拮抗作用。

②非竞争性拮抗作用：两种药物不作用于同一部位或受体，这种拮抗现象不会被药物的剂量加大所逆转，如阿托品与乙酰唑胺合用时，可减弱后者的降低眼压作用。

3. 药物在药动学方面相互作用

药动学过程包括吸收、分布、代谢、排泄四个环节，联合用药时，药物在胃肠道吸收、与血浆蛋白结合、肝脏的代谢及肾脏排泄的过程中受到其他药物的影响，使药物在作用部位浓度改变，导致药物效应增强或减弱，作用时间缩短或延长。如抗酸药减少氨苄西林的吸收；苯妥英钠从血浆蛋白结合部位置换出华法林，使其抗凝作用增强，甚至引起出血；苯巴比妥使可的松代谢加速，作用减弱；碳酸氢钠可促进苯巴比妥从肾脏排泄，解除其毒性。

三、 反复用药

（一）耐受性（tolerance）

指机体对药物反应性降低的一种状态，有先天性和后天获得性之分。后者往往是连续多次用药后发生，需增加剂量才能出现原有的药效。但在停药一段时间后，机体仍可恢复原有的敏感性。如硝酸酯类药物连续用药数天即可产生耐受性，停药10d后，又可恢复其作用。有时机体对某药产生耐受性后，对另一药的敏感性也降低，称交叉耐受性（cross tolerance）。耐药性（resistance）是指病原体或肿瘤细胞对药物的敏感性降低的一种状态。

（二）药物依赖性（drug dependence）

由药物与机体相互作用造成的一种精神状态，有时也包括躯体状态，表现出一种强迫性使用或定期使用药物的行为和其他反应，为的是体验药物的精神效应，有时也是为了避免由于断药所引起的不适感，可以发生或不发生耐受性。同一人可以对一种以上的药物产生依赖性。依据药物使人体产生了依赖性和危害人体健康的程度，可分为两类。

（1）躯体依赖性（physical dependence） 又称生理依赖性，曾称成瘾性（addiction）。指由于反复应用某些麻醉药品或精神药品所造成的一种适应状态，一旦停药，可出现强烈的戒断综合征，渴望再次用药。如镇痛药吗啡成瘾者中断用药，常出现流涎、流泪、出汗、哈欠、腹痛、腹泻、肢体疼痛等，严重可致休克。

（2）精神依赖性（psychic dependence） 可称心理依赖性（psychological dependence），曾称习惯性。指用药后产生愉快满足的感觉，使用者在精神上渴望周期性或连续用药，产生强迫性觅药行为，以便获得舒适感。但断药时一般不会出现戒断症状。常易产生精神依赖性的药物有镇静催眠药、中枢抑制剂或兴奋剂及吸烟、饮酒。

四、 合理用药原则

合理用药是要充分发挥药物的治疗效果，避免或减少药物的不良反应。由于疾病的多样性和临床用药的复杂性，给药物的选用带来很大困难。一般来说，合理用药应考虑以下几条原则。

（一）安全有效性

安全有效性是合理用药最基本的要求，选药、用药时应做到以下几点。

（1）明确用药目的 明确用药目的是合理用药的前提。选药前应充分了解病情，确定当前用药要解决的问题，据此有针对性地选药，尽量对因治疗与对症治疗相结合。选药时要关注药物的适应证和禁忌证，联合用药时要注意药物间的相互作用。

（2）制定适宜的给药方案 根据药动学和药效学的知识，结合患者病情和实际情况，确定用药剂量、给药途径、用药时间及间隔时间、疗程的长短等，并严格执行。制定给药方案时，要充分考虑到各种影响药效的因素，做到个体化用药。

（3）及时完善给药方案 在用药过程中仔细观察患者用药后的反应及相应的检查指标，以判断药物的疗效和不良反应，据此及时修订和完善原定的给药方案，必要时采取新的措施。

（二）经济性

经济性是合理用药的基本要素。经济性并不意味着用药越少、越便宜越好，而是指消耗最小的成本，获得最大的效果。如果选择的药物超出了患者的支付能力，则会影响患者的依从性，所以合理用药要考虑到治疗成本、患者的经济状况、医疗保险情况等。

（三）方便性

方便性是合理用药的另一因素。选药时，要根据患者的实际情况和疾病的特点选择合适的剂型，尽量简化给药方案以方便患者。

知识拓展

患者的依从性

患者的依从性是指患者对医嘱的执行程度，它是药物治疗有效性的基础。不遵守、不执行医嘱的，称之为不依从，轻者贻误病情，导致药物治疗失败，重者会增加不良反应的发生率和加重不良反应。患者不依从的主要类型有以下几种。

（1）不按处方取药　如由于种种原因，患者擅自取舍处方中的药物。

（2）不按医嘱用药　它包括擅自更改药物的剂量、用药的次数、用药途径或方法、用药时间或顺序、药物治疗疗程等。

（3）不当的自行用药　如患者凭经验或直觉用药。

（4）重复就诊　如患者先后就诊于不同医院、科室，或同时正在使用其他药物而不告知就诊医生，导致相同或者相似药物的重复使用。

小结

实用药物学基础是一门重要的专业基础课程，学好本门课程，要注意培养科学的学习方法，要理论联系实际，注重实践与理论的结合。药物是指一切用于预防、治疗及诊断疾病的化学物质。药物学是研究药物的作用、临床应用、不良反应和用药注意事项的一门科学，研究内容包括药物效应动力学和药物代谢动力学两个方面。

药效学研究药物对机体的作用及作用规律。药物作用具有两重性，即治疗作用和不良反应。效能和效价强度是两个常用来衡量药物作用强度的指标。治疗指数和安全范围常用来评价药物的安全性；药物作用机制包括非受体机制和受体机制两种；药动学研究药物的体内过程及体内药物浓度随时间变化的规律。药物体内过程包括吸收、分布、代谢和排泄等过程。

药物效应的发挥效果受两大方面因素的影响：药物方面与机体方面。药物方面的影响因素主要有药物剂量、药物剂型、给药途径、用药时间及次数、药物间的相互作用。机体方面的因素主要有年龄、性别、遗传、病理状态、精神状态等。合理用药原则是用药时要考虑药物的安全有效性、经济性与方便性。

能力检测

一、单项选择题

1. 属于局部作用的例子是（　　）。
A. 普鲁卡因的浸润麻醉作用　　B. 利多卡因的抗心律失常作用
C. 洋地黄的强心作用　　D. 苯巴比妥的镇静催眠作用
E. 硫喷妥钠的麻醉作用

2. 用强心苷治疗慢性心功能不全时，它对心脏的作用属于（　　）。
A. 局部作用　　B. 普遍细胞作用
C. 继发作用　　D. 选择性作用
E. 以上都不是

3. 药物作用的选择性取决于（　　）。
A. 药物剂量大小　　B. 药物脂溶性大小
C. 组织器官对药物的敏感性　　D. 药物在体内吸收速度
E. 药物 p*K*a 大小

4. 作用选择性低的药物，在治疗量时往往呈现（　　）。
A. 毒性较大　　B. 副作用较多
C. 过敏反应剧烈　　D. 容易成瘾
E. 以上都不对

5. 药物作用的两重性是指：
A. 治疗作用与不良反应　　B. 预防作用与不良反应
C. 对症治疗与对因治疗　　D. 预防作用与治疗作用
E. 原发作用与继发作用

6. 副作用是在下述哪种剂量时产生的不良反应（　　）。
A. 治疗量　　B. 无效量　　C. 极量　　D. LD_{50}
E. 中毒量

7. 副作用是（　　）。
A. 药物在治疗剂量下出现的与治疗目的无关的作用，常是难以避免的
B. 应用药物不恰当而产生的作用
C. 由于病人有遗传缺陷而产生的作用
D. 停药后出现的作用
E. 预防以外的作用

8. 肌注阿托品治疗肠绞痛时，引起的口干属于（　　）。
A. 治疗作用　　B. 后遗效应　　C. 变态反应　　D. 毒性反应
E. 副作用

9. 一患者经1个疗程链霉素治疗后，听力下降，虽停药几周听力仍不能恢复，这是（　　）。

A. 药物毒性所致　　B. 药物引起的变态反应
C. 药物引起的后遗效应　　D. 药物的特异质反应
E. 药物的副作用

10. 药物主动转运的特点是（　　）。

A. 由载体进行，消耗能量　　B. 由载体进行，不消耗能量
C. 不消耗能量，无竞争性抑制　　D. 消耗能量，无选择性
E. 无选择性，有竞争性抑制

11. 某碱性药物的 $pK_a=9.8$，如果增高尿液的pH，则此药在尿中（　　）。

A. 解离度增高，重吸收减少，排泄加快
B. 解离度增高，重吸收增多，排泄减慢
C. 解离度降低，重吸收减少，排泄加快
D. 解离度降低，重吸收增多，排泄减慢
E. 排泄速度并不改变

12. 吸收是指药物进入（　　）。

A. 胃肠道过程　　B. 靶器官过程
C. 血液循环过程　　D. 细胞内过程
E. 细胞外液过程

13. 药物的首关效应可能发生于（　　）。

A. 舌下给药后　　B. 吸入给药后　　C. 口服给药后　　D. 静脉注射后
E. 皮下给药后

14. 大多数药物在胃肠道的吸收属于（　　）。

A. 有载体参与的主动转运　　B. 一级动力学被动转运
C. 零级动力学被动转运　　D. 易化扩散转运
E. 胞饮的方式转运

15. 一般说来，吸收速度最快的给药途径是（　　）。

A. 外用　　B. 口服　　C. 肌内注射　　D. 皮下注射
E. 皮内注射

16. 药物与血浆蛋白结合（　　）。

A. 是永久性的　　B. 对药物的主动转运有影响
C. 是可逆的　　D. 加速药物在体内的分布
E. 促进药物排泄

17. 药物在血浆中与血浆蛋白结合后（　　）。

A. 药物作用增强　　B. 药物代谢加快
C. 药物转运加快　　D. 药物排泄加快

E. 暂时失去药理活性

18. 合理用药需了解（　　）。

A. 药物作用与副作用　　B. 药物的毒性与安全范围

C. 药物的效价与效能　　D. 药物的 $t_{1/2}$ 与消除途径

E. 以上都需要

19. 药物滥用是指（　　）。

A. 医生用药不当　　B. 大量长期使用某种药物

C. 未掌握药物适应证　　D. 无病情根据的长期自我用药

E. 采用不恰当的剂量

20. 短期内应用数次麻黄碱后其效应降低，属于（　　）。

A. 习惯性　　B. 快速耐受性　　C. 成瘾性　　D. 耐药性

E. 以上都不对

21. 安慰剂是（　　）。

A. 治疗用的主药　　B. 治疗用的辅助药剂

C. 用作参考比较的标准治疗药剂　　D. 不含活性药物的制剂

E. 是色香味均佳，令病人高兴的药剂

22. 先天性遗传异常对药物动力学影响主要表现在（　　）。

A. 口服吸收速度不同　　B. 药物体内生物转化异常

C. 药物体内分布差异　　D. 肾排泄速度

E. 以上都不对

23. 对肝功能不良患者应用药物时，应着重考虑患者的（　　）。

A. 对药物的转运能力　　B. 对药物的吸收能力

C. 对药物排泄能力　　D. 对药物转化能力

E. 以上都不对

24. 决定药物每日用药次数的主要因素是（　　）。

A. 吸收快慢　　B. 作用强弱

C. 体内分布速度　　D. 体内转化速度

E. 体内消除速度

25. 联合应用两种药物，其总的作用大于各药单独作用的代数和，这种作用称为（　　）。

A. 增强作用　　B. 相加作用　　C. 协同作用　　D. 互补作用

E. 拮抗作用

二、多项选择题

1. 同一药物是（　　）。

A. 在一定范围内剂量越大，作用越强

B. 对不同个体，用量相同，作用不一定相同

C. 用于妇女时，效应可能与男人有别
D. 在成人应用时，年龄越大，用量应越大
E. 在小儿应用时，可根据其体重计算用量
2. 下列关于药物毒性反应的描述中，正确的是（　　）。
A. 一次性用药超过剂量　　B. 长期用药逐渐蓄积
C. 病人属于过敏性体质　　D. 病人肝或肾功能低下
E. 高敏性病人
3. 药物的不良反应包括（　　）。
A. 抑制作用　　B. 副作用　　C. 毒性反应　　D. 变态反应
E. 致畸作用
4. 受体（　　）。
A. 是在生物进化过程中形成并遗传下来的
B. 在体内有特定的分布点
C. 数目无限，故无饱和性
D. 分布各器官的受体对配体敏感性有差异
E. 是复合蛋白质分子，可新陈代谢
5. 主动转运的特点是（　　）。
A. 转运速度受药物解离度影响
B. 转运速度与膜两侧的药物浓度差成正比
C. 需要消耗 ATP
D. 需要膜上特异性载体蛋白
E. 有饱和现象
6. pH 与 p*K*a 和药物解离的关系为（　　）。
A. pH = p*K*a 时，$[H^-]$ = $[A^-]$
B. p*K*a 即是弱酸或弱碱性药液 50% 解离时的 pH，每个药都有其固有的 p*K*a
C. pH 的微小变化对药物解离度影响不大
D. p*K*a 大于 7.5 的弱酸性药在胃中基本不解离
E. p*K*a 小于 5 的弱碱性药物在肠道基本上都是解离型的
7. 舌下给药的特点是（　　）。
A. 可避免胃酸破坏　　B. 可避免肝肠循环
C. 吸收极慢　　D. 可避免首关效应
E. 吸收比口服快
8. 影响药物吸收的因素主要有（　　）。
A. 药物的理化性质　　B. 首关效应
C. 肝肠循环　　D. 吸收环境
E. 给药途径

9. 影响药物体内分布的因素主要有（　　）。
A. 肝肠循环　　B. 体液pH和药物的理化性质
C. 局部器官血流量　　D. 体内屏障
E. 血浆蛋白结合率
10. 药物临床应用可发生危险的原因是（　　）。
A. 对于药物的治疗作用掌握不全　　B. 对于药物的慎用或禁忌证不了解
C. 对于药物的适应证不清　　D. 对于药物的作用机制不详
E. 由于药物的排泄速度太快
11. 同一药物是（　　）。
A. 在一定范围内剂量越大，作用越强
B. 对不同个体，用量相同，作用不一定相同
C. 用于妇女时，效应可能与男人有别
D. 在成人应用时，年龄越大，用量应越大
E. 在小儿应用时，可根据其体重计算用量
12. 两种或两种以上药物合用时可能产生药物的拮抗作用（　　）。
A. 可以作为联合用药的一种方式　　B. 可以减少不良反应的产生
C. 可能符合用药目的　　D. 肯定不利于患者
E. 使单独用药时原有作用减弱
13. 连续用药后，机体对药物反应的改变包括（　　）。
A. 药物慢代谢型　B. 耐受性　　C. 抗药性　　D. 快速耐受性
E. 依赖性
三、思考题
1. 药理效应与治疗效果的概念是否相同，为什么？
2. 由停药引起的不良反应有哪些？
3. 从受体结合的角度说明竞争性拮抗剂的特点。
4. 从药物动力学角度举例说明药物的相互作用。
5. 试论述制定给药方案时对选药、给药途径及间隔时间的依据。

实训一　不同给药剂量对药物作用的影响

【实训目的】 比较同一种药物不同剂量对家兔作用的差异。

【实训材料】 家兔（体重2～3kg）、注射器、烧杯、台秤、1%、2%、3%戊巴比妥钠溶液。

【实训方法与步骤】 取家兔三只，称重，标号，分别采用腹腔注射1%、2%、3%戊巴比妥钠溶液1mL/1kg，分别记录家兔翻正反射消失时翻正反射再次

恢复时间（表1-3）。

表1-3 家兔实训记录表

标号	体重	剂量/mL	现象
1			
2			
3			

【思考题】 在一定剂量范围内，随着药物给药浓度的增加，家兔对药物的反应有何不同？

实训二 不同给药途径对药物作用的影响

【实训目的】 观察不同给药途径对硫酸镁、戊巴比妥钠作用的影响。

【实训原理】 给药途径不同，不仅影响药物作用的快慢、强弱及维持时间的长短，有时还可改变药物作用的性质，出现不同的药理作用。甚至出现毒副作用，硫酸镁即为一典型药物。硫酸镁为导泻、利胆、降压和抗惊厥药，口服不易吸收，并使肠内容物渗透压升高，水分吸收减少，肠容积增大，刺激肠蠕动而泻下，注射时血 Mg^{2+} 增加，在神经肌肉接头处对抗 Ca^{2+}，使运动神经末梢释放 Ach 减少，骨骼肌松弛，瘫痪。

【实训材料】 小白鼠（18～22g）、20%硫酸镁、0.5%戊巴比妥钠、1mL 注射器、针头、小鼠灌胃针头、小鼠笼。

【实训方法与步骤】

（1）不同给药途径对硫酸镁作用的影响 取小白鼠30只，随机分为两组，甲组以20%硫酸镁溶液30mg/10g体重（0.15mL/10g）灌胃，乙组肌肉注射20%硫酸镁溶液30mg/10g体重，分别置于鼠笼中，观察并记录结果（表1-4）。

表1-4 不同途径给予硫酸镁后小鼠活动情况

组别	体重	给药途径	给药量/mL	给药前动物活动情况	给药后动物活动情况	是否死亡
甲						
乙						

（2）不同给药途径对戊巴比妥钠作用的影响 取体重相近的小白鼠30只，观察正常活动情况及翻正反射，然后用0.5%戊巴比妥钠溶液0.5mg/10g体重，用不同途径给药（甲组灌胃、乙组皮下注射、丙组腹腔注射），观察三组小白鼠

入睡情况。以翻正反射消失为入睡指标，反正反射消失为觉醒指标，记录小鼠入睡潜伏期（从给药到入睡所需时间）、睡眠期（从入睡到觉醒时间）（表1－5）。

表1－5　　不同途径给药小鼠入睡情况记录

鼠号	给药途径	给药量/mL	给药时间	入睡时间	觉醒时间	是否死亡
1						
2						
3						

【思考题】 结合全组实验结果，分析同一药物，同等剂量以不同途径给药为什么会影响药物效应？

项目二 外周神经系统药物

知识目标

掌握拟胆碱药毛果芸香碱、新斯的明；抗胆碱药阿托品；拟肾上腺素药肾上腺素、去甲肾上腺素、异丙肾上腺素；抗肾上腺素药普萘洛尔的药理作用、作用机制、临床应用及不良反应。

熟悉东莨菪碱、山莨菪碱、琥珀胆碱、筒箭毒碱、麻黄碱、间羟胺的作用特点、临床应用及使用中的注意事项。

了解毒扁豆碱的作用和应用；了解人工合成抗胆碱药的特点及应用；了解去氧肾上腺素的作用特点及临床应用。

能力目标

能为青光眼、重症肌无力患者选择合适的药物；临床应用中能根据休克的类型选择用药；临床使用传出神经药物时能识别药物的不良反应，并实施预防和治疗措施。

学习提示

传出神经系统是外周神经系统的重要组成部分之一，是传递来自中枢神经的冲动以支配效应器官活动的神经，体内大多数器官受交感神经和副交感神经的双重支配。传出神经系统药物在临床上应用广泛，它们通过直接或间接影响传出神经的递质而改变效应器官的活动。这类药物的作用与相应的传出神经功能相似或相反，因此，了解传出神经的解剖和生理功能是学好本类药物的基础。

任务一 传出神经系统药

案例分析

传出神经系统药物在临床上应用广泛，主要是通过作用于受体或影响递质而产生作用。对于有支气管哮喘病史的老年病患者进行康复治疗时应慎用或禁用哪类传出神经系统药物？

传出神经系统包括自主神经系统和运动神经系统，负责将中枢神经系统的信号传导到外周组织器官。传出神经系统药物较多，它们通过直接或间接影响传出神经的递质而改变效应器官的活动。

一、传出神经系统的分类

传出神经包括支配内脏活动的自主神经和支配骨骼肌活动的运动神经。自主神经又分为交感神经和副交感神经。交感神经和副交感神经在到达效应器官之前，分别在相应的神经节更换神经元，因此有节前纤维和节后纤维之分。运动神经自中枢发出后，中途不更换神经元，直接到达所支配的骨骼肌，故无节前和节后纤维之分（图2-1）。以上是传出神经的解剖学分类。此外，传出神经还可按递质分类。传出神经末梢释放的递质主要为乙酰胆碱（acetylcholine，ACh）和去甲肾上腺素（noradrenaline，NA），根据神经末梢释放的递质不同，传出神经又可分为胆碱能神经和去甲肾上腺素能神经。

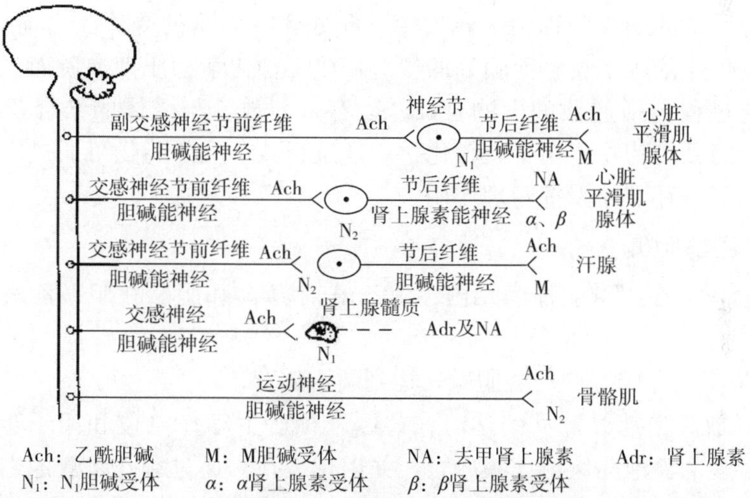

图2-1 传出神经系统分类及受体模式图

（一）胆碱能神经

胆碱能神经指能自身合成、贮存乙酰胆碱，兴奋时其末梢释放乙酰胆碱的神经。包括：①运动神经；②交感和副交感神经的节前纤维；③副交感神经节后纤维；④极少数交感神经节后纤维，如支配汗腺分泌的交感神经、支配骨骼肌血管舒张的交感神经。

（二）肾上腺素能神经

肾上腺素能神经指能自身合成、储存去甲肾上腺素，兴奋时其末梢释放去甲肾上腺素的神经。绝大多数交感神经节后纤维属于这种神经。

除上述两类神经外，还有多巴胺能神经、5－羟色胺能神经、嘌呤能神经和肽能神经。它们主要在局部发挥调节作用。

二、 传出神经系统的递质

传出神经元之间的交接处，或神经元和效应器细胞之间的交接处，统称为突触。突触是传出神经系统完成信息传递的重要结构。神经冲动不是以生物电通过间隙直接传达到次一级细胞，而是当神经冲动到达神经末梢时，从神经末梢释放出一种传递信息的化学物质，称为递质。通过递质作用于次一级神经元或效应器，从而完成神经冲动的传递过程。传出神经突触传递的化学递质有两种，乙酰胆碱（acetylcholine，Ach）和去甲肾上腺素（noradrenaline，NA）。在电镜下观察突触的超微结构，可见衔接处有一间隙，称为突触间隙。传出神经末梢靠近间隙的细胞膜称为突触前膜，此处含有许多线粒体和大量囊泡。线粒体除提供能量外，还含有合成或代谢递质的酶；囊泡内贮存着高浓度的递质。效应器或次一级神经元靠近间隙的细胞膜称为突触后膜，此处含有大量的受体。目前普遍认为，神经冲动的传递依赖于突触前膜处的囊泡释放一种化学物质即递质而完成。突触的化学传递过程包括递质的生物合成、贮存、释放、与受体的结合及消除等环节。传出神经系统药物作用于突触化学传递过程，不同的药物可通过影响突触化学传递中的某一环节而发挥药理作用。

（一）乙酰胆碱

（1）合成　在胆碱能神经元内，由乙酰辅酶A和胆碱在胆碱乙酰化酶催化下合成。

（2）储存　合成好的乙酰胆碱转运到囊泡储存。

（3）释放　当神经冲动到达时，神经末梢产生动作电位和离子转移，Ca^{2+}内流，使较多的囊泡与突触前膜融合，并出现裂孔，通过裂孔将囊泡内的乙酰胆碱递质排出至突触间隙，与突触后膜上的相应受体结合产生效应。

（4）消除　乙酰胆碱释放后，在数毫秒内即被突触部位的胆碱酯酶水解成胆碱和乙酸，部分胆碱可被神经末梢再摄取利用（图2－2）。

（二）去甲肾上腺素

（1）合成　在去甲肾上腺素能神经的神经元内进行，酪氨酸是合成去甲肾上腺素的基本原料，从血液进入神经元后，在酪氨酸羟化酶催化下生成多巴，再经多巴脱羧酶脱羧后生成多巴胺。

（2）储存　多巴胺进入囊泡，经多巴胺β－羟化酶的催化生成去甲肾上腺素。

（3）释放　当神经冲动到达去甲肾上腺素能神经末梢时，突触前膜通透性

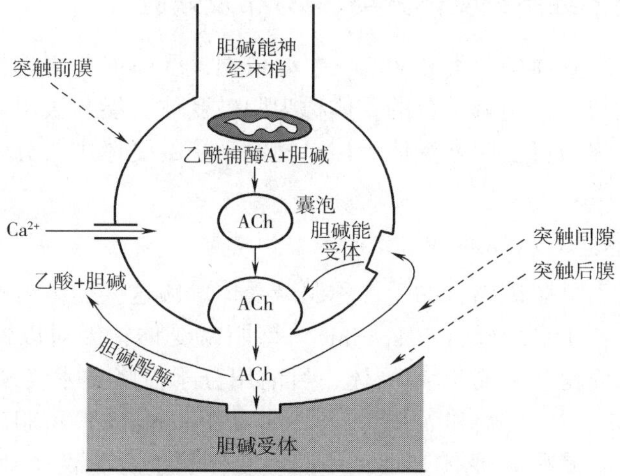

图2-2 乙酰胆碱的体内代谢过程

改变，Ca^{2+}内流，使去甲肾上腺素以胞裂外排释放到突触间隙，释放出去的去甲肾上腺素通过与突触后膜上的受体结合产生效应（图2-3）。

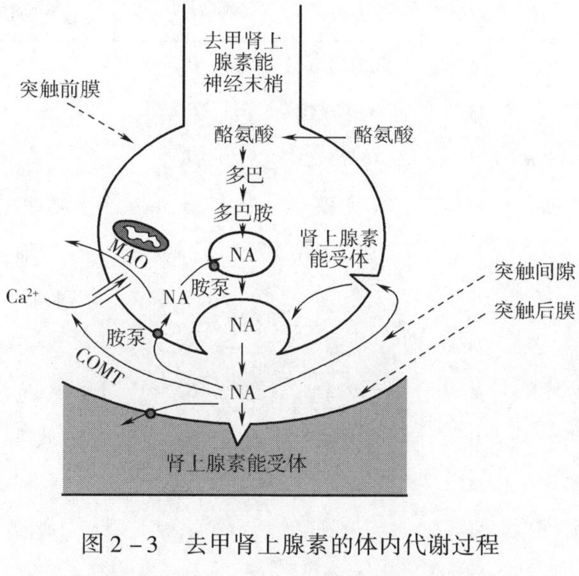

图2-3 去甲肾上腺素的体内代谢过程

（4）消除 小部分去甲肾上腺素从突触间隙扩散到血液中，主要被肝、肾等组织的COMT和MAO所破坏。75%～95%迅速被突触前膜主动摄入神经末梢内，而后被再摄入囊泡中储存起来，供下次释放所用；另外，非神经组织如心肌、平滑肌等也能摄取去甲肾上腺素，这部分去甲肾上腺素被细胞内的儿茶酚胺氧位甲基转移酶COMT和MAO代谢。

三、传出神经系统受体分类、分布及效应

传出神经系统受体的分类和命名，主要依据该受体能与之选择性结合的递质或药物而定，能与乙酰胆碱结合的受体称为胆碱受体，能与去甲肾上腺素或肾上腺素结合的受体称为肾上腺素受体。传出神经系统的受体主要分为胆碱受体和肾上腺素受体两大类。

（一）胆碱受体（cholinoceptor）

能选择性与乙酰胆碱结合的受体称胆碱受体。因这些受体对药物的敏感性不同，又分为两类：①毒蕈碱（muscarinic）型胆碱受体，因对以毒蕈碱为代表的拟胆碱药较敏感而得名，简称 M 受体。目前用分子克隆技术发现 M 受体有五个亚型，即 M_1、M_2、M_3、M_4和 M_5受体。②烟碱（nicotinic）型胆碱受体，因对烟碱较敏感而得名，简称 N 受体。烟碱型胆碱受体目前分为两个亚型：N_1与 N_2受体。N_1受体分布在神经节细胞膜上；N_2受体分布在骨骼肌细胞膜上。胆碱受体的分布及被乙酰胆碱激动后的生理效应见表 2－1。

表 2－1　　　　肾上腺素受体的分布及激动后的生理效应

效应器		胆碱能神经兴奋		去甲肾上腺素能神经兴奋		
		受体	效应	受体	α 型效应	β 型效应
心脏	心肌	M	收缩力减弱	β_1	—	收缩力增强
	窦房结	M	心率减慢	β_1	—	心率加快
	传导系统	M	传导减慢	β_1	—	传导加快
血管	皮肤黏膜、内脏	M	舒张	α	收缩*	—
	骨骼肌	M	舒张（交感）	α、β_2	收缩	舒张*
	冠状血管	—	—	α_1、β_2	收缩*	舒张*
	支气管	M	收缩*	β_2	—	松弛
	胃肠壁	M	收缩*	β_2	—	松弛
	胃肠括约肌	M	松弛	α_1	收缩	—
	膀胱逼尿肌	M	收缩*	β_2	—	松弛
	膀胱括约肌	M	松弛	α_1	收缩	—
	胆囊	M	收缩*	β_2	—	松弛
	瞳孔括约肌	M	收缩*（缩瞳）	—	—	—
	瞳孔开大肌	M	—	α_1	收缩（扩瞳）	—
	睫状肌	M	收缩（近视）*	β_2	—	松弛（远视）
	汗腺	M	全身分泌（交感）	α_1	手脚心分泌	—

续表

效应器		胆碱能神经兴奋		去甲肾上腺素能神经兴奋		
		受体	效应	受体	α 型效应	β 型效应
血管	唾液腺	M	分泌*	α_1	分泌	—
	胃肠、呼吸道	M	分泌	—	—	—
	肝	—	—	α_1、β_2	—	糖原分解
	肌肉	—	—	β_2	—	糖原分解
	脂肪组织	—	—	α_2、β_1	—	脂肪分解
	—	N_1	兴奋	—	—	—
	—	N_1	分泌	—	—	—
	—	N_2	收缩	—	—	—

注：*号表示占优势。

（二）肾上腺素受体

能选择性与去甲肾上腺素或肾上腺素结合的受体统称为肾上腺素受体。由于它们对药物的敏感性不同，又可分为两类：①α 肾上腺素受体，简称 α 受体，根据受体对特异性激动药或阻断药亲和力的不同，又可分为两种亚型：α_1 和 α_2 受体；②β 肾上腺素受体，简称 β 受体。可进一步分为 β_1、β_2 和 β_3 三种亚型。肾上腺素受体的分布及被去甲肾上腺素或肾上腺素激动后的生理效应见表 2-1。

四、 传出神经系统药物的作用方式

突触的化学过程容易受到药物影响，传出神经系统药物主要是通过直接作用于受体或影响递质来间接发挥作用。

（一）直接作用于受体

大部分传出神经系统药都是通过直接与受体结合而产生效应。具有内在活性的药物与受体结合后能激动受体，从而产生与递质相似的作用，如毛果芸香碱可激动 M 受体使瞳孔缩小；无内在活性或者内在活性很弱的药物与受体结合后能阻断受体，从而产生与递质相拮抗的作用，如阿托品可阻断 M 受体使瞳孔扩大。

（二）影响递质的化学传递

（1）影响递质的生物合成　宓胆碱抑制乙酰胆碱的合成，宓胆碱能抑制乙酰胆碱的生物合成，α-甲基酪氨酸则可抑制肾上腺素的生物合成。这两类药物目前仅作为实验研究的工具药物，并无临床应用价值。

（2）影响递质转化　胆碱能神经的递质乙酰胆碱主要被胆碱酯酶水解而失活，抗胆碱酯酶药能抑制胆碱酯酶活性，减少乙酰胆碱的水解失活，从而发挥拟胆碱作用。

（3）影响递质的释放　药物可促进神经末梢释放递质而发挥作用。例如，麻黄碱可促进去甲肾上腺素的释放而发挥拟肾上腺素作用；有些药物通过影响递质在神经末梢的再摄取和贮存而发挥作用。例如，利舍平主要抑制囊泡对去甲肾上腺素的主动再摄取，使囊泡内去甲肾上腺素逐渐减少至耗竭，从而影响突触的化学传递，表现为拮抗去甲肾上腺素能神经的作用。

（4）影响递质的再摄取和储存　利舍平主要是抑制去甲肾上腺素能神经末梢中的囊泡对去甲肾上腺素的再摄取，使囊泡内储存的去甲肾上腺素逐渐减少以致耗竭。

五、传出神经系统药物分类

传出神经系统药物可根据其作用性质（激动受体或阻断受体）和对不同类型受体的选择性有差别进行分类，见表2－2。

表2－2　　传出神经系统药物分类

拟似药	拮抗药
胆碱受体激动药	**胆碱受体阻断药**
M、N受体激动药（乙酰胆碱）	M受体阻断药（阿托品）
M受体激动药（毛果芸香碱）	N_1受体阻断药（美卡拉明）
N受体激动药（烟碱）	N_2受体阻断药（筒箭毒碱）
抗胆碱酯酶药	**胆碱酯酶复活药（氯解磷定）**
易逆性抗胆碱酯酶药（新斯的明）	**肾上腺素受体阻断药**
难逆性抗胆碱酯酶药（有机磷酸酯类化合物）	非选择性α受体阻断药（酚妥拉明）
肾上腺素受体激动药	α_1受体阻断药（哌唑嗪）
α、β受体激动药（肾上腺素）	α_2受体阻断药（育亨宾）
α受体激动药（去甲肾上腺素）	非选择性β受体阻断药（普萘洛尔）
β受体激动药（异丙肾上腺素）	选择性β_1受体阻断药（美托洛尔）
β_1受体激动药（多巴酚丁胺）	α、β受体阻断药（拉贝洛尔）
β_2受体激动药（沙丁胺醇）	

知识拓展

一、毒蕈碱

蕈是指生长在树林里或草地上的某些高等菌类植物，呈伞状，种类很多，有的可食用，有的有毒。毒蕈碱为经典M受体激动药，最初从捕蝇蕈中提取，但量很低。在丝盖伞菌属和杯伞菌属中含有较高的毒蕈碱成分，食用这些菌属后，在30～60min内可出现毒蕈碱样中毒症状，表现为恶心、呕吐、腹部绞痛、腹泻、流涎、流泪、头痛、视觉障碍、支气管痉挛、心动过缓、血压下降、休克等。可使用M受体阻断药阿托品1～2mg，每隔30min肌内注射一次进行治疗。

二、多巴胺受体

能够选择性地与多巴胺（dopamine，DA）结合的受体称为多巴胺受体，可分D_1和D_2两种亚型。D_1受体主要分布于肠系膜、肾、心、脑等血管处，激动时主要引起血管扩张；D_2受体主要分布于延髓催吐化学感受区、中脑边缘系统、黑质－纹状体、下丘脑、垂体等处，激动时主要导致呕吐、内分泌紊乱等。

任务二 拟胆碱药

案例分析

我国约有视力残疾人900多万，其中包括低视力患者及盲人。在各种致盲因素中首要的致盲因素是白内障，其次就是青光眼。低视力和盲的康复方法有哪些？对于青光眼应如何进行药物治疗？

拟胆碱药是一类与生理递质乙酰胆碱作用相似的药物。按其作用机制不同分为两大类：胆碱受体激动药和抗胆碱酯酶药。

一、 胆碱受体激动药

胆碱受体激动药是一类直接激动胆碱受体的药物，按照对受体的选择性分为以下三类。

（一） M、 N 受体激动药

乙酰胆碱（acetylcholine，ACh）

【体内过程】 为胆碱能神经递质，性质不稳定，极性大，脂溶性小，不易通过血－脑屏障，在体内可被胆碱酯酶破坏，毒性较小。因其作用时间短暂，且作用广泛，选择性差，故无临床实用价值，可作为实验研究的工具药。

【作用与应用】

（1）心血管系统作用

①血管扩张：静注小剂量给药，激动血管内皮细胞 M_3胆碱受体，导致内皮依赖性舒张因子一氧化氮释放，而引起肺和冠状血管扩张，但反射性会使心率加快。

②减慢传导：Ach 可延长房室结和浦肯野纤维的不应期，使其传导减慢。当使用强心苷使迷走神经张力增高或全身给药法使用大剂量胆碱受体激动药时所出现的完全性心脏传导阻滞常与房室结传导明显抑制有关。

③减弱心肌收缩力：一般认为胆碱能神经主要分布于窦房结、房室结、浦肯野纤维和心房，而心室较少有胆碱能神经支配。故认为 Ach 对心房收缩的抑制作用大于心室。由于迷走神经末梢与交感神经末梢紧密相邻，迷走神经末梢所释放的 Ach 可激动交感神经末梢突触前 M 胆碱受体，抑制交感神经末梢去甲肾上腺素释放，使心室收缩力减弱。

④缩短心房不应期：Ach 不影响心房肌的传导速度，但可使心房不应期及动作电位时程缩短（即为迷走神经作用）。

（2）胃肠道　Ach 可明显兴奋胃肠道，使其收缩幅度、张力增加，胃、肠平滑肌蠕动增加，并可促进胃、肠分泌，引起恶心、嗳气、呕吐、腹痛及排便等症状。

（3）泌尿道　Ach 可使泌尿道平滑肌蠕动增加，膀胱逼尿肌收缩，使膀胱最大自主排空压力增加，降低膀胱容积，同时膀胱三角区和外括约肌舒张，导致膀胱排空。

（4）其他　Ach 可使泪腺、气管和支气管腺体、唾液腺、消化道腺体和汗腺分泌增加，使支气管收缩，颈动脉体和主动脉体化学受体兴奋。由于 Ach 不易进入中枢，故尽管中枢神经系统有胆碱受体存在，但外周给药很少产生中枢作用。Ach 及其直接作用于胆碱受体药物的主要效应见表 2－3。

表 2－3　直接作用于胆碱受体药物的主要效应

器官	效应
眼	
虹膜括约肌	收缩（瞳孔缩小）
睫状肌	收缩，适于看近物
心脏	
窦房结	减慢心率（负性频率）
心房	降低收缩力（负性肌力），缩短不应期
房室结	减慢传导速度（负性传导），延长不应期
心室	略降低收缩力

续表

器官	效应
血管	
动脉	舒张（通过 EDRF），收缩（大剂量直接作用）
静脉	舒张（通过 EDRF），收缩（大剂量直接作用）
肺	
支气管平滑肌	收缩（支气管收缩）
支气管腺体	促分泌
胃肠道	
运动	增加
括约肌	舒张
分泌	促分泌
尿道和膀胱	
逼尿肌	收缩
三角括约肌	舒张
腺体	
汗腺、唾液腺、泪腺、鼻咽腺体	分泌

（二）M 受体激动药

毛果芸香碱（pilocarpine）

毛果芸香碱，又名匹鲁卡品，为叔胺化合物，是毛果芸香属植物叶子中提取的生物碱。为白色或无色结晶，已能人工合成，水溶液稳定。

【体内过程】本药为叔胺类化合物，滴眼后易透过角膜进入眼房，其作用迅速、温和而短暂，用 10～20g/L 溶液滴眼后，10～15min 起效，30～40min 作用达高峰，降眼压作用可维持 4～8h。

【作用与应用】本药选择性激动 M 受体，对眼和腺体的作用较强，对心血管系统影响较小，但其吸收入血后，对全身的作用也相当广泛，故一般情况下仅在眼科使用。

(1) 对眼睛的影响

①缩瞳：激动瞳孔括约肌上的 M 受体，使瞳孔括约肌向瞳孔中心方向收缩，故瞳孔缩小。

②降低眼内压：毛果芸香碱使瞳孔缩小，虹膜向瞳孔中心方向拉紧，其根部变薄，则前房角间隙变大，房水易于通过巩膜静脉窦进入血液循环，故使眼内压

降低。

③调节痉挛：眼睛的调节主要取决于晶状体的曲度变化，以适应近视或远视的要求。毛果芸香碱能激动睫状肌上的 M 受体，使睫状肌向瞳孔的中心方向收缩，与之相连的悬韧带松弛，晶状体因其本身的弹性而自然变凸，屈光度增加。这样远处的物体不能成像于视网膜上，故看远物模糊，仅看近物清楚，这种作用称为调节痉挛（图 2－4）。

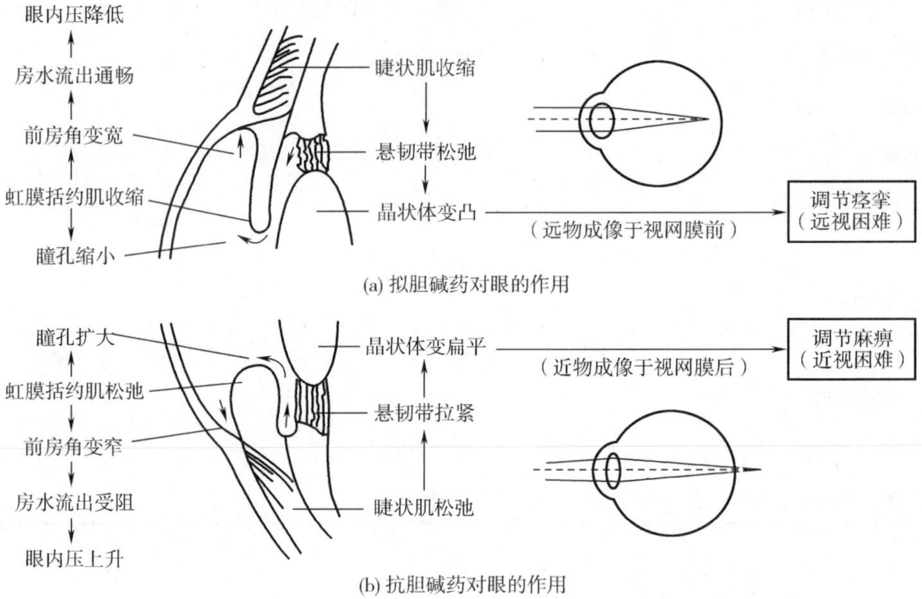

图 2－4　拟胆碱药和抗胆碱药对眼的作用

（2）对腺体的作用　毛果芸香碱吸收后能激动腺体的 M 受体，使腺体分泌增加，汗腺和唾液腺分泌增加最明显。此作用临床意义不大。

此外，毛果芸香碱是 M 受体阻断药阿托品的拮抗剂，当阿托品中毒时可用本品解救。

（3）临床用途

①青光眼：毛果芸香碱对闭角型青光眼使前房角间隙扩大，眼内压迅速降低，疗效较佳。对开角型青光眼可能通过扩张巩膜静脉窦周围的小血管以及收缩睫状肌后，小梁网结构发生改变，使房水易于经小梁网渗入巩膜静脉窦中，眼内压下降，故也有一定疗效。

②虹膜炎：与扩瞳药阿托品交替使用，防止虹膜与晶状体粘连。

③解救阿托品类药物中毒：本药与阿托品是一对拮抗剂。当阿托品类药物中毒时，可用本药解救，反之亦然。给药方式为皮下或肌内注射，每次 1～5mg，

给药次数依病情而定。

【不良反应与用药注意】 本药滴眼浓度过高可引起眼痛，过量吸收可引起全身胆碱受体激动的症状，故浓度勿过高。滴眼时应用手指压迫内眦，避免药液流入鼻腔而导致中毒。

胆碱类药物与天然胆碱药的药理活性比较见表 2－4。

表 2－4　胆碱类药物和天然胆碱药的药理活性比较

药物	对胆碱酯酶敏感性	毒蕈碱样作用				阿托品拮抗作用	烟碱样作用
		心血管	胃肠道	泌尿平滑肌	眼（局部）		
乙酰胆碱	+++	++	++	++	+	+++	++
醋甲胆碱	+	+++	++	++	+	+++	+
卡巴胆碱	－	+	+++	+++	++	+	+++
氯贝胆碱	－	+－	+++	+++	++	+++	－
毒蕈碱	－	++	+++	+++	++	+++	－
毛果芸香碱	－	+	+++	+++	++	+++	－

注：－表示无；+、++、+++依次代表弱、中、强；+－表示叠加，有时无，有时弱。

（三）N 受体激动药

烟碱（nicotine，尼古丁）由烟草中提取，可兴奋自主神经和神经肌肉接头处的 N 胆碱受体，对 N_1 和 N_2 受体及中枢神经系统均有作用。小剂量激动受体，大剂量则阻断受体。因此，其对神经节的 N 受体作用开始使用时可短暂兴奋神经节 N 受体，随后可持续抑制神经 N 受体。烟碱作用广泛、复杂，故无临床实用价值，仅具有毒理学意义。与烟碱有相似作用的山梗菜碱也是 N_1 受体激动药，但作用强度不如烟碱，临床主要用于兴奋呼吸。

二、 抗胆碱酯酶药

抗胆碱酯酶药可抑制胆碱酯酶（AchE）的活性，使乙酰胆碱不被破坏，在突触间隙积聚，激动 M、N 受体，产生拟胆碱作用。按它们与胆碱酯酶结合后水解速度的快慢而分为两类：一类是易逆性抗胆碱酯酶药，如新斯的明；另一类是难逆性抗胆碱酯酶药，如有机磷酸酯类。

（一）易逆性抗胆碱酯酶药

1. 新斯的明（neostigmine）

【体内过程】 本品为季铵类化合物，脂溶性低，口服吸收少而不规则，口服后 30min 起效，注射后 10min 左右起效，一般口服剂量为注射量的 10 倍以上。不易透过血－脑脊液屏障，故无明显中枢作用。

【作用与应用】新斯的明对骨骼肌兴奋作用最强；对胃肠道、膀胱平滑肌作用次之；对心脏、血管、腺体、眼睛、支气管等作用较弱。

（1）兴奋骨骼肌　新斯的明可以通过抑制神经－肌肉接头处的胆碱酯酶，使接头部位乙酰胆碱大量聚集，还可以激动运动终板上 N_2 受体，对骨骼肌收缩作用最强。临床用于治疗重症肌无力。

（2）兴奋平滑肌　新斯的明通过抑制胃肠部位及膀胱部位的胆碱酯酶，使乙酰胆碱在突触间隙的量增多，激动上述部位的 M 受体，从而使处于抑制状态的胃肠道、膀胱平滑肌收缩，故可治疗手术后腹气胀、尿潴留。

课堂互动

为什么新斯的明兴奋骨骼肌的作用特别强？

（3）减慢房室传导，降低心室率，用于治疗阵发性室上性心动过速。

（4）对抗非去极化型肌松药，如筒箭毒碱过量中毒。

【不良反应与用药注意】治疗量不良反应较少，过量可引起恶心、呕吐、腹痛、心动过缓、肌颤等。中毒时可致“胆碱能危象”，肌无力症状加重，严重者可引起呼吸肌麻痹。用药过程中要注意鉴别疾病与用药过量引起的肌无力症状。新斯的明脂溶性低，口服吸收少且不规则，剂量应个体化，一般口服给药，一次 15mg；重症肌无力严重时，通常皮下或肌内注射，一次 0.25～1mg。静脉注射有一定危险性。机械性肠梗阻、尿路梗阻和支气管哮喘患者禁用，心动过缓者慎用。

2. 毒扁豆碱（physostigmine）

【作用与应用】毒扁豆碱易被胃肠道、皮下及黏膜吸收，作用强而持久。在体内主要由血浆酯酶水解失活。该药滴眼时如不压迫内眦，则可经鼻腔黏膜吸收而引起全身反应。毒扁豆碱注射给药时，其大多数在体内经血浆酯酶水解灭活，尿中排泄极少。毒扁豆碱能透过血－脑屏障。

【不良反应与用药注意】

（1）毒扁豆碱脂溶性高，易吸收、分布广，但选择性差，毒性大，一般不用于全身给药。滴眼时压迫内眦，以免药物进入鼻腔吸收中毒。

（2）毒扁豆碱对睫状肌收缩作用强，可引起眼痛、头痛、视物模糊等症状。

（3）毒扁豆碱水溶液不稳定，见光易变色失效，且刺激性大，应避光保存。溶液呈深红色时则不宜使用。

3. 其他

其他易逆性抗胆碱酯酶药的作用与应用特点见表 2－5。

表 2－5 其他易逆性抗胆碱酯酶药的作用与应用特点

药名	作用与应用特点
安贝氯铵（ambenonium chloride）	作用较新斯的明强、持久，临床主要用于治疗重症肌无力，不良反应及禁忌证同新斯的明
溴吡斯的明（pyridostigrnine bromide）	作用比新斯的明弱、持久，治疗重症肌无力时副作用较轻，也用于治疗手术后腹气胀和尿潴留
石杉碱甲（huperzine A）	作用强度与新斯的明相似，但维持时间较长，治疗重症肌无力，疗效优于新斯的明，用于阿尔茨海默病有一定疗效
地美溴铵（demecarium bromide）	长效可逆性抗胆碱酯酶药，主治青光眼，适于治疗无晶状体畸形的开角型青光眼及用其他药物治疗无效的青光眼患者
多奈哌齐（donepezil）	第二代胆碱酯酶抑制剂，主要抑制脑组织的胆碱酯酶，也抑制胸部横纹肌处的胆碱酯酶，对心脏、小肠部位的胆碱酯酶无抑制，对中枢神经毒性较小，适用于轻、中度阿尔茨海默型痴呆症

（二） 难逆性抗胆碱酯酶药——有机磷酸酯类

有机磷酸酯类主要为农业及环境杀虫剂，如敌百虫、乐果、敌敌畏、马拉硫磷、对硫磷、内吸磷等。有些剧毒类如沙林、梭曼属神经毒气。有机磷酸酯类脂溶性高，易挥发，可经呼吸道、消化道黏膜及完整的皮肤吸收。吸收后可分布全身，以肝脏含量最高。在体内迅速生物转化，主要通过氧化或水解，最后主要由肾脏排出。因此掌握有机磷酸酯类的中毒机制、中毒症状及防治措施，对生产、使用及国防均有重大意义。

【中毒机制】有机磷酸酯类进入人体后，其亲电子性的磷与胆碱酯酶的酯解部位中丝氨酸的羟基进行共价键结合，形成的磷酰化胆碱酯酶不易水解，酶活性丧失。使用胆碱酯酶复活药能将磷酰部分从复合物中置换下来，使酶活性恢复。当中毒时间过久，磷酰化胆碱酯酶的磷酰基团上的烷氧基可能断裂，酶的蛋白质部分也发生立体结构的改变，导致酶不能复活，称为酶的“老化”。此时必须等待新生的胆碱酯酶出现。所以有机磷中毒时应及时使用胆碱酯酶复活剂，使胆碱酯酶在老化前被活化。

【中毒症状】轻度中毒以 M 样症状为主，表现为瞳孔缩小、视力模糊、流涎以至口吐白沫、大汗淋漓、呼吸困难、恶心呕吐、腹痛、腹泻、大小便失禁、心动过缓、血压下降等；中度中毒可同时有 M 样症状和 N 样症状，后者主要表现为肌肉震颤、抽搐、肌麻痹、心动过速、血压升高等；严重中毒者除有M，N样症状外，还出现中枢神经系统症状，表现为先兴奋：如不安、谵妄、精神错乱以及全身肌肉抽搐；进而因过度兴奋转入抑制，出现昏迷，终因血管运动中枢抑制，导致血压下降、呼吸中枢麻痹而致呼吸停滞。一旦发生中毒，应立即抢救。除迅速清除毒物、维持呼吸循环功能、保持呼吸道通畅等一般处理外，应及早使用特异性解毒药。

【中毒诊断及防治】

（1）诊断　严重急性中毒的诊断主要依据毒物接触史和临床体征，对怀疑有轻度的急性中毒或慢性中毒的人，应测定其红细胞和血浆中的AchE的活性，一般能明确诊断。尽管AchE的活性在正常人群中差异极大，但中毒者在症状未出现前其AchE的活性已明显降低至正常人群的水平以下。

（2）预防　按照预防为主的方针，严格执行农药生产、管理制度，并加强生产人员及使用农药人员的劳动保护措施及安全知识教育，这类中毒是可以预防的。

（3）急性中毒的治疗

①消除毒物：发现中毒时，应立即把患者移出现场，去除污染的衣物。对由皮肤吸收者，应用温水和肥皂清洗皮肤。经口中毒者，应首先抽出胃液和毒物，并用微温的2%碳酸氢钠溶液或1%盐水反复洗胃，直至洗出液中不含农药味，然后给以硫酸镁导泻。敌百虫口服中毒时不可用碱性溶液洗胃，因其在碱性溶液中可转化为毒性更强的敌敌畏。眼部染毒者，可用2%碳酸氢钠溶液或0.9%盐水冲洗数分钟。

②应用解毒药物

阿托品：阿托品为M受体阻断剂，能迅速解除有机磷酸酯类中毒时的M样症状。对中枢的作用较弱，能解除一部分中枢神经系统中毒症状，使昏迷患者苏醒。大剂量阿托品还具有阻断神经节作用，从而对抗有机磷酸酯类的兴奋神经节作用。但对N受体激动引起的骨骼肌震颤、呼吸肌麻痹等无效，也无复活胆碱酯酶作用，因此需与对因治疗药——胆碱酯酶复活剂合用。阿托品应尽量早期给药，并根据中毒情况采用较大剂量以促进药物进入血－脑屏障。开始时可用阿托品2～4mg静脉注射（也可肌内注射），如无效，可每隔5～10min肌内注射2mg本品，直至M胆碱受体兴奋症状消失或出现阿托品轻度中毒症状（阿托品化）。阿托品第一天用量常超过200mg，即达到阿托品化，并维持48h。对中度或重度中毒病人，必须采用阿托品与AchE复活药合并应用的治疗措施。

胆碱酯酶复活药：胆碱酯酶复活药是一类具有肟基结构（═NOH）的化合物。对中毒过久的老化磷酰化胆碱酯酶，由于酶的结构发生变化，肟类基本无作用，故在治疗有机磷酸酯类中毒时，需及早应用胆碱酯酶复活剂。

肟类化合物：还能与体内游离的有机磷酸酯类直接结合，形成无毒的磷酰化物，从而阻止游离的有机磷酸酯类对胆碱酯酶继续结合，故对其解毒作用有一定意义。但大剂量的肟类化合物本身也可引起神经肌肉接头阻断和乙酰胆碱抑制。因此本类药物主要用于中度和重度病例。常用药物有碘解磷定、氯解磷定。

碘解磷定

【体内过程】 碘解磷定因含碘，刺激性大，故必须静脉注射，$t_{1/2}$为1h左右。口服15min后在血液中检出药物，1～2h达峰值。溶解度小，溶液不稳定，在碱性溶液中易被破坏，遇光易变质，久放可释放出碘，故必须临用时配制。本品主要在肝代谢，代谢物与原药均从肝脏排出。

【作用与应用】 本品用于有机磷中毒的解救。用药后，可迅速缓解N样症状，而M样中毒症状则较难消除。药物还促使中毒的昏迷患者恢复意识。其解毒作用与有机磷品种有关，对内吸磷、马拉硫磷、对硫磷中毒的疗效较好，对敌百虫、敌敌畏疗效较差，对乐果的疗效最差。给药的时间越早越好，一般认为，中毒48h后，碘解磷定效果较差或无效。

【不良反应与用药注意】 治疗量的不良反应较少，但静脉注射过快可引起视物模糊、眩晕、恶心、呕吐和心动过速等。严重时可引起抽搐，甚至抑制呼吸。由于含碘，偶有咽痛及腮腺肿大发生。

知识拓展

有机磷农药急性中毒的治疗进展

长托宁是近年来发展起来的抗胆碱药，它对外周和中枢的M、N胆碱受体均有阻断作用。在几千例抢救有机磷农药急性中毒的对比观察中，长托宁起效时间与阿托品相同，但因其作用强大而持久，且具中枢作用，故用药剂量和次数比阿托品少，毒副作用小，治愈率高，反跳率低，配合胆碱酯酶复活药氯解磷定及其他综合抢救措施，可明显提高有机磷农药急性中毒的抢救水平。

任务三 抗胆碱药

案例分析

小儿脑瘫患者中，有25%～30%的患儿会出现流涎症，严重影响了患儿的身心健康。这种流涎症除了采取康复训练外，还可以辅助性使用阿托品治疗，请问使用阿托品的原理是什么？

一、 胆碱受体阻断药

（一）阿托品和阿托品类生物碱

1. 阿托品（atropine）

【体内过程】 阿托品属叔胺类化合物，口服吸收迅速，广泛分布于全身，能透过血 - 脑屏障和胎盘屏障。1h 作用达高峰，$t_{1/2}$ 约 4h，作用可维持 3 ~ 4h。80% 以上以原形从尿排出，仅少量随乳汁和粪便排出。

【作用与应用】 阿托品能竞争性拮抗乙酰胆碱对 M 受体的激动作用。本身不激动 M 受体，却能阻断乙酰胆碱与 M 受体结合，从而拮抗乙酰胆碱的作用。对 M_1，M_2，M_3受体均可阻断。各脏器对阿托品的敏感性不同，而且随剂量不同其效应也有差别。

（1）抑制各种外分泌腺体的分泌　0.5mg 阿托品就可使汗腺、唾液腺的分泌作用显著抑制，引起口干及皮肤干燥。剂量增大作用更明显，可引起泪腺及支气管腺体分泌减少，体温升高。阿托品对胃酸分泌影响较小，因胃酸分泌受多种因素调节，对肠液和胰液基本无影响。临床用于治疗严重的盗汗症和流涎症，也用于全身麻醉前给药，以减少呼吸道腺体分泌，防止分泌物阻塞呼吸道及吸入性肺炎的发生。

（2）内脏平滑肌　阿托品阻断多种内脏平滑肌的 M 受体，使之松弛。当平滑肌处于过度活动或痉挛状态时，松弛作用更明显。其解痉作用随器官的不同而有差异：缓解胃肠道平滑肌痉挛疗效较好，对膀胱逼尿肌也有解痉作用；对胆管、输尿管、支气管的解痉作用较弱，对子宫平滑肌无明显影响。对胃肠道括约肌的作用主要取决于括约肌的功能状态，如胃幽门括约肌痉挛时，阿托品具有松弛作用，但作用不恒定。临床用于缓解内脏绞痛对胃肠绞痛及膀胱刺激症状如尿频、尿急效果好。对胆绞痛、肾绞痛的疗效差，常与镇痛药哌替啶合用，以增加疗效。也用于遗尿症的治疗。

（3）眼睛　阿托品阻断瞳孔括约肌上的 M 受体，使括约肌松弛，晶状体成扁平状，近物不能清晰地成像于视网膜上，引起看近物模糊。这种作用称为调节麻痹。瞳孔扩大肌并不受此影响。由于扩瞳作用，虹膜退向边缘，靠近巩膜，使前房角间隙变窄，房水回流受阻，房水积聚，造成眼内压升高。眼科应用治疗虹膜睫状体炎，使发炎的组织得到休息，有利于炎症消退，其扩瞳作用又可防止虹膜与晶状体粘连，防止瞳孔闭锁；也用于儿童验光配镜，因阿托品使睫状肌充分调节麻痹，晶状体固定，便于准确测定晶状体的屈光度。

（4）对心脏的影响　较大剂量的阿托品（1 ~ 2mg）通过阻断心脏的 M 受体，解除迷走神经对心脏的抑制，从而提高窦房结自律性，加快心率，改善传导阻滞。在迷走神经张力高的青壮年，心率加速作用显著。临床用于缓慢型心律失常治疗迷走神经过度兴奋所致的窦性心动过缓，窦房传导阻滞，Ⅰ、Ⅱ度房室传导阻滞等缓慢型心律失常。

（5）扩张血管，改善微循环　一般治疗量阿托品对血管和血压基本无影响，大剂量阿托品可使皮肤及内脏血管扩张，增加组织血液灌注量，特别是脸部血管扩张而致面色潮红。阿托品的扩血管作用机制未明，但与 M 受体阻断作用无关。可能是机体对阿托品所引起的体温升高的代偿性散热反应，也可能是阻断小血管平滑肌的受体的结果或与其钙拮抗作用有关。临床用于治疗中毒性菌痢、中毒性肺炎、暴发型流行性脑脊髓膜炎等引起的中毒性休克。对于休克伴心率过快或高热者不用阿托品。由于阿托品抗休克时所用剂量较大，中枢兴奋等副作用较多，目前临床往往用山莨菪碱代替。

（6）中枢神经系统的兴奋作用　一般剂量（0.5mg）对中枢神经系统的作用不明显；较大剂量（1～2mg）可引起延脑的呼吸中枢兴奋；剂量再增大（3～5mg）可使大脑出现兴奋症状，如烦躁不安、定向障碍、幻觉、谵妄等反应；中毒剂量（10mg 以上）可引起昏迷及延髓麻痹导致患者死亡。可作为有机磷酸酯类急性中毒的对症治疗药物。

【不良反应与用药注意】

（1）副作用　治疗剂量的阿托品常引起口干、皮肤干燥、排尿困难、便秘等。停药后可自行消失。

（2）毒性反应　使用较大剂量阿托品（3～5mg）会出现不同程度的中枢兴奋症状，表现为烦躁不安、头疼等。中毒剂量（10mg 以上）可出现言语不清、高热、谵妄、幻觉甚至惊厥等中毒症状。严重中毒中枢兴奋转为抑制，出现昏迷、呼吸抑制甚至死于呼吸麻痹。

（3）老年人、心动过速者慎用，青光眼及眼压升高倾向和前列腺肥大患者禁用。

（4）用药前应向患者解释阿托品的副作用，以免患者惊慌，对发生口干的患者应劝其多用冷开水含漱，以解除口腔黏膜干燥感。

（5）阿托品极量　口服一次 1mg，一日 3mg；皮下或静脉注射一次 2mg。有机磷酸酯类中毒患者对阿托品的耐受性明显增大，用药剂量不受此限制。

（6）用药时应观察心率、体温变化情况，对心率 > 100 次/min、体温高于 38℃的患者不得使用。治疗感染性休克时，必须在补足血容量的基础上使用。

（7）用药过程中，如出现明显心动过速、呼吸加快、瞳孔散大、中枢兴奋、体温升高等，多提示阿托品中毒，应及时做出处理。解救原则主要是对症处理，如中枢兴奋者可用地西泮；有呼吸抑制者可采取人工呼吸及吸氧等措施；高热者用冰袋及酒精擦浴。同时可用新斯的明、毛果芸香碱等对抗外周神经症状。

（8）对胆绞痛与肾绞痛疗效较差，常与镇痛药哌替啶合用，以增强疗效。

2. 东莨菪碱（scopolamine）

【体内过程】 东莨菪碱是洋金花的主要成分，为叔胺化合物，容易被机体吸收，广泛分布于各组织器官。可透过血－脑屏障、胎盘屏障。主要经肝脏代谢转化。

【作用与应用】东莨菪碱的基本作用与阿托品相似，可阻断M胆碱受体，对M受体亚型的选择性不强。东莨菪碱对中枢神经的作用显著，随剂量增加依次可出现镇静、催眠、麻醉；此外，东莨菪碱影响前庭神经，有防晕止吐作用，与苯海拉明合用能增强效果。用于晕船、晕车，是首选药物之一。有缓解流涎、震颤麻痹和肌肉强直的效果，可能与其拮抗中枢神经的乙酰胆碱作用有关。本药曾是治疗震颤麻痹的主要药物，现已逐渐被左旋多巴和其他中枢抗胆碱药物所取代。禁用于青光眼患者。

3. 山莨菪碱（anisodamine，654－2）

【体内过程】本药是我国从茄科植物唐古特莨菪中提出的生物碱，其人工合成品称654－2。本品脂溶性低，口服吸收较差，肌内注射吸收良好，排泄较快，$t_{1/2}$为40min。不易通过血－脑屏障，中枢作用不明显。

【作用与应用】山莨菪碱有明显的外周抗胆碱作用，解除平滑肌痉挛和抑制心血管作用与阿托品相似而稍弱，大剂量能解除小血管痉挛，增加组织灌流量，改善微循环。由于本药的选择性相对较高，不良反应较阿托品少，扩血管改善微循环作用确切，临床常用于解除胃肠绞痛、抗感染中毒性休克以及治疗多种微循环障碍性疾病。尤其在抗感染中毒性休克方面已取代了阿托品的地位。青光眼患者禁用。

【不良反应与用药注意】常见副作用有口干、视物模糊、心动过速等。青光眼和前列腺肥大患者禁用。

（二）阿托品的合成代用品

1. 合成扩瞳药

为克服阿托品对眼作用持久、不良反应多的缺点，通过人工合成了一些短效的M受体阻断药，如后马托品、托吡卡胺、环喷托酯等，起效快而持续时间短，适用于眼底检查和验光配镜（表2－6）。

表2－6　合成扩瞳药的使用浓度及作用特点

药物	浓度/%	扩瞳作用		调节麻痹作用	
		高峰/min	持续时间/d	高峰/h	持续时间/d
阿托品	1.0	30～40	7～10	1～3	2～3
后马托品	1.0～2.0	40～60	1～2	0.5～1	1～2
托吡卡胺	0.5～1.0	20～40	0.25	0.5	<0.25
环喷托酯	0.5	30～50	1	1	0.25～1

2. 合成解痉药

溴丙胺太林（propantheline bromide，普鲁本辛）

本品不易透过血－脑脊液屏障，中枢作用不明显。对胃肠道M受体阻断作用选择性高，抑制胃肠道平滑肌作用较强而持久，并能不同程度地减少胃液分泌；临床主要用于治疗胃、十二指肠溃疡和胃肠痉挛性疼痛。

贝那替秦（benactyzine，胃乐康）

脂溶性高，口服易吸收，易透过血－脑脊液屏障，产生中枢安定作用。解除胃肠道平滑肌痉挛作用较明显，也有抑制胃液分泌作用；临床用于消化性溃疡、胃酸过多、胃炎和胃肠道痉挛等。临床适于治疗兼有焦虑症的消化性溃疡患者。

二、N受体阻断药

（一）N_1受体阻断药（神经节阻断药）

本类药物能选择性与神经节内的N_1胆碱受体结合，阻断神经节的冲动传导，包括美卡拉明、咪噻吩等。曾用于治疗高血压急症，但因不良反应多且严重，现已少用。

（二）N_2受体阻断药（骨骼肌松弛药）

N_2受体阻断药能阻断骨骼肌运动终板膜上的N_2受体，引起骨骼肌松弛，主要用于外科麻醉的辅助用药。按其作用机制不同，可分为除极化型肌松药和非除极化型肌松药（表2－7）。

表2－7　除极化型与非除极化型肌松药特点

药物分类	主要特点	代表药
除极化型肌松药	用药后常见短暂的肌束颤动；连续用药可产生快速耐受性；抗胆碱酯酶药如新斯的明能增强和延长本类药的作用，故过量中毒时不能用新斯的明及类似药解救；治疗量无神经节阻断作用	琥珀胆碱
非除极化型肌松药	肌松前无肌束颤动现象；同类药联合使用则阻断作用相加；吸入性全麻药和氨基糖苷类抗生素能加强并延长此类药物的肌松作用；抗胆碱酯酶药可拮抗本药的作用，故过量时可用适量新斯的明解救	筒箭毒碱

（三）除极化型肌松药

琥珀胆碱（succinylcholine）

【体内过程】口服不吸收。静脉注射后很快起效，但维持时间短，需连续给药。琥珀胆碱进入血液循环后迅速被血浆及肝脏中的胆碱酯酶水解破坏，故作用持续时间短暂，仅有2%～5%的琥珀胆碱以原形自肾排出。

【作用与应用】琥珀胆碱作用于神经肌肉接头上的胆碱受体结合，兴奋受体，使突触后膜去极化，产生动作电位，引起早期的肌颤动，1min后出现肌肉松弛，2min达高峰，5min左右肌松作用消失。肌肉松弛顺序依次为眼睑肌、颜面部肌肉、颈部肌、上肢肌、下肢肌、躯干肌、肋间肌和膈肌。肌力恢复的顺序与上述肌松顺序相反。琥珀胆碱治疗量没有神经节阻断作用，也不释放组胺，血压稳定。大剂量琥珀胆碱能兴奋迷走神经，引起心跳减慢、心律失常，甚至突然停搏，血压下降等，可用阿托品对抗。静脉注射作用快而短暂，适用于气管内插管、气管镜、食管镜等短时操作。静滴可用于较长时间的手术。

【不良反应与用药注意】

（1）肌肉酸痛　主要由于肌束颤动引起的损伤所致，短期内可以自愈。

（2）呼吸肌麻痹　过量可致呼吸肌麻痹，抢救时须行人工呼吸，用本药时应备有人工呼吸机。

（3）眼内压升高　本药能升高眼内压，故青光眼和白内障晶体摘除术患者禁用。严重肝功能不全、营养不良和电解质紊乱者慎用。

（4）心血管系统反应　因本药使骨骼肌持久性除极化，导致大量K^+外流，故血K^+升高。该现象对血钾正常者无明显影响，但血钾偏高的患者，如烧伤、广泛软组织损伤、偏瘫等禁用本药，以免发生高钾血症性心搏骤停。

（四）非除极化型肌松药

1. 筒箭毒碱（tubocurarine）

【体内过程】胃肠道吸收较少，静注后2min即显效，不易透过胎盘屏障，药理作用维持2h左右，肌松作用消失的原因是筒箭毒碱在体内的重分布。重复给药有蓄积作用。本品大部分以原形从肾脏排出，仅有一小部分在体内代谢。

【作用与应用】本药静脉注射后3～4min产生肌肉松弛作用，约5min达高峰，持续20～40min，24h后仍有一定作用。因有蓄积性，重复使用本药时应减量。肌松顺序同琥珀胆碱类似，过量也可引起呼吸肌麻痹。主要作为外科麻醉辅助用药。

【不良反应与用药注意】本品常用量对神经节及肾上腺髓质也有一定的阻断作用，引起血压下降和心跳加快等反应。此外，还促进组织释放组胺，引起支气管收缩、血压降低等。故禁用于支气管哮喘和严重休克患者。10岁以下儿童和重症肌无力患者对此药均敏感，故不宜用于儿童及重症肌无力患者。

2. 泮库溴铵（pancuronium bromide， 本可松）

肌松作用是筒箭毒碱的5～10倍，起效快（1.5～2min），持续时间短（10～15min），蓄积性小，无神经节阻断和组胺释放作用。

3. 维库溴铵（vecuronium bromide， 万可松）

肌松作用比筒箭毒碱强，静脉注射后2～3min显效，约5min作用达高峰，维持效应20～30min。亦无神经节阻断作用，较少促进组胺释放。

4. 阿曲库铵（atracurium， 卡肌宁）

阿曲库铵属中等强度肌松药。静脉注射2min显效，维持20～35min。可以5～10μg/（min·kg）的速度静脉滴注以维持肌松效应。因主要被血液中假性胆碱酯酶水解，故肝肾功能不良者可选用本药。

5. 哌库溴铵（pipecurium bromide）

肌松作用比泮库溴铵强，维持时间较长，一次静注可维持80～100min，不良反应比泮库溴铵小。

6. 米库氯铵（mivacurium chloride）

本药进入体内迅速被血浆中假性胆碱酯酶水解，故作用维持时间短。一次静脉注射2min起效，作用维持15min。有组胺释放作用，可出现脸红，血压降低等。

知识拓展

肉毒毒素及其在康复治疗中的应用

肉毒毒素是肉毒杆菌产生的含有高分子蛋白的神经毒素，目前主要有A、E、C、D、E、F和G七种血清型。肉毒毒素可抑制运动神经末梢释放ACh，引起肌肉松弛，中毒时可引起肌麻痹、特别是呼吸肌麻痹，是致死的主要原因。

A型肉毒毒素可作为一种肌肉松弛剂可用于中枢神经系统疾病（如小儿脑瘫、颅脑外伤、脑血管疾病、脊髓损伤等）引起的肌肉痉挛。在康复治疗中，肉毒毒素作为一种辅助疗法，主要是为康复训练创造肌肉松弛的有利条件，以便进行功能训练及配合其他疗法。所以单独用肉毒毒素治疗对患者作用很小甚至没有作用，关键还是在于使用肉毒毒素的功能训练。

任务四 拟肾上腺素药

案例分析

少数患者在输液或使用某些药物如青霉素时，可发生过敏性休克，突然出现心悸、胸闷、面色苍白、喉头水肿、冷汗、脉搏细弱、血压下降，甚至昏迷等，这时应如何抢救？

拟肾上腺素药是指能与肾上腺素受体结合并激动受体，作用与去甲肾上腺素能神经递质 NA 效应相似的药物。按药物对肾上腺素受体的选择性不同，将其分为三类：α、β 受体激动药；α 受体激动药；β 受体激动药。

一、 α、 β 受体激动药

（一）肾上腺素（adrenaline， AD）

肾上腺素是肾上腺髓质嗜铬细胞分泌的主要激素，化学性质不稳定，见光易失效，在中性，尤其在碱性溶液中，易氧化变为粉红色或棕色而失效。在酸性溶液中相对稳定。

【体内过程】口服使胃黏膜血管收缩，又易被碱性肠液破坏，故口服无效。皮下注射因局部血管收缩，吸收缓慢，作用时间延长。肌内注射吸收快，维持时间 20～30min。不易进入中枢神经系统，作用强而维持时间短暂。治疗剂量的肾上腺素通过气雾剂吸入后，其作用主要局限在呼吸道，但剂量过大也可能引起心律失常等不良反应。

【作用与应用】肾上腺素对 α、β 受体都有强大激动作用。

（1）心脏　激动心肌、窦房结和传导系统的 β_1 受体，引起心脏强烈兴奋，表现为心肌收缩力加强，传导加快，心率加快，心输出量增加，并能舒张冠状血管，改善心肌血液供应，是强效心脏兴奋药。其不利的一面是心肌耗氧量增加，对心脏正、异位起搏点的自律性均升高，过量或静脉给药速度过快，可引起心律失常，出现期前收缩、心动过速，甚至心室纤颤。

（2）血管　肾上腺素主要影响小动脉和毛细血管前括约肌，对大动脉和静脉的作用相对较轻。可激动血管平滑肌的 α_1 受体和 β_2 受体，对血管有收缩和舒张双重作用。由于体内不同部位血管受体分布和密度不同，肾上腺素对血管的作用表现也不一致。皮肤黏膜血管、腹腔内脏血管以 α_1 受体占优势，故肾上腺素对上述部位的血管收缩作用强烈。骨骼肌血管和冠脉血管以 β_2 受体占优势，故上述血管呈现舒张效应。肾上腺素对脑血管、肺血管收缩作用微弱，有时因血压升高而被动扩张。此外肾上腺素主要使小动脉毛细血管前括约肌收缩，对静脉及大动脉收缩作用较弱。

（3）血压　肾上腺素对血压的影响由两个因素决定，即心脏收缩力加强、心率加快使泵血增加以及血管舒缩使外周阻力改变。在极小剂量下，血管舒张为主，引起收缩压和舒张压均下降。治疗量或慢速静滴（10～30μg/min）时，收缩压上升，同时骨骼肌血管扩张，抵消或超过皮肤、黏膜及内脏血管的收缩，故舒张压不变或下降，脉压加大。较大剂量或快速静滴时，血管收缩为主，外周阻力增大，收缩压和舒张压均升高，但收缩压增加更明显。如果先用酚妥拉明等 α 受体阻断剂后再给予肾上腺素，可使血压下降。

（4）支气管　激动支气管平滑肌的 β_2 受体，产生强大舒张作用，尤以痉挛状态时舒张作用明显。肾上腺素还激动支气管黏膜血管的α_1受体，产生缩血管作用，降低血管通透性，减轻黏膜水肿和充血。此外肾上腺素能抑制肥大细胞释放组胺、白三烯等过敏物质，这些均为本药治疗支气管哮喘急性发作的药理学基础。

课堂互动

在注射用局麻药液中加入少量肾上腺素目的是什么？

(5) 代谢　肾上腺素明显提高机体代谢率和耗氧量，促进糖原、脂肪分解，使血糖升高、血中游离脂肪酸含量升高。

临床用途如下。

(1) 心脏骤停　肾上腺素对突然停搏的心脏有起搏作用。可用于因麻醉、手术意外、溺水、急性传染病、药物中毒和心脏高度传导阻滞等引起的心脏骤停。现主张静脉给药，同时进行有效的人工呼吸和心脏按压。对电击所致心脏骤停，可配合除颤器或利多卡因等进行抢救，也能收到一定疗效。

(2) 过敏性休克　肾上腺素是抢救过敏性休克的首选药物。通过它的收缩支气管黏膜血管、消除黏膜水肿、松弛支气管平滑肌、抑制过敏物质释放以及升压等作用，迅速缓解过敏性休克的症状。一般采用皮下或肌内注射，必要时亦可用生理盐水稀释后缓慢静脉注射。

(3) 支气管哮喘　用于控制支气管哮喘急性发作，皮下或肌内注射能于数分钟内奏效，但维持时间较短。

(4) 局麻药及局部止血　一般在每100mL局部麻醉药中加入1g/L肾上腺素0.2～0.4mL，可延缓局麻药的吸收，延长局麻时间，减轻毒性反应。鼻黏膜或牙龈出血时，可用浸有1:2000～1:1000溶液的棉球或纱布填塞局部而止血。

【不良反应与用药注意】治疗量可引起心悸、不安、头痛等，但经休息可消失。剂量过大产生剧烈的搏动性头痛，血压剧烈上升，有诱发脑出血的危险，也可引起心律失常，甚至心室纤颤，故应严格掌握剂量。与局麻药合用时，一次用量不得超过0.3mg，以免使局部组织供血不足及引起其他不良反应。指、趾、耳部及阴茎处浸润麻醉时，不可加入肾上腺素，以免因血管收缩而延缓伤口愈合或局部组织坏死。本药应避光贮存于阴凉处，使用前应检查制剂外观。变红色或棕色即失效不可用。高血压、脑动脉硬化、器质性心脏病、甲状腺功能亢进、糖尿病、心源性哮喘等患者禁用，老年人慎用或禁用。

（二）多巴胺（dopamine， DA）

【体内过程】多巴胺是合成去甲肾上腺素的前体，也是多巴胺神经元的递质。与肾上腺素相似，性质不稳定，见光及空气易氧化破坏。口服易被破坏，

$t_{1/2}$ 2～7min，常采用静滴给药以维持有效血药浓度。因不易透过血－脑脊液屏障，故外源性多巴胺无中枢作用。

【作用与应用】 激动 α 和 β 受体，其中对 β_2 受体作用较弱，还能激动肾、肠系膜和冠状血管的多巴胺受体，使上述血管舒张，也具有促进去甲肾上腺素能神经末梢释放去甲肾上腺素的能力。

（1）心脏　小剂量时激动心脏的 β_1 受体，使心肌收缩力加强，心输出量增加，对心率的影响不明显。大剂量可加快心率，提高自律性，甚至引起心律失常，但发生率比肾上腺素低。

（2）血管与血压　多巴胺对血管和血压的影响因剂量大小而不同。小剂量时，心输出量增加，皮肤黏膜血管轻度收缩，肾和肠系膜血管舒张，总外周阻力变化不明显，故收缩压升高，舒张压不变或稍增加，脉压增大；大剂量时，心输出量增加，心率加快，血管收缩占优势，肾及肠系膜血管收缩，总外周阻力增大，收缩压和舒张压均升高。

（3）肾脏　使肾血管舒张，肾血流量及肾小球滤过率均增加，还能直接抑制肾小管对去甲肾上腺素重吸收，有排钠利尿效应。

临床用途如下。

（1）休克　多巴胺是目前抗休克治疗中最常用的药物。适当剂量的多巴胺有强心作用；使肾、肠系膜等血管舒张的同时，皮肤黏膜血管收缩，既升高血压，增加微循环灌注压，又能维持重要器官的血流量，改善器官缺氧状态，对心源性休克可作为首选药。对其他种类的休克患者，如伴有心肌收缩力减弱、心输出量减少、尿量减少者也很适宜。用药前应注意补充血容量和纠正酸中毒。

（2）急性肾功能不全　与利尿剂合用可增强疗效。

【不良反应与用药注意】 一般较轻，偶见消化道症状。滴注太快或剂量过大可出现心动过速、心律失常以及肾血管明显收缩，导致肾功能减退，减慢滴速或停药可缓解。用于抗休克时必须补足血容量。心动过速者禁用，高血压及心脏有器质性病变者慎用。

（三）麻黄碱（ephedrine）

麻黄碱是从中药麻黄中提取的生物碱，两千年前的《神农本草经》即有麻黄能“止咳逆上气”的记载。现已人工合成，化学性质稳定。与肾上腺素等相比，其特点是脂溶性高，对 α、β 受体作用弱，COMT 和 MAO 对麻黄碱破坏力弱。麻黄碱有光学异构体，药用左旋体或消旋体。

【作用与应用】 麻黄碱能直接激动 α 受体和 β 受体，还能促进去甲肾上腺素能神经末梢释放递质 NA，间接激动 α、β 受体，产生 α 型效应和 β 型效应。其特点：①兴奋心脏、收缩血管、升高血压和舒张支气管平滑肌作用缓和、持久；②化学性质稳定，可口服；③反复使用易产生快速耐受性。

临床主要用于：①预防支气管哮喘和治疗轻度支气管哮喘，对重度急性哮喘发作效果差；②缓解鼻黏膜充血肿胀引起的鼻塞、减轻荨麻疹及血管神经性水肿的症状；③防治低血压状态，如腰麻或硬脊膜外麻引起的低血压。

【不良反应与用药注意】 中枢兴奋作用明显，应避免睡前给药，注意观察用药反应，必要时可给予适量的镇静催眠药。老年患者和前列腺增生者易引起尿潴留，用药前应先排尿。

二、 α 受体激动药

（一） 去甲肾上腺素（noradrenaline， NA）

本药是去甲肾上腺素能神经末梢释放的主要递质，化学性质不稳定，见光易失效，在中性，尤其在碱性溶液中，极易氧化变为粉红色或棕色而失效。在酸性溶液中相对稳定。

【体内过程】 口服不能产生全身作用，因收缩胃肠道黏膜血管而影响吸收，在肠内易被碱性肠液破坏以及被肠黏膜及肝脏代谢。皮下或肌内注射时，因血管强烈收缩，吸收很少，且易引起局部组织坏死，一般采用静脉滴注给药。去甲肾上腺素进入人体后可被去甲肾上腺素能神经末梢和非神经组织所摄取。

【作用与应用】 主要激动 α 受体，对 β 受体作用较弱，对 β_2 受体几乎无作用。

（1）心脏　激动心脏的 β_1 受体使心肌收缩力加强，心率加快，传导加快，心输出量增加。在整体情况下，因小动脉收缩，总外周阻力升高，血压急剧升高，可反射性引起心率减慢。

（2）血管　除冠状血管外，几乎所有的小动脉和小静脉都出现强烈收缩。皮肤黏膜血管收缩最明显，其次为肾血管，肠系膜血管、肝血管和骨骼肌血管也有不同程度收缩。冠状血管主要因心脏兴奋、心肌代谢产物如腺苷等增加而舒张；同时因心输出量增加，冠脉血流量增加，冠脉被动扩张。

（3）血压　小剂量静脉滴注血管收缩作用尚不十分剧烈，由于心脏兴奋使收缩压升高，而舒张压升高不明显，故脉压加大。较大剂量时，因血管剧烈收缩使外周阻力明显增高，故收缩压升高的同时舒张压也明显升高，脉压变小。

（4）其他　对其他平滑肌及代谢的影响较弱，仅在较大剂量时才出现血糖升高。对中枢神经系统的作用也较弱。孕妇可增加子宫收缩频率。

临床用途如下。

（1）休克　本药能使休克病人血管收缩，心肌收缩加强，血压升高，增加脑及冠脉血流量，在短时间内保证重要脏器的血液供应。但长期大量应用，使血管强烈收缩，微循环血流灌注不足，加重组织缺血缺氧，故应避免大剂量或长期应用。目前本药仅用于各种休克（出血性休克禁用）的早期。

（2）药物中毒性低血压　中枢抑制药（镇静催眠药、吩噻嗪类抗精神病药）中毒可引起低血压，去甲肾上腺素可使血压回升。特别是氯丙嗪中毒所致的低血

压应选用去甲肾上腺素，而不可选用肾上腺素。

（3）上消化道出血　用去甲肾上腺素 8mg 加入冰生理盐水 150mL，分次口服，使上消化道黏膜血管强烈收缩而止血。

【不良反应与用药注意】

（1）局部组织坏死　静滴时间过久、过量或药液漏出血管外可导致注射部位血管强烈收缩，引起局部组织缺血坏死。

（2）急性肾衰竭　因用量过大或用药时间过久，使肾血管强烈收缩，使肾血流量不足而诱发急性肾衰竭。

（3）去甲肾上腺素化学性质不稳定，遇光和碱性溶液被破坏失效，宜避光阴凉处保存，本品与多种药物有配伍禁忌，应单独使用。

（4）严禁皮下和肌内注射，一般采用静脉滴注，静滴时应防止药液外漏，静滴时间不宜过久、浓度不宜过高，静滴 8h 以后，每隔 1h 观察注射部位情况，发现皮肤苍白立即更换注射部位，并进行热敷，使用 α 受体阻断药酚妥拉明或普鲁卡因做局部浸润注射以扩张血管。

（5）用药过程中应随时监测血压和尿量，以收缩压维持 90mmHg、尿量不少于 25mL/h 为宜，根据血压情况调整滴速。

（6）不宜突然停药，以免出现停药反跳。

（7）高血压、动脉硬化、器质性心脏病、少尿或无尿及严重微循环障碍的患者禁用。

（二）间羟胺（metaraminol，阿拉明）

间羟胺能直接激动 α 受体，还可以促进去甲肾上腺素能神经末梢释放递质 NA，间接激动 α 受体，对 β_1 受体作用弱。其特点：①收缩血管升压作用较弱而持久；②对肾血管收缩不明显，很少引起肾衰竭；③兴奋心脏增加心输出量的同时，对心率影响小，很少引起心律失常；④化学性质稳定，可静脉给药，也可肌内注射。间羟胺为去甲肾上腺素的良好代用品，主要用于治疗各种休克或防治低血压状态。间羟胺不良反应较轻，应注意防止组织缺血坏死。甲状腺功能亢进及高血压患者禁用或慎用。

（三）去氧肾上腺素（phenylephrine，新福林）

去氧肾上腺素为人工合成品。主要激动 α_1 受体。通过激动瞳孔开大肌的 α_1 受体而扩大瞳孔，起效迅速而短暂，不易引起眼压升高和调节麻痹，临床用做眼底检查，也用于开角型青光眼的辅助治疗。全身给药，收缩血管，升高血压作用较弱而持久。可以用于防治麻醉和药物引起的低血压。通过反射性兴奋迷走神经使心率减慢，可用于治疗阵发性室上性心动过速。用药时应注意防止组织缺血坏死，闭角型青光眼患者禁用。高血压、动脉硬化、器质性心脏病、甲状腺功能亢进者禁用或慎用。

三、 β受体激动药

（一） 异丙肾上腺素 （isoprenaline，ISO）

【体内过程】 异丙肾上腺素是人工合成品，性质不稳定，见光及空气易变质。口服不产生吸收作用，舌下含服或气雾吸入均能迅速吸收。在体内主要被儿茶酚胺氧位甲基转移酶（COMT）破坏，极少被单胺氧化酶（MAO）代谢，故作用维持时间较肾上腺素略长。

【作用与应用】 本药为强大的β受体激动药，对β_1和β_2受体的激动无选择性。

（1）心脏　激动心脏β_1受体作用较强，可使心肌收缩力增强，心率加快，传导加快，心输出量增多，也明显增加心肌耗氧量。采用舌下含服或静脉滴注法治疗Ⅱ度、Ⅲ度房室传导阻滞。临床用于心室自身节律缓慢、高度房室传导阻滞或窦房结功能衰竭而引起的心脏骤停。亦可与其他强心药合用抢救溺水、麻醉意外等引起的心脏骤停。

（2）血管与血压　对血管有舒张作用，主要是激动β_2受体使骨骼肌血管舒张，对肾血管和肠系膜血管舒张作用较弱，对冠状血管也有舒张作用，也有增加组织血流量的作用。静脉滴注每分钟2～10μg，由于心脏兴奋和外周血管舒张，使收缩压升高而舒张压略下降，此时冠脉流量增加；但如静脉注射给药，则可引起舒张压明显下降，降低了冠状血管的灌注压，冠脉有效血流量不增加。

（3）支气管　激动支气管平滑肌β_2受体，松弛支气管平滑肌，缓解支气管痉挛，作用比肾上腺素强，但反复长期应用，容易产生耐受性。本药也具有激动肥大细胞膜上β_2受体，抑制过敏物质释放作用；对支气管黏膜血管无收缩作用，故消除黏膜水肿作用不如肾上腺素。舌下或气雾吸入给药能迅速控制哮喘急性发作，疗效快而强。

（4）代谢　促进糖原和脂肪分解，增加组织耗氧量。

【不良反应与用药注意】 常见不良反应有心悸、头晕、心动过速、头痛、面色潮红等；支气管哮喘患者在明显缺氧时，剂量过大易引起心律失常、心绞痛甚至心房纤颤，长期使用可引起猝死。支气管哮喘患者长期使用本品可产生耐受性；冠心病、心绞痛、心肌炎和甲状腺功能亢进者禁用。

（二） 多巴酚丁胺 （dobutamine）

多巴酚丁胺主要激动β_1受体，对α受体和β_2受体作用弱。通过选择性激动β_1受体，加强心肌收缩力，增加心输出量，改善心功能，对心率影响不明显。主要用于心肌梗死后心功能不全、心脏手术后心输出量低的休克、顽固性左心功能不全等。用药期间可引起血压升高、心悸、头痛、气短等不良反应，偶致室性心律失常。本药口服无效，仅供静脉给药。不宜与碱性药物配伍。梗阻型肥厚性心肌病、心房纤颤者禁用。

知识拓展

传出神经系统药在休克治疗中的应用

休克是由各种原因引起的急性循环功能障碍，使组织器官微循环血液灌流量严重不足，导致重要器官功能、代谢发生严重障碍的全身性病理过程。其主要临床表现有面色苍白、发绀、四肢湿冷、血压下降、脉搏减弱、尿量减少，甚至昏迷等。一旦发生及时抢救。传出神经系统药物中有很多药物可用于治疗休克，在临床应用中应根据病情的需要合理选择。

（1）过敏性休克　宜首选肾上腺素，可同时配合抗组胺药或糖皮质激素提高疗效。

（2）失血性休克　主要治疗措施是止血和补充血容量，对已补足血容量而微循环障碍未改善者，可酌情使用去甲肾上腺素或多巴胺。

（3）心源性休克　宜选用能增加心肌收缩力、改善冠状血管循环的药物，如多巴胺、间羟胺、去甲肾上腺素等。

（4）神经源性休克　可选用能收缩血管的间羟胺、去甲肾上腺素治疗，通过升高血压、缓解休克症状，此外需要同时补充血容量。

（5）感染性休克　采取综合治疗措施，如抗感染、补充血容量、纠正酸中毒等。如果休克仍未缓解，可应用血管扩张药如阿托品、山莨菪碱、多巴胺、异丙肾上腺素或酚妥拉明等以扩张血管，改善微循环。对于伴有心功能不全者，可考虑血管扩张药与血管收缩药合用。如酚妥拉明与去甲肾上腺素合用，酚妥拉明可对抗去甲肾上腺素过强的缩血管作用，同时使增强心肌收缩力的作用加强，有利于提高疗效。

任务五　抗肾上腺素药

案例分析

患者，女，29 岁，经诊断为血栓闭塞性脉管炎，使用酚妥拉明治疗后，出现恶心、呕吐、头晕、心慌。请提出指导性用药方案及处理措施？

抗肾上腺素药是一类能与肾上腺素受体结合并阻断受体，从而发挥抗肾上腺素作用的药物。按它们对肾上腺素受体选择性的不同，可分为 α 受体阻断药和 β

受体阻断药两大类。

一、 α 受体阻断药

α 肾上腺素受体阻断药能选择性地与 α 受体结合，阻断神经递质或拟肾上腺素药与 α 受体的结合，从而产生抗肾上腺素作用。此类药物对 α 受体基本无作用。他们能阻断肾上腺素和去甲肾上腺素的升压作用，并使肾上腺素的作用翻转为降压作用，这个现象称为“肾上腺素升压作用的翻转”。这是因为 α 肾上腺素受体阻断药选择性地阻断了与血管收缩有关的 α 受体，但不影响与血管舒张有关的 β_2受体，所以使肾上腺素激动 β_2后产生的血管舒张作用充分表现出来。但对主要作用于 α 受体的去甲肾上腺素，α 肾上腺素受体阻断药仅能取消或减弱其升压作用，而无翻转效应。对主要作用于 β 受体的异丙肾上腺素的降压效果无影响。

非选择性 α 受体阻断药通过阻止神经递质去甲肾上腺素或拟肾上腺素药与 α 受体结合而产生抗肾上腺素作用。根据作用持续时间的不同，可分为短效和长效两类：前者与 α 受体结合较疏松，阻断作用较弱，维持时间较短，可被大剂量激动药竞争拮抗，故称竞争性 α 受体阻断药；后者与 α 受体结合牢固，阻断作用较强，维持时间较长，大剂量激动药也难完全拮抗其阻断作用，故称非竞争性 α 受体阻断药。

（一） 非选择性 α受体阻断药

1. 竞争性 α受体阻断药

酚妥拉明（phentolamine）

【体内过程】 口服给药生物利用度低，其效果仅为注射给药的 1/5，故临床常采用肌内注射或静脉给药，体内代谢迅速，大多以无活性代谢产物形式自尿中排出，$t_{1/2}$约 1. 5h。肌内注射作用维持 30 ~ 45min。

【作用与应用】

（1） 血管与血压　静脉注射酚妥拉明，能通过直接舒张血管平滑肌及阻断 α_1受体作用，使血管舒张，外周阻力下降，血压下降。

（2） 心脏　酚妥拉明对心脏有兴奋作用，表现为心肌收缩力加强，心率加快，心输出量增加。心脏兴奋的原因：一是血管舒张、血压下降引起的反射作用；二是阻断心脏交感神经末梢突触前膜的 α_2受体，取消负反馈作用、促进递质释放所致。

（3） 其他　拟胆碱作用使胃肠平滑肌兴奋；组胺样作用使胃酸分泌增加、皮肤潮红等。

临床应用于以下几个方面。

（1） 外周血管痉挛性疾病　对肢端动脉痉挛性疾病、血栓闭塞性脉管炎等均有明显疗效。

（2） 治疗组织缺血坏死　在静滴去甲肾上腺素发生外漏时，可用本药 5mg

溶于 10～20mL 生理盐水中，做皮下浸润注射。

（3）抗休克　本药能使毛细血管前括约肌开放，解除小血管痉挛，增加组织血液灌注量，改善微循环，又可加强心肌收缩力，增加心输出量，这些均有利于休克的纠正。给本药前必须补足血容量，否则可致血压下降。

（4）治疗嗜铬细胞瘤　用于嗜铬细胞瘤所致高血压危象及手术前治疗。

（5）治疗急性心肌梗死及充血性心脏病所致的心力衰竭　酚妥拉明扩张小动脉，降低外周阻力，使心脏后负荷明显降低，改善心脏泵血功能；扩张小静脉，减少回心血量，使左室舒张末期压力和肺动脉压下降，消除肺水肿，这些均有利于心衰的纠正。

课堂互动

酚妥拉明引起的低血压反应为什么不能用肾上腺素来升压？

【不良反应与用药注意】 一般副作用常见恶心、呕吐、腹痛、腹泻和鼻塞、嗜睡等。也可出现体位性低血压、心动过速甚至引起心律失常、心绞痛。用于治疗感染性休克，必须在补足血容量的基础上使用。避免与巴比妥类及利舍平合用。消化性溃疡、低血压和冠心病患者慎用。

2. 非竞争性 α 受体阻断药

酚苄明（phenoxybenzamine）

【体内过程】 口服吸收 20%～30%，局部注射刺激性大，主要以口服或静注给药。起效慢，在体内经转化后，以共价键与 α 受体牢固结合，作用维持时间长。本药排泄缓慢，大量给药可蓄积于脂肪组织。1 次用药作用可维持 3～4d。

【作用与应用】 酚苄明阻断 α 受体，使血管扩张，外周阻力下降，血压下降。作用强大而持久。由于血压下降反射性兴奋交感神经，加上阻断突触前膜 α_2 受体作用和抑制神经末梢去甲肾上腺素再摄取，导致心率明显加快。对正常人血压影响轻微。除阻断 α 受体外，还具有一定的阻断组胺、5－HT 及乙酰胆碱受体的作用。临床主要用于外周血管痉挛性疾病、抗休克、治疗嗜铬细胞瘤和良性前列腺增生。

【不良反应与用药注意】 体位性低血压、心悸是本药最常见的不良反应。亦可见胃肠道刺激症状，如恶心、呕吐；中枢抑制症状，如嗜睡、疲乏等。

（二）选择性 α 受体阻断药

选择性 α_1 受体阻断药对动脉和静脉的 α_1 受体具有较高的选择性阻断作用，对 α_2 受体几乎无阻断作用，在阻断 α_1 受体引起血压下降的同时，不引起反射性心率加快。主要用于治疗高血压病。常用药物有哌唑嗪、特拉唑嗪、布那唑嗪、坦洛新等。

二、 β 受体阻断药

β受体阻断药能选择性与β受体结合，阻断去甲肾上腺素能神经递质或拟肾上腺素药与β受体结合而产生效应。在整体情况下，本类药物的阻断作用依赖于机体交感神经的张力，当交感神经张力增高时，本类药的阻断作用较强。

普萘洛尔（propranolol）

普萘洛尔又名心得安。左旋体普萘洛尔有β受体阻断作用，有膜稳定作用，对α受体无作用。

【体内过程】 脂溶性高，口服吸收良好，主要在肝脏代谢，首关效应明显且个体差异大，生物利用度低。不同个体口服相同剂量时血药浓度可相差20倍之多，故剂量需要个体化。血药达峰值时间约为60min，易透过血脑屏障。在体内约90%的普萘洛尔与血浆结合。代谢产物主要从肾脏排出。血浆半衰期为2～5h。在其光学异构体中，具有生理活性的左旋体代谢比无活性的右旋体慢。

【作用与应用】 阻断β受体，使心率减慢，心收缩力和输出量降低，冠状动脉流量下降，心肌耗氧量明显减少，肾素释放减少，支气管及血管平滑肌张力有一定程度的增高。长期使用可造成肾血流量降低，引起水钠潴留，血容量提高。

（1）β受体阻断作用　对β_1、β_2受体无明显选择性。

①心血管系统：对心脏的作用是本类药最主要的作用。阻断心脏的β_1受体，心率减慢，传导减慢，心肌收缩力减弱，心输出量减少，心肌耗氧量减少。阻断血管平滑肌的β_2受体，加之心功能受抑制，反射性兴奋交感神经，使血管收缩，外周阻力增加，肝、肾、骨骼肌血管及冠脉血流量减少。

②支气管平滑肌：阻断支气管平滑肌的β受体，使支气管平滑肌收缩，管径变小，增加呼吸道阻力。该作用对正常人影响较小，但对支气管哮喘患者，可诱发或加重哮喘。

③代谢：本类药对血糖和血脂正常者的脂肪和糖代谢影响较小，但可抑制交感神经兴奋引起的脂肪分解，减弱肾上腺素的升高血糖作用，延缓用胰岛素后血糖水平的恢复，且往往会掩盖低血糖症状如心悸等，从而使低血糖不易及时察觉。

④肾素：β受体阻断药可阻断肾脏近球细胞的β_1受体而抑制肾素释放，这可能是本类药产生降压作用的原因之一。

（2）膜稳定作用　普萘洛尔可直接降低细胞膜对钠离子的通透性，从而稳定神经细胞膜和心肌细胞膜，称为膜稳定作用。但这种膜稳定作用的临床意义不大。

（3）抗血小板聚集　普萘洛尔有一定程度的抑制血小板聚集作用，可有利于防止血栓形成。

临床用途如下。

（1）抗心律失常　对多种原因引起的快速型心律失常有效。

（2）抗心绞痛及心肌梗死　对典型心绞痛有良好疗效；对心肌梗死，长期应用可降低复发和猝死率。

（3）抗高血压　能使高血压患者的血压下降。

（4）其他　辅助治疗甲状腺功能亢进及甲状腺危象，降低基础代谢率，对控制激动不安、心动过速和心律失常等症状有效。用于治疗偏头痛、肌震颤、肝硬化所致上消化道出血等。

【不良反应与用药注意】

（1）一般反应常见恶心、呕吐、腹泻等胃肠道症状。偶见过敏性皮疹和血小板减少。

（2）心脏抑制，可出现心动过缓、房室阻滞、心功能不全等。严重心功能不全、窦性心动过缓、重度房室传导阻滞者禁用。

（3）可诱发或加重支气管哮喘，支气管哮喘患者禁用。

（4）长期应用如突然停药，可发生反跳现象，使原有疾病加重，故应逐渐减量至停药。

（5）普萘洛尔个体差异大，应从小剂量开始给药，逐渐增加剂量。肝功能不良者应调整剂量或慎用。

（6）不宜在睡前给药，以免产生多梦、失眠、抑郁、幻觉等。

（7）糖尿病患者在使用降糖药期间不宜合用普萘洛尔，以免出现低血糖。

课堂互动

使用 α 受体阻断药后，再用肾上腺素、去甲肾上腺素、异丙肾上腺素是否均可引起血压“翻转”现象？为什么？

三、 α、β 肾上腺素受体阻断药

本类药物对 α、β 受体的阻断作用选择性不强，但对 β 受体的阻断作用强于 α 受体的阻断作用。临床主要用于高血压的治疗，以拉贝洛尔为代表，其他药物还有布新洛尔、阿罗洛尔和氨磺洛尔等。

拉贝洛尔（labetalol）

【体内过程】拉贝洛尔口服可吸收，部分被首关效应消除，生物利用度为 20%～40%，口服个体差异大，容易受胃肠道内容物的影响。拉贝洛尔的半衰期为 4h，血浆蛋白结合率为 50%。本品约有 99% 在肝脏迅速代谢，只有少量以原形经肾脏排出。

【作用与应用】本品多用于中度和重度的高血压、心绞痛，静注可用于高血压危象，它与单纯 β 受体阻断药相比能降低卧位血压和外周阻力，一般不降低心

排出量，可降低立位血压，引起直立性低血压。

【不良反应与注意事项】 本品对支气管平滑肌收缩作用不强，但对哮喘病人仍不利。常见不良反应有眩晕、乏力、恶心等。哮喘及心功能不全者禁用。儿童、孕妇及脑出血者忌用静注。注射液不能与葡萄糖盐水混合滴注。

知识拓展

爱情和多巴胺有什么联系？

多巴胺是一种神经传导物质，不仅能左右人们的行为，还参与情爱过程，激发人对异性情感的产生。大脑中心——丘脑是人的情爱中心，其间贮藏着丘比特之箭——多种神经递质，也称为恋爱兴奋剂，包括多巴胺、肾上腺素等。当一对男女一见钟情或经过多次了解产生爱慕之情时，丘脑中的多巴胺等神经递质就源源不断地分泌，势不可挡地喷涌而出。于是，我们就有了爱的感觉。

在多巴胺的作用下，我们感觉到爱的幸福。人们品尝巧克力时或瘾君子们在“腾云驾雾”时，所体验到的那种满足感，都是同样的机制在发生作用。幸好，我们的大脑能够区别彼此之间的不同。多巴胺好像一把能打开许多锁的万能钥匙，根据所处情景不同，在体内产生不同的反应。巧克力的气味、口味告诉大脑，我们正在吃东西；情侣的体味和香味提醒大脑，我们正在身陷爱中。

多巴胺带来的“激情”，会给人一种错觉，以为爱可以永久狂热。不幸的是，我们的身体无法一直承受这种像可卡因的成分刺激，也就是说，一个人不可能永远处于心跳过速的巅峰状态。所以大脑只好取消这种念头，让那些化学成分在自己的控制下自然地新陈代谢。这样一个过程，通常会持续一年半到3年。随着多巴胺的减少和消失，激情也由此变为平静。

小结

传出神经系统药是一类作用于传出神经系统的药物，临床上应用广泛。传出神经按所释放的递质可分为胆碱能神经和去甲肾上腺素能神经两大类，分别释放Ach和NA。

拟胆碱药分为胆碱受体激动药和胆碱酯酶抑制药，代表药物分别为：缩瞳药（如毛果芸香碱）和治疗重症肌无力药（如新斯的明等）。抗胆碱药是一类作用与胆碱能神经生理效应相拮抗的药物。按其对受体的选择性可分为：M受体阻断药，如阿托品、东莨菪碱、山莨菪碱等，此类药物因能解除平滑肌痉挛，可用于缓解内脏绞痛；N_1受体阻断药因作用广泛，副作用多且严重，现已少用；N_2受体阻断药，又称为骨骼肌松弛药，主要用作外科麻醉的辅助用药，过量可引起呼吸肌麻痹，用药时应备有人工呼吸机等抢救器材。

拟肾上腺素药根据肾上腺素受体类型分为α、β受体激动药，代表药是肾上腺素、多巴胺、麻黄碱。肾上腺素升压、强心、扩张支气管作用非常显著，因此是治疗过敏性休克的首选药；多巴胺是目前抗休克治疗中最常用的药物，一般用于伴少尿患者休克治疗的首选药。麻黄碱有明显的收缩支气管黏膜血管的作用，目前在感冒药中较常见。但属于易制毒化学品，国家已对此类药物加强管理。α受体激动药代表药是去甲肾上腺素，该药血管收缩作用显著，多用于消化道出血和局部组织坏死；β受体激动药代表药物异丙肾上腺素，其扩张支气管作用显著，临床用于支气管哮喘和抢救心脏骤停；抗肾上腺素药按它们对肾上腺素受体选择性的不同，可分为α受体阻断药和β受体阻断药两大类。α受体阻断药以酚妥拉明为代表，临床用于治疗外周血管痉挛性疾病、组织缺血坏死、休克和心肌梗死心衰等疾病。β受体阻断药代表药是普萘洛尔，临床用于抗高血压、抗心律失常、心绞痛和甲亢的辅助治疗，此药可诱发或加重支气管哮喘，支气管哮喘患者禁用，长期应用突然停药，有明显的停药反应。

能力检测

一、单项选择题

1. 毛果芸香碱缩瞳是（　　）。

A. 激动瞳孔扩大肌的α受体，使其收缩

B. 激动瞳孔括约肌的M受体，使其收缩

C. 阻断瞳孔扩大肌的α受体，使其收缩

D. 阻断瞳孔括约肌的M受体，使其收缩

E. 阻断瞳孔括约肌的M受体，使其松弛

2. 新斯的明最强的作用是（　　）。

A. 膀胱逼尿肌兴奋　B. 心脏抑制　C. 腺体分泌增加　D. 骨骼肌兴奋

E. 胃肠平滑肌兴奋

3. 治疗重症肌无力，应首选（　　）。

A. 毛果芸香碱　B. 阿托品　C. 琥珀胆碱　D. 毒扁豆碱

E. 新斯的明

4. 阿托品对眼的作用是（　　）。

A. 扩瞳，升高眼压，调节麻痹

B. 扩瞳，降低眼压，调节麻痹

C. 扩瞳，升高眼压，调节痉挛

D. 缩瞳，降低眼压，调节麻痹
E. 缩瞳，升高眼压，调节麻痹
5. 能引起眼调节麻痹的药物是（　　）。
A. 琥珀胆碱　B. 毛果芸香碱　C. 阿托品　D. 毒扁豆碱
E. 肾上腺素
6. 治疗过量阿托品中毒的药物是（　　）。
A. 山莨菪碱　B. 东莨菪碱　C. 后马托品　D. 琥珀胆碱
E. 毛果芸香碱
7. 治疗青霉素引起的过敏性休克的首选药是（　　）。
A. 多巴酚丁胺　B. 异丙肾上腺素
C. 去甲肾上腺素　D. 多巴胺
E. 肾上腺素
8. 过量氯丙嗪引起的低血压，选用对症治疗药物是（　　）。
A. 异丙肾上腺素　B. 麻黄碱
C. 肾上腺素　D. 去甲肾上腺素
E. 多巴胺
9. 治疗鼻炎、鼻窦炎出现的鼻黏膜充血，选用的滴鼻药是（　　）。
A. 去甲肾上腺素　B. 肾上腺素　C. 异丙肾上腺素　D. 麻黄碱
E. 多巴胺
10. 下列属非竞争性 α 受体阻断药是（　　）。
A. 新斯的明　B. 酚妥拉明　C. 酚苄明　D. 甲氧明
E. 妥拉唑啉
11. 溺水、麻醉意外引起的心脏骤停应选用（　　）。
A. 去甲肾上腺素　B. 肾上腺素　C. 麻黄碱　D. 多巴胺
E. 地高辛
12. 防治蛛网膜下腔或硬膜外麻醉引起的低血压应选用（　　）。
A. 异丙肾上腺素　B. 多巴胺　C. 麻黄碱　D. 肾上腺素
E. 去甲肾上腺素
13. 能促进神经末梢递质释放，对中枢有兴奋作用的拟肾上腺素药是（　　）。
A. 异丙肾上腺素　B. 肾上腺素　C. 多巴胺　D. 麻黄碱
E. 去甲肾上腺素
14. 可用于治疗上消化道出血的药物是（　　）。
A. 麻黄碱　B. 多巴胺
C. 去甲肾上腺素　D. 异丙肾上腺素
E. 肾上腺素
15. 反复应用麻黄碱引起快速耐受性的原因是（　　）。

A. 受体被阻断　　B. 受体数目减少
C. 代偿性胆碱能神经功能增强　　D. 递质耗损排空，储存减少
E. 肝药酶诱导，加快代谢

16. 可诱发或加重支气管哮喘的药物是（　　）。
A. 酚妥拉明　　B. 妥拉唑啉　　C. 酚苄明　　D. 普萘洛尔
E. 哌唑嗪

17. 具有拟胆碱和组胺样作用的药物是（　　）。
A. 酚苄明　　B. 美托洛尔　　C. 普萘洛尔　　D. 拉贝洛尔
E. 酚妥拉明

18. 普萘洛尔不具有的作用是（　　）。
A. 抑制肾素分泌　　B. 呼吸道阻力增大
C. 抑制脂肪分解　　D. 增加糖原分解
E. 心收缩力减弱，心率减慢

19. 具有拟胆碱和组胺样作用的药物是（　　）。
A. 酚苄明　　B. 美托洛尔　　C. 普萘洛尔　　D. 拉贝洛尔
E. 酚妥拉明

20. 普萘洛尔不具有的作用是（　　）。
A. 抑制肾素分泌　　B. 呼吸道阻力增大
C. 抑制脂肪分解　　D. 增加糖原分解
E. 心收缩力减弱，心率减慢

二、多项选择题

1. 新斯的明的禁忌证是（　　）。
A. 尿路梗阻　　B. 腹气胀　　C. 机械性肠梗阻　　D. 支气管哮喘
E. 青光眼

2. 用于解救有机磷酸酯类中毒的药物是（　　）。
A. 毛果芸香碱　　B. 新斯的明　　C. 碘解磷定　　D. 氯解磷定
E. 阿托品

3. 青光眼病人禁用的药物有（　　）。
A. 山莨菪碱　　B. 琥珀胆碱　　C. 东莨菪碱　　D. 筒箭毒碱
E. 后马托品

4. 阿托品过量中毒可引起（　　）。
A. 心悸　　B. 口干、皮肤干燥
C. 体温升高　　D. 中枢兴奋
E. 视力模糊

5. 下列需阿托品与镇痛药配伍治疗平滑肌痉挛痛是（　　）。
A. 胃肠痉挛　　B. 支气管痉挛　　C. 肾绞痛　　D. 胆绞痛

E. 心绞痛

6. 去甲肾上腺素与肾上腺素相比，前者的特点是（　　）。

A. 收缩血管及升压作用强　　B. 扩张支气管作用弱

C. 对心脏兴奋作用强　　D. 过量过大易引起肾功能损害

E. 对机体代谢影响小

7. 对肾脏血管有收缩作用的拟肾上腺素药是（　　）。

A. 去氧肾上腺素　　B. 异丙肾上腺素

C. 去甲肾上腺素　　D. 肾上腺素

E. 多巴胺

8. 治疗房室传导阻滞的药物有（　　）。

A. 肾上腺素　　B. 去甲肾上腺素

C. 异丙肾上腺素　　D. 阿托品

E. 去氧肾上腺素

9. 选择性作用于β_1受体阻断药是（　　）。

A. 普萘洛尔　　B. 阿替洛尔　　C. 美托洛尔　　D. 噻吗格尔

E. 拉贝洛尔

10. 可翻转肾上腺素升压反应的药物有（　　）。

A. 普萘洛尔　　B. 美托洛尔　　C. 氯丙嗪　　D. 新斯的明

E. 酚妥拉明

11. 应用β受体阻断药的注意事项有（　　）。

A. 重度房室传导阻滞禁用　　B. 长期用药不能突然停药

C. 支气管哮喘慎用或禁用　　D. 外周血管痉挛性疾病禁用

E. 窦性心动过缓禁用

12. 普萘洛尔临床用于治疗（　　）。

A. 高血压　　B. 过速型心律失常

C. 心绞痛　　D. 甲状腺功能亢进

E. 支气管哮喘

13. 普萘洛尔治疗甲状腺功能亢进的药理学基础是（　　）。

A. 抑制甲状腺激素的合成　　B. 抑制甲状腺激素的释放

C. 阻断β受体，减轻甲亢症状　　D. 抑制T_4转变为T_3

E. 抑制碘摄取

14. 酚妥拉明治疗顽固性充血性心力衰竭的药理学基础是（　　）。

A. 直接兴奋心脏，使心收缩力、心率和输出量增加

B. 缓解心衰引起反射性小动脉和小静脉收缩

C. 减轻心脏前、后负荷，改善心功能

D. 降低肺血管阻力，减轻肺水肿

E. 抑制心脏，降低氧耗量、改善心功能

15. α 受体阻断药可（　　）。

A. 促进末梢去甲肾上腺素的释放　　B. 翻转肾上腺素的升压效应

C. 对抗去甲肾上腺素的升压效应　　D. 减少去甲肾上腺素释放

E. 减少去甲肾上腺素的生物合成

三、思考题

1. 试述阿托品的主要不良反应，过量中毒症状表现及其解救。

2. 试述肾上腺素解救青霉素过敏性休克的药理学基础。

3. 试述酚妥拉明治疗心功能不全的药理学基础。

4. 试述普萘洛尔的药理作用、应用、主要不良反应及应用注意事项。

实训三　药物对兔眼瞳孔的作用

【实训目的】观察拟胆碱药、抗胆碱药及拟肾上腺素药对瞳孔的作用并分析其作用机制。

【实训原理】虹膜内有两种平滑肌控制瞳孔大小，一种是瞳孔括约肌，其上分布有 M 受体，当 M 受体激动后，引起瞳孔括约肌向眼中心方向收缩，瞳孔缩小；另一种是瞳孔开大肌，其上主要分布的是 α 受体，当 α 受体激动时，瞳孔开大肌向眼外周方向收缩，瞳孔扩大。阿托品是 M 受体阻断药，新福林是 α 受体激动药，两者可作用于不同环节产生扩瞳作用；而毛果芸香碱是 M 受体激动药，毒扁豆碱则是抗胆碱酯酶药，两者可直接或间接激动 M 受体产生缩瞳作用。

【实训材料】家兔 2 只，体重 2～3kg；10g/L 硫酸阿托品溶液、10g/L 硝酸毛果芸香碱溶液、10g/L 新福林溶液、5g/L 水杨酸毒扁豆碱溶液；剪刀、测瞳器、注射器（1mL）、兔固定箱。

【实训方法与步骤】

（1）取健康家兔标记后放入兔固定箱内，剪去眼睫毛，在自然光线下测量并记录两侧正常瞳孔直径（mm），然后按下列顺序给药（每只眼 2 滴）：

甲兔左眼 10g/L 硫酸阿托品；右眼 10g/L 硝酸毛果芸香碱。

乙兔左眼 10g/L 新福林；右眼 5g/L 水杨酸毒扁豆碱。

滴药时将下眼睑拉成杯状，并用手指按住鼻泪管，使其在眼睑内保留 1min，然后将手轻轻放开，任其自然溢出。

（2）滴药 15min 后，在同样强度的光线下，再分别测量并记录各眼瞳孔大小。如滴硝酸毛果芸香碱和水杨酸毒扁豆碱的瞳孔已明显缩小，则在滴硝酸毛果芸香碱的眼内再滴硫酸阿托品，在滴水杨酸毒扁豆碱的眼内再滴新福林，隔

15min 后再观测瞳孔变化。

【实训结果】 将实验结果整理记入表 2－8 内。

表 2－8　药物对兔眼瞳孔的影响

兔号	眼睛	药物	瞳孔直径/mm	
			给药前	给药后
甲	左	硫酸阿托品		
	右	硝酸毛果芸香碱		
	右	15min 后再给硫酸阿托品		
乙	左	新福林		
	右	水杨酸毒扁豆碱		
	右	15min 后再给新福林		

【思考题】

（1）从实验结果分析阿托品和新福林扩瞳机制有何不同？毛果芸香碱和毒扁豆碱缩瞳机制有何不同？

（2）毛果芸香碱与毒扁豆碱在治疗青光眼时其机制和作用特点有何不同？

【注意事项】

（1）测量瞳孔勿刺激角膜，否则会影响瞳孔大小。

（2）滴药时应按压内眦部的鼻泪管，以防药液进入鼻腔，经鼻黏膜吸收。

（3）各眼滴药量要准确，在眼内停留时间要一致，以确保药液充分作用。

（4）测量瞳孔条件务求给药前后一致，如光线的强度，光源的角度等。

（5）实验动物应为一周内未用过眼药者。

实训四　药物对腺体分泌的影响

【实训目的】 观察毛果芸香碱和阿托品对腺体分泌的影响并分析其作用机制及临床意义。

【实训原理】 腺体上存在的受体主要是 M 受体，当其兴奋时，腺体分泌增加。毛果芸香碱为 M 受体激动药，可致腺体（尤其是唾液腺和汗腺）分泌增多；阿托品为 M 受体阻断药，可拮抗 Ach 和毛果芸香碱对 M 受体的激动作用而使腺体分泌减少。

【实训材料】 家兔 2 只；65g/L 乌拉坦生理盐水、10g/L 硫酸阿托品溶液、1g/L 硝酸毛果芸香碱溶液、生理盐水；家兔固定箱、兔开口器、灌胃导尿管、注射器、漏斗、量筒。

【实训方法与步骤】

（1）取家兔2只，称重标号。分别用65g/L乌拉坦生理盐水10mL/kg灌胃，可产生镇静作用，且补充了水分，有利于唾液分泌。15min后，甲兔耳缘静脉注射硫酸阿托品2mg/kg（按0.2mL/kg给药）；乙兔静注生理盐水（0.2mL/kg）。给药后15min，甲、乙兔再分别静注硝酸毛果芸香碱0.2mg/kg（按0.2mL/kg给药）。

（2）甲、乙兔分别放在兔固定箱内，在兔嘴下各放一漏斗和量筒。收集由嘴角滴下的唾液，比较两兔用药后10min、20min、30min的唾液量。

【实训结果】将药物对家兔唾液的影响记入表2－9内。

表2－9 药物对家兔唾液腺的影响

兔号	药物		唾液分泌量/mL		
	首次	15min后	10min	20min	30min
甲	硫酸阿托品	硝酸毛果芸香碱			
乙	生理盐水	硝酸毛果芸香碱			

【思考题】阿托品抑制腺体分泌的作用机制及临床意义。

【注意事项】

（1）实验前24h内应供足家兔的饮水量或用青草喂养。

（2）有些家兔可能血中含分解阿托品的酶而对阿托品不敏感，故应挑选敏感家兔。

项目三 中枢神经系统药物

知识目标

掌握地西泮、卡马西平、苯妥英钠、氯丙嗪、碳酸锂、阿司匹林的作用机制、临床用途、不良反应和用药注意。

熟悉丙戊酸钠、乙琥胺、苯巴比妥、水合氯醛、哌替啶、可待因、对乙酰氨基酚、保泰松、咖啡因和尼可刹米的作用特点及临床应用、不良反应与用药注意。

了解其他镇静催眠药、抗癫痫抗惊厥药、抗精神失常药、中枢性镇痛药、解热镇痛抗炎药、中枢兴奋药的分类、药理作用及合理用药原则。

能力目标

通过学习镇静催眠药、抗精神分裂症药、抗躁狂抑郁症药、镇痛药和解热镇痛抗炎药的基本理论、基本知识，为后续临床药物治疗学的学习打下基础；学会分析、解释涉及本项目药物处方的合理性，具备提供用药咨询服务的能力。

学习提示

中枢神经系统是神经系统的主要部分，其内部大量神经元细胞聚集在一起，有机地构成网络或回路，其主要功能是传递、储存和加工信息，产生各种心理活动，支配与控制人体的全部行为。目前，神经系统常见疾病有失眠症、焦虑症、癫痫、惊厥、精神失常类疾病、脑功能退化类疾病等，针对这些常见病，了解临床常用的基本药物和药物的作用特点，便于根据患者自身特点和患者病情的阶段合理制定治疗方案和制定给药疗程和周期，降低不良反应的发生，提高治疗效果。

任务一 镇静催眠药

案例分析

小陈在大学里学的是历史，后来改行成了一家咨询公司的策划。由于专业不对口，加之以往也没有接触过做策划的人，工作一开始就碰了钉子。为了适应工作需要，几乎天天加班，以致后来即使不加班也无法在12点前入眠，无奈选择了药物助眠。长此以往，小陈不服用催眠药无法睡眠。

上述患者产生失眠的原因是什么？采取什么措施可避免此现象的产生？

镇静催眠药是一类能够抑制中枢神经系统，产生安静和近似生理性睡眠的药物。它们对中枢神经系统的抑制作用与使用剂量有关。同一药物在小剂量时可缓解或消除紧张、激动、烦躁、焦虑等情绪，有镇静作用；中等剂量可引起安静或嗜睡状态，有催眠作用；较大剂量时可产生抗癫痫和抗惊厥的作用。镇静催眠药按化学结构不同可分为苯二氮䓬类、巴比妥类和其他镇静催眠药。

一、苯二氮䓬类

苯二氮䓬类（benzodiazepines，BZ）是1960年以后相继问世的一类药物，安全范围大，不良反应小，临床应用广泛。目前临床常用的有20余种，本类药物有较好的抗焦虑、镇静催眠、抗惊厥、抗癫痫和中枢性肌肉松弛作用。本类药物多为1,4-苯并二氮䓬的衍生物，化学结构相似，根据 $t_{1/2}$ 的长短，可分为长效类：地西泮、氟西泮；中效类：硝西泮、奥沙西泮；短效类：艾司唑仑、三唑仑等（表3-1）。

表3-1 其他常用苯二氮䓬类药物的比较

类别	常用药物	作用特点和临床应用	不良反应及应用注意
长效类	氟西泮	催眠作用强而持久。各型失眠，尤其适用于不能耐受其他催眠药的患者	眩晕、嗜睡、共济失调等；肝、肾功能不全者及孕妇慎用，15岁以下小儿禁用
	氯氮䓬	抗焦虑、镇静催眠、抗惊厥、抗癫痫、中枢性肌肉松弛等作用；用于焦虑症，早醒、易醒，乙醇戒断症状等	嗜睡、便秘等，长期服用可产生耐受性和成瘾性；老人慎用，孕妇和哺乳期妇女禁用
中效类	硝西泮	催眠、抗惊厥、抗癫痫作用显著；适用于入睡困难者，诱导麻醉	常见嗜睡、共济失调及行为紊乱，偶见焦虑、抑郁等；肝、肾功能不全者慎用，青光眼患者禁用
	氯硝西泮	催眠、抗癫痫作用显著	
	艾司唑仑	镇静催眠、抗惊厥、抗焦虑作用显著；用于失眠，焦虑症，癫痫，麻醉前给药	可见嗜睡、乏力，1~2h后可消失

续表

类别	常用药物	作用特点和临床应用	不良反应及应用注意
短效类	三唑仑	镇静催眠作用强、快、短，不良反应少，但依赖性较强；适用于入睡困难者	眩晕、乏力、嗜睡等；孕妇和哺乳期妇女慎用，急性闭角型青光眼、重症肌无力患者禁用

地西泮（diazepam）

【体内过程】 地西泮口服吸收迅速而完全，经1h左右达峰浓度，脂溶性很高，可迅速分布至脑及脑组织。肌内注射因pH影响而吸收慢而不规则，临床上急救时应静脉注射给药，该药血浆蛋白结合率高达95%以上。主要在肝脏代谢转化为去甲地西泮、奥沙西泮等，仍具有生理活性，最后形成葡萄糖醛酸结合物由尿排出。

【作用与应用】 地西泮的作用机制主要是通过与BZ受体结合后，促进GABA与$GABA_A$受体结合，使Cl^-通道开放频率增加，导致突触后膜超极化，从而加强中枢γ-氨基丁酸（GABA）能神经的抑制功能而实现的。

（1）抗焦虑　用量小于镇静剂量时即有良好的抗焦虑作用，可显著改善恐惧、紧张、忧虑、失眠并伴有心悸、出汗、震颤等焦虑症状。由于其抗焦虑的选择性强，对各种原因引起的焦虑均有显著疗效，也可用于各种神经官能症。

（2）镇静催眠　常用量可呈现镇静催眠作用，能明显缩短入睡时间，显著延长睡眠持续时间，减少觉醒次数，而产生镇静及催眠作用。临床常用于各种失眠，尤其对焦虑性失眠效果好；也可用于麻醉前给药。该药安全范围较大，临床应用时对呼吸影响小，停药后反跳现象、依赖性和戒断症状也较轻。现在镇静催眠方面已经取代了巴比妥类药物。

（3）抗惊厥、抗癫痫　随着剂量的增加，地西泮通过抑制病灶部位的异常放电的扩散而具有明显的抗癫痫、抗惊厥作用。临床主要用于治疗破伤风、子痫、小儿高热惊厥及药物中毒性惊厥。能迅速缓解癫痫大发作症状，静脉注射是临床治疗癫痫持续状态的首选药物。

（4）中枢性肌肉松弛　有较强的肌肉松弛作用，降低肌张力的同时不影响正常骨骼肌的活动。可用于脑血管意外或脊髓损伤引起的中枢性肌强直、腰肌劳损所致的肌肉痉挛，内窥镜检查所致的肌肉痉挛。

【不良反应与用药注意】

（1）神经系统　小剂量口服毒性小，安全范围广；治疗量连续应用可出现头晕、嗜睡、乏力等副反应，大剂量服用可出现共济失调、精神错乱、口齿不清等。用药期间不宜驾驶车船、操作精细仪器、从事高空作业等。

（2）药物的依赖性　长期用药可产生耐受性和依赖性，突然停药可出现戒断症状，表现为失眠、焦虑、激动、震颤等。本药应避免长期应用，宜短期或间断性用药。停药时逐渐减量至停药，以避免戒断症状。

(3) 急性中毒 使用过量或静脉注射过快可导致引起昏迷、呼吸和循环抑制，重者可致呼吸及心跳停滞。呼吸中枢抑制严重者可用 BZ 受体阻断药氟马西尼抢救。

(4) 其他 长期应用可致畸；偶有过敏反应，如皮疹、白细胞减少等；较大剂量服用可致尿潴留、呼吸性酸中毒等。孕妇、哺乳妇女、新生儿、阻塞性肺部疾病患者忌用。有过敏史者、青光眼患者、重症肌无力者慎用，老年人剂量应减半。

课堂互动

结合所学知识分析肝药酶诱导剂如苯巴比妥、肝药酶抑制剂如西咪替丁对地西泮的作用各有何影响？合用时如何调整剂量？

二、巴比妥类

案例分析

宋某，女，49岁，烦躁、焦虑、失眠十余年。一年前开始服用异戊巴比妥，开始症状有所缓解，一段时间后，效果减弱；逐渐停药，停药后出现严重的戒断症状，为什么？

1903年德国人合成巴比妥酸盐，发现其具有催眠作用，成为临床上应用较早的一类镇静催眠药。巴比妥类药物是巴比妥酸的衍生物，目前临床常用药物有：苯巴比妥（phenobarbital）、异戊巴比妥（amobarbital）、司可巴比妥（secobarbital）、硫喷妥（thiopental），目前在临床上应用已日渐减少，主要用于抗惊厥、抗癫痫和麻醉。根据作用时间的长短，一般将巴比妥类药物分为长效、中效、短效和超短效四类，各类药物具有相似的作用，见表3-2。

表3-2 巴比妥类药物作用及用途比较

分类	药物	起效时间/h	作用维持时间/h	主要用途
长效	苯巴比妥	0.5~1	6~8	镇静催眠
中效	异戊巴比妥	0.25~0.5	3~6	镇静催眠、抗惊厥
短效	司可巴比妥	0.25	2~3	镇静催眠、抗惊厥
超短效	硫喷妥	i.v. 立即	0.25	静脉麻醉

【体内过程】 本类药物由于化学结构的差异，各药的脂溶性及体内消除方式不同，因而药效出现快慢、持续时间长短也各不相同。口服或肌内注射均易吸收，分布于全身组织与体液中。脂溶性高的易通过血－脑脊液屏障进入脑组织，显效快，维持时间短；脂溶性低的进入脑组织时速度慢，显效也慢。体内消除方式有两种，经肝脏代谢和肾脏排泄，消除速度也和脂溶性有关，见表3－2。

【作用与应用】 巴比妥类药物的中枢抑制作用，与其激活 $GABA_A$ 受体有关，主要延长 Cl^- 通道的开放时间，使细胞膜超极化。从而通过抑制多突触反应而实现的。巴比妥类药物对中枢神经系统的抑制作用随剂量的增加逐渐加强，依次表现为镇静、催眠、抗惊厥、麻醉等作用，苯巴比妥还具有抗癫痫作用。

临床主要用于小儿高热、破伤风、子痫、脑膜炎、脑炎及中枢兴奋药引起的惊厥；用于癫痫大发作和癫痫持续状态的治疗；长效及中效巴比妥类可作麻醉前给药，以消除患者手术前情绪紧张。硫喷妥钠可作静脉麻醉，诱导麻醉和基础麻醉；常与解热镇痛药合用，使其镇痛作用加强。

【不良反应与用药注意】

（1）后遗效应　服用催眠量的巴比妥类后，次晨有头晕、嗜睡、定向障碍等现象，也称“宿醉”反应。高空作业和驾驶员服用后应注意后遗效应。

（2）耐受性及依赖性　巴比妥类药物是肝药酶的诱导剂，加速自身代谢和机体对巴比妥类药物的代谢，反复或长期服用可使患者对该类药物产生耐受性及依赖性。突然停药易产生“反跳现象”和戒断症状。其中苯巴比妥是药酶诱导剂。可加速其自身及双香豆素、糖皮质激素、口服避孕药、强心苷、苯妥英钠等药物的代谢，使上述药物作用减弱、时间缩短，需加大剂量才能达到原有的作用。但停用苯巴比妥前，需减少合用药的剂量，以防中毒。

（3）急性中毒　大剂量（5～10倍催眠量）或静脉注射速度过快可发生急性中毒。主要表现为昏迷、呼吸深度抑制、血压下降甚至消失，患者多死于呼吸衰竭。解救原则为：洗胃、导泻、碱化尿液（静脉注射碳酸氢钠或乳酸钠）、利尿和血液透析等，并注意以维持呼吸和循环功能为主。还要预防感染，加强护理。

（4）过敏反应　少数人可引起药源性发热、荨麻疹、血管神经性水肿、哮喘、粒细胞减少、血小板减少性紫癜、剥脱性皮炎等。哮喘患者，严重肺功能不全者，心、肝、肾功能不良者及老年患者慎用或禁用。

三、其他类

其他镇静催眠药的作用特点见表3－3。

表 3-3　　其他镇静催眠药的作用特点

药物	药物作用特点
水合氯醛	①速效、长效；②催眠作用温和，不缩短 REMS，无宿醉后遗效应，大剂量有抗惊厥作用；③安全范围小，有耐受性和依赖性；④有局部刺激性，易致恶心、呕吐、上腹不适
唑吡坦	①速效；②镇静催眠，对正常睡眠干扰少，可缩短睡眠潜伏期，减少觉醒次数和延长总睡眠时间；③安全范围大，但与其他中枢抑制药合用可引起严重的呼吸抑制
扎来普隆	①短效；②镇静、催眠，适用于入睡困难的失眠症的短期治疗；③安全性高
甲喹酮	①速效、长效；②镇静催眠、抗惊厥、局部麻醉、止咳及抗组胺作用；③不良反应轻，但有依赖性和耐受性
佐匹克隆	①速效；②可缩短睡眠潜伏期，减少觉醒次数，适用于各种类型失眠症；③安全性较高，长期使用会产生依赖性

知识拓展

睡眠的生理意义

人的一生中，有将近1/3的时间处于睡眠状态。睡眠和健康关系密切，睡眠不好，身体机能就会发生紊乱。很久以前，英国有一种非常残酷的刑法，他们让囚犯立正，睁大眼睛，不让囚犯睡觉，再强壮的男子也熬不过10天。即使不死，也会神情恍惚，处于癫狂状态。但人为什么要睡觉，这个问题至今还没有确切的答案。

一种观点认为，睡眠是人类祖先从远古时期继承下来的一种原始本能。在远古时期，有一类动物掌握了以假死作为最后自卫的方式，在实在无路可逃的情况下，利用假死来迷惑对方，让自己躲过一劫。因为长期使用，假死的功能越来越强大，最后变成了定时睡眠。当然，这只是一种猜想，缺少证据。还有一种观点认为，睡眠是为了帮助人们恢复体力，减缓身体的、精神的甚至是大脑的疲劳。这种观点也值得商榷，有科学家就对睡眠和体力之间的变化关系进行过实证研究，发现睡眠减少的情况下，并不直接影响到人的体力。而大脑有点类似于人的心脏，是一个“永动机”，不会因为人处于睡眠状态而休息的。最近十多年来，随着分子生物学、细胞生物学、脑科学等研究的突飞猛进，人们对睡眠的作用也有了较多的了解，发现有很多种生理机能需要在睡眠状态下进行，睡眠具有修复、代谢和合成、发育、记忆巩固等功能。

任务二 抗癫痫及抗惊厥药

案例分析

刘某，男，18岁。每次发作时右手麻木、无力，后全身性强直阵挛性抽搐，持续2~5min后能够自然清醒。平时记忆力差、言语迟缓、皮肤损伤后不易愈合。经检查诊断为顶下小结癫痫－右手麻木、无力、全身阵挛性抽搐。针对此患者临床治疗原则是什么？应该选用什么药物？

一、抗癫痫药

癫痫是由多种病因引起的一种中枢神经系统慢性疾病，是脑神经元异常高频放电并向周围扩散而出现的暂时性、突发性大脑功能失调综合征。主要特征是以慢性、反复性、突发性为特点。一般根据发作的症状和脑电图的特征将癫痫分为不同类型（表3－4）。按习惯叫法，大发作、小发作、局限性发作、精神运动型发作和癫痫持续状态较多见。

表3－4 癫痫的国际分型和常用治疗药物

癫痫类型	常用治疗药物
部分性发作（局限性发作）	
单纯性部分性发作（局灶性癫痫）	卡马西平、苯妥英钠
复杂性部分性发作（颞叶癫痫或精神运动性发作）	卡马西平、丙戊酸钠
部分性发作继而全身性发作	卡马西平、苯妥英钠
全身性发作	
失神性发作（小发作）	乙琥胺、丙戊酸钠
非典型失神性发作	丙戊酸钠
肌阵挛性发作	丙戊酸钠
阵挛性发作	丙戊酸钠
婴儿痉挛	糖皮质激素、氯硝西泮
强直发作	丙戊酸钠
强直－阵挛性发作（大发作）	卡马西平、苯巴比妥、苯妥英钠、丙戊酸钠
弛缓性发作	丙戊酸钠

目前对癫痫的治疗以药物控制发作为主，常用的抗癫痫药有卡马西平、苯妥英钠、拉莫三嗪、奥卡西平、加巴喷丁、抗痫灵等。

1. 卡马西平 （carbamazepine）

【体内过程】口服吸收缓慢、不规则，2～6h 血药浓度达高峰，血浆蛋白结合率为 80%。在肝内代谢为环氧化物，后者仍有抗癫痫作用。因本品为肝药酶诱导剂，可加速自身代谢，连用 3～4 周后 $t_{1/2}$可缩短 50%。

【作用与应用】卡马西平抗癫痫作用机制与苯妥英钠相似，治疗浓度阻滞 Na^+、Ca^{2+}通道，提高放电兴奋阈值，也可阻止放电扩散，提高脑内 GABA 浓度增强其抑制作用。临床广泛用于治疗癫痫、躁狂症、三叉神经痛、神经源性尿崩症、糖尿病神经病变引起的疼痛。

【不良反应与用药注意】常见有头晕、恶心、呕吐、嗜睡、乏力等；少数病人出现共济失调、震颤、皮疹、粒细胞减少、血小板减少，偶见再生障碍性贫血、肝损害等。青光眼、严重心血管疾病患者和老年患者慎用。严重肝功能不全、妊娠初期及哺乳期妇女禁用，用药期间定期查血象和肝功能。

2. 苯妥英钠（phenytoin sodium）

【体内过程】口服吸收缓慢而不规则，经 4～12h 血药浓度达高峰，连续用药，需经 6～10d 才能达到有效稳态血药浓度。约 90% 与血浆蛋白结合，游离型药物脂溶性高，易透过血－脑屏障，脑中药物浓度是血中的 2～3 倍，癫痫持续状态时可静脉注射给药。

【作用与应用】

（1）抗癫痫 苯妥英钠对大脑皮层运动区有高度选择性抑制作用，可阻止病灶部位的异常高频放电向周围正常脑组织扩散，其作用与稳定细胞膜、降低其兴奋性，阻滞 Na^+通道、减少 Na^+内流有关。近年报道，高浓度时苯妥英钠能抑制神经末梢对 γ－氨基丁酸（GABA）的摄取、诱导 GABA 受体增生，间接增强 GABA 的作用，增加 Cl^-的通透性，使细胞膜超极化。

临床治疗全身强直阵挛发作、单纯部分性发作有满意疗效，作为首选药；对复杂部分性发作、继发性全面性发作和癫痫持续状态也有较好疗效；对失神性发作无效。

（2）治疗外周神经痛 主要用于三叉神经痛。一般服药 1～2d 见效，疼痛减轻，发作次数减少，直至完全消失。此外，对舌咽神经痛及坐骨神经痛也有一定疗效。

（3）抗心律失常 用于治疗强心苷中毒所致的室性心律失常。

【不良反应和用药注意】

（1）胃肠刺激反应 苯妥英钠碱性强，口服对胃肠道有刺激性，可致恶心、呕吐、食欲减退、上腹部疼痛、胃炎等，饭后服可减轻。静脉注射时宜选用较粗大的血管，以防引起静脉炎。

(2) 牙龈增生　多见于儿童及青少年。这是由于结缔组织增生所致，用药期间应注意口腔卫生，经常按摩齿龈可以减轻症状。一般停药3～6个月可自行消退。

(3) 血液系统反应　长期服用可抑制二氢叶酸还原酶而影响叶酸的吸收和代谢，导致巨幼细胞性贫血。少数案例可引起粒细胞、血小板减少和再生障碍性贫血，故应定期做血常规检查。

(4) 神经系统反应　血药浓度超过20μg/mL，出现眼球震颤、眩晕、共济失调；血药浓度超过40μg/mL，可引起语言障碍、精神错乱；血药浓度超过50μg/mL，可致昏睡，严重者甚至出现昏迷等。

(5) 变态反应　可见药热、皮疹。偶见剥脱性皮炎、红斑狼疮，一旦发现应立即停药。

(6) 其他　长期用药可加速维生素D代谢，引起骨软化症，可应用维生素D预防。偶有男性乳房增大、女性多毛症、淋巴结肿大、肝损害。妊娠早期用药可致畸胎，故孕妇禁用。久服骤停可致癫痫发作加剧，甚至诱发癫痫持续状态。

课堂互动

苯妥英钠抗癫痫的特点是什么？如何合理使用？

3. 拉莫三嗪 （lamotrigine）

拉莫三嗪主要作用于电压依赖性钠通道，对反复放电有抑制作用，能稳定突触前膜，抑制谷氨酸和天冬氨酸的释放。主要用于部分性发作、继发性强直阵挛性发作的单药治疗以及难治癫痫的辅助治疗。特点是疗效稳定，耐药性、副反应少，是适于长期应用的新的高效抗癫痫药物。

4. 奥卡西平（oxcarbazepine， OXC）

奥卡西平及其代谢产物单羟基衍化物，可抑制电压敏感Na^+通道，并降低细胞膜对Na^+、Ca^{2+}的通透性，也能增强GABA的抑制功能，主要用于成人及儿童部分性发作、继发性强直阵挛性发作的单药治疗以及难治癫痫的辅助治疗。

5. 加巴喷丁 （gabapentin）

加巴喷丁是一种人工合成的能自由通过血－脑脊液屏障的GABA类似物，主要用于难治性癫痫患者的强化治疗，对于强直阵挛性发作亦有效。但对失神发作无效，甚至可加重发作，对肌阵挛性发作亦无效。

6. 抗痫灵（antiepilepsirin）

本品为胡椒碱的衍生物，为我国1974年研制而成的抗癫痫药。抗痫灵对癫痫大发作疗效较好，对局限性发作次之，对混合型癫痫也有效，对小发作和精神运动性发作疗效较差。多用于其他抗癫痫药无效的案例。不良反应有食欲不振、恶心、嗜睡、共济失调等。

7. 其他

其他抗癫痫药物见表3-5。

表3-5 其他抗癫痫药物

药名	作用特点	适应证	注意事项
苯巴比妥	口服后在消化道吸收完全但较缓慢，0.5~1h起效，一般2~18h血药浓度达到峰值。本品为肝药酶诱导剂，提高药酶活性，不但加速自身代谢，还可加速其他药物代谢。大部分与葡萄糖醛酸或硫酸盐结合。可透过胎盘和分泌进入乳汁	主要用于治疗焦虑、失眠、癫痫及运动障碍，是治疗癫痫大发作及局限性发作的重要药物，也可用作抗高胆红素血症及麻醉前用药	对一种巴比妥过敏者，可能对本品过敏；肝功能不全者，用量应从小量开始；长期用药可产生精神或躯体依赖性；妊娠期长期服用，可引起依赖性及致新生儿撤药综合征；可能由于维生素K含量减少引起新生儿出血
扑米酮	中间代谢产物有苯巴比妥、苯乙基丙二酰胺、扑米酮及其代谢产物都具抗癫痫活性	临床主要用于其他抗癫痫药无效的癫痫大发作、精神运动性发作，对小发作无效	偶见有巨细胞性贫血；肝、肾功能不全者忌用；孕妇禁用；严重肝、肾功能不全者禁用；主要的毒副反应为嗜睡、性格改变和叶酸缺乏
乙琥胺	乙琥胺在胃肠道吸收迅速完全，口服治疗药峰时间为3h，成人持续用药稳态水平约在10d内达到，儿童在6d内达到。乙琥胺几乎不与血浆蛋白结合。在肝脏内代谢，以原形及肝脏代谢物共同自尿排出体外	治疗癫痫，主要用于典型失神小发作，也可用于肌阵挛发作	乙琥胺可激发其他各种发作类型，特别是全面强直-阵挛发作；曾有报告乙琥胺可引起行为、认知及精神障碍；偶可见粒细胞减少，白细胞减少、再生障碍性贫血；孕妇及哺乳期妇女应慎用；与丙戊酸钠合用可使乙琥胺的血浆药物浓度升高而导致中毒
丙戊酸钠	本品口服后迅速吸收，虽有不同口服制剂在吸收率上有所不同，但其生物利用度均接近一致。服用后血药浓度达稳态需2~3d。本品主要在肝脏代谢。代谢后主要以葡萄糖醛酸由尿中排出	本品为光谱抗癫痫药物，几乎对所有发作类型都有效。本品单药治疗原发性全身发作可控制发作75%~90%。本品在动物实验上发现具有抗抽搐作用	成人与儿童在应用大剂量本品和其他抗癫痫药物时可发生胰腺炎；用药一年后可发生良性原发性震颤；可发生胎儿神经管发育缺陷，即脊椎裂；本品不影响口服避孕药功效

二、 抗惊厥药

惊厥是由多种原因引起的全身骨骼肌不自主的强烈收缩，是中枢神经过度兴奋所致。常用的抗惊厥药有苯二氮䓬类、巴比妥类及水合氯醛等，注射硫酸镁也具有抗惊厥作用。

硫酸镁（magnesium sulfate）

注射给药有抑制中枢、松弛骨骼肌和降压作用，可用于各种原因所致的（尤其对子痫疗效好）惊厥。

知识拓展

癫痫药物治疗需要注意的问题

抗癫痫治疗的主要目标是中止癫痫发作，同时应避免或最大限度地减轻不良反应，尽可能使患者获得理想的远期预后和最佳的生活质量。癫痫药物治疗需要注意的问题如下。

（1）按类型选择抗癫痫药物　抗癫痫药物选择的最基本依据是按癫痫发作类型和/或癫痫综合征类型选药，即药物的作用谱。

（2）尽量单药治疗与合理的联合用药　单药治疗具有不良反应少、无明显的药物相互作用、患者依从性较好、费用少等特点。新诊断患者首选单药治疗，其发作中止率达47%。第一个单药治疗无效，可考虑换用另外一个单药治疗，第二个单药治疗，仍然有13%达到无发作。

单药治疗确实无效时，可考虑多药联合治疗，以不超过3种药物为宜。联合用药尽量使用抗癫痫机制不同的、具有药代动力学和药效学互补优势的抗癫痫药物，同时最好能使不良反应互相抵消或互不加重。

（3）必要的治疗药物检测，提高AED的疗效和安全性　治疗药物检测（TDM）通过测定血清中药物浓度，使给药方案个体化，提高疗效，避免或减少中毒，并根据药代动力学参数和临床效应制定和调整用药方案，使癫痫的治疗个体化，合理化，从而减少选药、调量、换药及停药的盲目性，降低药物毒副作用，提高疗效。

（4）合理使用新抗癫痫药物　由于传统抗癫痫药物的局限性，临床上需要耐受性强、疗效更好、副作用小的新药，于是新抗癫痫药出现了。1978年美国FDA首次批准的新药非氯酯和加巴喷丁，开创了抗癫痫新药的新纪元。以后上市的拉莫三嗪等新药，对新诊断的癫痫或难治性癫痫具有相对满意的疗效。这些新抗癫痫药有它独特的作用谱及副作用，必须合理使用。

任务三 抗精神失常药

案例分析

患者，女，32岁，平日上进心强，性格直率，爱说笑。由于工作失误，被领导在会上点名批评，当晚患者心烦少食，次日说话语无伦次，东奔西跑，时而跪地磕头，时而哭闹不止，劝止无效。到医院被诊断为“躁狂型精神分裂症”。针对此患者，临床可采取哪些治疗原则和方法？可选用什么药物？

精神失常是由多种原因引起的以精神活动障碍为主的一类疾病，临床上最常见的为精神分裂症、躁狂抑郁症及焦虑症等。治疗精神失常药物按临床应用可分为抗精神病药、抗躁狂抑郁药、抗焦虑药。

一、精神分裂症

精神分裂症（schizophrenia）是一组病因未明的精神疾病，具有知觉、思维、情感和行为等方面的障碍，以精神活动和环境不协调为特征。通常意识清晰，智力尚好，部分患者可出现认知功能损害。多起病于青壮年，常缓慢起病，病程迁延，有慢性化倾向，但部分患者经合理治疗能痊愈或基本痊愈。

（一）临床表现和分型

1. 临床表现

（1）感知觉障碍　表现为错觉、幻觉、感知综合障碍等。最突出的是幻觉，以言语性幻听最为常见。

（2）思维障碍　①思维内容障碍主要指妄想，很常见，以被害妄想和关系妄想最多见，可见于各个年龄层。②思维形式障碍，主要表现为思维联想过程缺乏连贯性和逻辑性，这是精神分裂症最具有特征性的症状。患者可出现思维散漫、思维破裂、病理性象征性思维、词语新作、逻辑倒错性思维、内向性思维、思维贫乏等。

（3）情感障碍　主要表现为情感迟钝或平淡。也可表现为对客观刺激做出不相称或截然相反的情绪反应，即情感不协调或情感倒错。

（4）意志与行为障碍　①意志减退，较发病前显得明显孤僻、懒散，常闭门不出、社交退缩。②行为障碍，可表现为行为怪异、愚蠢幼稚，也可表现为紧张症状群，如刻板、模仿动作、违拗、作态，甚至木僵或突然兴奋冲动。

2. 临床分型

（1）根据精神分裂症的临床特征分型

①偏执型：最为常见，多在青壮年或中年起病，起病形式缓慢。以相对稳定的妄想为主要临床表现，常伴有幻觉（特别是幻听）。预后多较好。

②青春型：多在青春期发病，起病较急，病情进展快，多在 2 周之内达到高峰。以联想障碍为主，突出表现为精神活动的全面紊乱。思维破裂或明显松弛，行为不可预测，缺乏目的。病情较易恶化，预后欠佳。

③紧张型：常急性发作，以明显的精神运动紊乱为主，外观呆板。可交替出现紧张性木僵与紧张性兴奋，或被动性顺从与违拗，预后较好。

④单纯型：不多见，起病隐匿，缓慢发展，病程至少 2 年，以思维贫乏、情感淡漠、意志缺乏和社会性退缩等阴性症状为主要表现，预后较差。

⑤未定型（混合型或未分化型）：通常指符合精神分裂症诊断标准，具有明显的阳性精神病症状，如妄想、幻觉等，但又不符合上述各型诊断标准或为其混合形式者。

⑥其他：如儿童或晚发性精神分裂症，或残留型、慢性衰退型等。

（2）将精神分裂症按阳性症状和阴性症状进行分型　阳性症状指精神功能的异常亢进，包括幻觉、妄想、明显的思维障碍、反复的行为紊乱和失控。阴性症状指精神功能的减退或缺失，包括情感平淡、言语贫乏、意志缺乏、无快感体验、注意障碍。

①Ⅰ型精神分裂症：以阳性症状为主，对抗精神病药物反应良好，无认知功能改变，预后良好，生物学基础是多巴胺功能亢进。

②Ⅱ型精神分裂症：以阴性症状为主，对抗精神病药物反应差，伴有认知功能改变，预后差，生物学基础是脑细胞丧失退化（额叶萎缩），多巴胺功能没有特别变化。

（二）抗精神病药分类

抗精神病药主要用于治疗精神分裂症和其他具有精神病症状的精神障碍。这类药物在通常的治疗剂量并不影响患者的智力和意识，却能有效地控制患者的精神运动兴奋、幻觉妄想、敌对情绪、思维障碍和行为紊乱等精神症状。新一代抗精神病药还可以改善动力低下和社会退缩等精神分裂症的阴性症状。

本类药主要用于治疗精神分裂症，也可用于躁狂抑郁症的躁狂症状，也称为抗精神分裂症药。根据化学结构可将其分为吩噻嗪类、硫杂蒽类、丁酰苯类及其他类。

1. 吩噻嗪类

此类药物化学结构特点是都具吩噻嗪的基本结构，根据其侧链不同，又分为二甲胺类（氯丙嗪）、哌嗪类（奋乃静、氟奋乃静、三氟拉嗪）及哌啶类（硫利达嗪），它们具有相似的药理作用。目前国内以氯丙嗪应用最广泛，为代表药物。

氯丙嗪（chlorpromazine，冬眠灵）

【体内过程】口服易吸收，2～4h 达峰血药浓度，$t_{1/2}$ 约 30h。其首关消除明显，个体差异较大；肌内注射吸收迅速，血浆蛋白结合率约90%，亲脂性高，易透过血－脑脊液屏障，脑中药物浓度可达血药浓度的10倍。主要经肝脏代谢，多种代谢物及葡萄糖醛酸结合物，经肾排泄。

【作用与应用】氯丙嗪通过阻断中脑边缘和中脑皮质内的多巴胺受体（D_2受体）发挥抗精神病作用，此外也能阻断α受体、M受体、5－HT受体和H_1受体等。

（1）对中枢神经系统的作用

①抗精神病作用：正常人服用治疗量的药物后，出现镇静、安定作用，表现出感情淡漠、对周围事物不感兴趣，环境安静可诱导入睡。精神病人服药后，能迅速控制兴奋躁动临床症状，连续长期用药，可使精神分裂症病人消除幻觉、妄想，减轻思维障碍，理智恢复，生活自理。适用于治疗急、慢性精神分裂症、躁狂症、反应性精神病及其他重性精神病的对症治疗，可控制兴奋、攻击、妄想、幻觉、思维联想障碍及木僵等症状。不适用于伴随意识障碍而产生的精神异常。

②镇吐作用：氯丙嗪镇吐作用强，小剂量对延髓第四脑室底部极后区的催吐化学感受区（CTZ）的多巴胺受体有抑制作用，大剂量时能直接抑制呕吐中枢。但对刺激前庭引起的呕吐无效。用于治疗多种疾病（妊娠中毒、尿毒症、癌症、放射病等）和一些药物（吗啡、洋地黄、四环素等）所致的呕吐。但对晕动病所致的呕吐无效。也可用于顽固性呃逆。

③对体温调节的影响：小剂量的氯丙嗪（50mg）即能对下丘脑体温调节中枢有强的抑制作用，使体温调节失灵，可使恒温动物的体温随环境温度的变化而有所升降。不但能降低发热体温，而且还能降低正常体温。氯丙嗪的降温作用随外界环境温度而变化，在低温环境中体温降低，在高温环境中，体温升高。氯丙嗪与异丙嗪、哌替啶等组成人工冬眠合剂，可使患者基础代谢降低，器官功能活动减少，耗氧量减低而至“人工冬眠”状态。可用于严重创伤或感染、高热惊厥、中暑、破伤风、甲状腺危象等的辅助治疗。

④对内分泌系统的影响：氯丙嗪能减少下丘脑催乳素抑制因子，使催乳素的分泌增加，导致乳房增大、泌乳及停经。还可抑制垂体生长激素、促肾上腺皮质激素和促性腺激素的释放。

⑤加强中枢抑制药的作用：氯丙嗪可加强麻醉药、镇静催眠药、镇痛药等中枢抑制药的作用，因此上述药物与氯丙嗪合用时应适当减量。

（2）对自主神经系统的影响　氯丙嗪明显阻断α受体，能抑制血管运动中枢和直接扩张血管，可翻转肾上腺素的升压作用，使血压下降。氯丙嗪对M受体也有较弱的阻断作用，大剂量时可产生类似阿托品样的作用。

【不良反应与用药注意】氯丙嗪长期大量应用，不良反应较多。

一般不良反应有以下几条：

（1）锥体外系反应　常见中枢抑制症状如嗜睡、无力、情感淡漠等；阻断M

受体可致口干、便秘、视力模糊、眼压升高等；阻断 α 受体症状如鼻塞、体位性低血压、心悸等；长期用药造成激素水平紊乱而出现乳房肿大、泌乳、排卵延迟、不育症、儿童出现生长缓慢的现象；氯丙嗪局部刺激性较强，肌内注射应选择深部，反复注射应交替部位，静脉注射可引起血栓性静脉炎，应稀释后缓慢注入。

（2）锥体外系反应　是长期大剂量应用氯丙嗪治疗精神分裂症时最常见的不良反应，原因是其阻断黑质－纹状体 D_2 受体而产生的。常见的有：①帕金森综合征，多见于中老年人，主要表现肢体震颤、肌张力增高、运动减少等，发生率约30%；②静坐不能，多见于中青年人，表现为坐立不安，徘徊不定；③急性肌张力障碍，多见于青少年，以肌肉痉挛为特点，主要表现在头颈部肌肉，出现强迫张口、伸舌、斜颈等头颈部怪异动作。以上三类症状都可用抗胆碱药缓解；④迟发性运动障碍，表现为不自主、有节律的刻板运动，特别以口、舌、面部不自主运动最常见，有时伴有肢体或躯干的舞蹈样动作。迟发性运动障碍停药后仍可长期存在。

（3）变态反应　常见有皮疹、接触性皮炎及光敏性皮炎，也有剥脱性皮炎发生。另有粒细胞缺乏症、溶血性贫血及再生障碍性贫血的报道。

（4）急性中毒　一次吞服超大剂量（1～2g）的氯丙嗪，可出现血压急剧下降、心动过速、昏睡等急性中毒症状，应立即停药。

吩噻嗪其他药物的作用特点及应用见表3－6。

表3－6　　吩噻嗪其他药物的作用特点及应用

药名	作用特点及应用
奋乃静	抗精神病作用、镇吐作用较强。对幻觉、妄想、焦虑、紧张、激动等症状有效，也可用于症状性精神病。毒性较低，锥体外系反应较多
氟奋乃静	抗精神病作用与镇吐作用较强，主要用于治疗精神病，对急、慢性精神分裂症，尤其对妄想型与紧张型较好
硫利达嗪	降血压作用、抗胆碱作用、镇静作用、抗呕吐作用较强，是吩噻嗪类药物中锥体外系反应最少者。主要用于治疗精神分裂症
三氟拉嗪	抗精神病作用与镇吐作用较强，主要用于治疗精神病，对急、慢性精神分裂症，尤其对妄想型与紧张型较好

2. 硫杂蒽类

硫杂蒽类的基本结构与吩噻嗪类相似，代表药是氯普噻吨，此外还有氟哌噻吨（flupentixol）、替沃噻吨（thiothixene）等。

氯普噻吨（chlorprothixene，泰尔登）

氯普噻吨抗精神病作用不如氯丙嗪，但镇静作用较氯丙嗪强，有一定的抗抑郁作用。适用于伴有焦虑、抑郁症的精神分裂症，更年期精神病及焦虑性神经官能症。

3. 丁酰苯类

丁酰苯类的化学结构与吩噻嗪类完全不同，但药理作用却相似，为一类强效抗精神病药。

氟哌啶醇（haloperidol）

氟哌啶醇药理作用与氯丙嗪相似，抗躁狂、幻觉、妄想，作用显著，镇吐作用也强，锥体外系反应明显，发生率达85%。长期大量应用可致心肌损害。主要用于急、慢性精神分裂症，也可用于止吐及顽固性呃逆。

氟哌利多（droperidol）

氟哌利多作用与氟哌啶醇相似，但体内代谢迅速，作用维持时间短。临床上用于治疗精神分裂症的兴奋躁狂状态。利用其安定作用及增强镇痛药作用的特点，与芬太尼配伍，用于“神经安定镇痛”。

4. 其他类

利培酮（risperidone）

利培酮是新一代的抗精神病药，与 $5-HT_2$ 受体和多巴胺 D_2 受体有较强的亲和力。其用量少、见效快、疗效好，治疗依从性优于其他抗精神失常药。用于治疗急性和慢性精神分裂症以及其他各种精神病性状态明显的阳性症状（如幻觉、幻想、思维紊乱、敌视、怀疑）和明显的阴性症状（如反应迟钝、情绪淡漠及社交淡漠、少语）。也可减轻与精神分裂症有关的情感症状（如抑郁、负罪感、焦虑）。不良反应较轻，可见乏力、困倦等，锥体外系反应轻。

舒必利（sulpiride）

舒必利属苯酰胺类药物，为选择性 D_2 受体阻断药，对精神分裂症幻觉、妄想、抑郁症状有较好疗效，对兴奋躁动作用较弱。锥体外系反应轻微。镇吐作用强，可用于止吐。

五氟利多（penfluridol）

为长效抗精神病药，药理作用与氟哌啶醇类似，作用持续时间长，每周口服1次即可。锥体外系副作用发生率约60%。可用于各类精神分裂症，尤其适用于慢性患者的维持和巩固治疗。

氯氮平（clozapine）

属苯二氮䓬类药物，能选择性阻断中脑边缘系统的多巴胺受体，抗精神病作用较强。用于急、慢性精神分裂症，对用其他药治疗无效的案例仍可有效。对黑质纹状体的多巴胺影响小，几乎无锥体外系反应。缺点是可引起粒细胞减少，应定期检查血象。

奥氮平（olanzapine）

为DA受体和 $5-HT_2$ 受体平衡拮抗剂，与氯氮平作用相似，对精神分裂症阳性、阴性症状都有效，兼有抗焦虑作用。本药物半衰期长，可每日1次给药，治疗依从性较好。初始剂量为每日5～10mg，一般治疗剂量为每日10～20mg，有时需增至每日30mg。其极少出现锥体外系反应和粒细胞缺乏症，对心血管系统影响也较轻。常见的不良反应有镇静、体位性低血压和体重增加。

喹硫平（quetiapine）

喹硫平对5－HT_2受体的阻滞作用大于对DA受体的阻滞作用，对精神分裂症阳性、阴性症状都有效。其特点是锥体外系不良反应发生率很低，几乎没有抗胆碱能不良反应，无粒细胞缺乏不良反应。主要不良反应是嗜睡、头晕和体位性低血压，可引起催乳素水平暂时升高。

齐拉西酮（ziprasidone）

齐拉西酮对精神分裂症的阳性、阴性症状和情感症状有治疗效果。5－HT_2和多巴胺D_2受体的强拮抗剂，锥体外系不良反应少，外周抗胆碱作用也不明显，对糖、脂代谢影响小。适用于催乳素水平升高、体重明显增加及迟发性运动障碍的患者。典型的不良反应是Q－T间期延长，故治疗期间，应避免与其他可能导致Q－T间期延长的药物合用，并纠正可能增加心律失常风险的电解质紊乱等情况。其他不良反应有嗜睡、头晕、恶心和头重脚轻，偶有心动过速、便秘和体位性低血压。

阿立哌唑（aripiprazole）

阿立哌唑药理作用与第一代和第二代抗精神病药均有所不同，为5－羟色胺－多巴胺系统稳定剂，既可以治疗精神分裂症的阳性症状。也可以治疗阴性症状和认知功能损害，与其他抗精神病药的疗效相当。常见不良反应是头痛、焦虑、困倦、兴奋、静坐不能和恶心等，对催乳素水平和体重无明显影响。

二、抗躁狂抑郁症药

躁狂抑郁症是情感性精神病，主要特征为躁狂或抑郁症状两者之一反复发作，或躁狂症与抑郁症交替发作。其病因尚不清楚，但药理学及生物化学的研究表明，与脑内单胺类神经递质有关，5－HT缺乏可能是其发病的基础，当去甲肾上腺素能神经功能亢进易出现躁狂，NA能神经功能不足易出现抑郁。

碳酸锂（lithium carbonate）

【体内过程】口服易吸收快而完全，单次给药后2～4h后达峰血药浓度，成人$t_{1/2}$约为24h，少年为18h，老人则为36～48h。不与蛋白质结合，锂离子先分布于细胞外液，然后逐渐蓄积于各组织中。主要经肾排泄，增加钠盐摄入，可促进锂排出。

【作用与应用】碳酸锂抗躁狂的机制是能抑制神经末梢Ca^{2+}依赖性的去甲肾上腺素和多巴胺释放，促进神经细胞对突触间隙中去甲肾上腺素的再摄取，增加其转化和灭活，从而使去甲肾上腺素浓度降低，还可促进5－羟色胺合成和释放。

治疗量对正常人精神活动几乎无影响，对躁狂症状则有显著疗效。主要用于治疗情感性精神病躁狂症。作用开始慢，可与抗精神病药合用，取得协同效果。主要用于治疗躁狂症。对精神分裂症的兴奋躁动也有效，与抗精神病药合用疗效较好，还可以缓解锂盐所致的恶心、呕吐等副作用。

【不良反应与用药注意】不良反应多，用药初期有恶心、呕吐、腹泻、乏力、肢体震颤、口干、多尿等。继续用药1~2周后症状可逐渐减轻或消失。此外还有抗甲状腺作用而致甲状腺肿大、白细胞升高等。血药浓度大于2mmol/L即可中毒，表现为意识障碍，甚至昏迷、深反射亢进、共济失调、震颤、肌张力增高及癫痫发作等中枢神经症状，应立即减量或停药。

三、 抗抑郁药

抑郁症是以情绪低落、言语减少、行动迟缓、常自责自罪为特征的精神障碍。常用的抗抑郁症药物主要是三环类抗抑郁药物（TCAs）、NA再摄取抑制剂、5-HT再摄取抑制剂。

案例分析

张女士，46岁，晚上入睡难，早醒，有时汗多、心慌、紧张，食欲减退，体重减轻。头脑反应慢，记忆力明显下降，脑子空荡荡的，对任何事情都没有兴趣，也没有精力完成工作，每天度日如年，常常自怨自责，近期多次流露自杀的念头，自服催眠药物无明显效果。医生诊断张女士患了抑郁症。对此患者临床治疗原则是什么？应该选用什么药物？

1. 三环类抗抑郁药物

丙咪嗪（imipramine）

【体内过程】丙咪嗪抗抑郁作用起效慢，需2~3周显效。口服吸收良好，2~8h达峰血药浓度，$t_{1/2}$为10~20h，吸收后广泛分布于全身组织，以脑、肝、肾及心肌分布较多。主要被肝代谢，其中间代谢产物地西帕明仍有较强的抗抑郁作用。丙咪嗪及地西帕明以葡萄糖醛酸结合物形式经肾排出。

【作用与应用】丙咪嗪抗抑郁的作用机制尚不明确。目前认为，可能是通过抑制NA和5-HT的再摄取而发挥抗抑郁的作用的。用于各类型的抑郁症治疗，对内源性、反应性及更年期抑郁症疗效较好，对精神分裂症的抑郁状态疗效较差。还可用于强迫症的治疗。

【不良反应与用药注意】常见不良反应是抗胆碱和对心血管作用，引起口干、便秘、眼内压升高、散瞳、尿潴留、体位性低血压、心悸、心律失常等。中枢神经系统症状是乏力、头晕等，少数人转为躁狂兴奋。偶见皮疹，粒细胞减少及阻塞性黄疸等变态反应。禁用于前列腺肥大和青光眼患者，严重心、肝、肾疾病患者和青光眼、癫痫、孕妇、儿童、过敏者禁用。

【药物相互作用】

（1）与巴比妥类、乙醇及口服避孕药合用，会降低疗效。

（2）与吩噻嗪类抗精神病药合用，可增强疗效。

（3）与单胺氧化酶抑制剂合用，可相互增强毒性，换药时需停药 2 周。

（4）与儿茶酚胺类合用，可致高血压反应。

其他 TCAs 有地昔帕明（desipramine）、阿米替林（amitriptyline）、多塞平（doxepin）。三环类抗抑郁药的作用特点、不良反应及用药注意比较见表 3 - 7。

表 3 - 7　三环类抗抑郁药的作用特点、不良反应及用药注意比较

药物	作用特点	不良反应及用药注意
丙咪嗪	起效慢，2 ~ 3 周起效	不良反应多。与其他药物合用时需注意药物相互作用
地昔帕明	起效快，作用比丙咪嗪强，1 周后起效	不良反应较少。与其他药物合用需注意药物相互作用
阿米替林	起效快，作用比丙咪嗪强，1 ~ 2 周后起效，具有催眠和抗焦虑作用	抗胆碱作用多见，如口干、视力模糊、排尿困难。心血管副作用较轻，偶致心律失常。不能与单胺氧化酶抑制剂合用
多塞平	作用比丙咪嗪弱，但有抗焦虑作用	同阿米替林

2. NA 再摄取抑制剂

本类药有马普替林（maprotiline）、米安色林（mianserin），为广谱抗抑郁药，具有起效快、不良反应小等优点，适用于各型抑郁症，特别适用于老年患者。

3. 5 - HT 再摄取抑制剂

5 - HT 再摄取抑制剂为第三代抗抑郁药，常用药物有氟西汀（fluoxetine，百忧解）、帕罗西汀（paroxetine，赛洛特）、舍曲林（sertraline，郁乐复）、曲唑酮（trazodone）等。该类药物发展较快，已开发的品种达 30 余个，作用与三环类药物相似，但心血管的不良反应小，也不损害精神运动功能，对心血管和自主神经系统功能影响小、具有抗抑郁和抗焦虑双重作用。本药适用于各型抑郁症及伴有抑郁状态的焦虑症患者，也可用于病因不清且其他药物疗效不佳或不能耐受其他药物的抑郁症患者。不能与单胺氧化酶抑制剂合用。哺乳期妇女及儿童禁用。

知识拓展

抑郁症的心理干预治疗

抑郁症是严重精神疾病之一，有高患病率、高复发率、高疾病负担及高自杀死亡率。据全球疾病调查估计，到2020年重性抑郁所导致的功能残疾将仅次于缺血性心肌病，位居第二，因此，应该重视抑郁症的治疗。心理干预在抑郁症的治疗过程中占有重要的地位。我国目前抑郁症患者达3000万。到2020年，抑郁症将成为我国继心血管病后的第二大疾病。全球处方量最多的10种药品中，抗抑郁药占了3种。心理干预方法如下。

（1）工娱治疗　工娱治疗不仅可以转移患者的注意力，还可以使患者很快融入集体活动中，从而改善情绪、保持良好的心态。常用的工娱治疗有下围棋、打羽毛球、打乒乓球、打牌、跑步等，如果患者不喜欢这些活动，还可以让患者参加一些有意义的活动。培养患者的兴趣爱好。在运动过程中，可以使患者消耗大量的体力，对改善夜间睡眠也有相当的作用。然而，不要让患者参加过于激烈的活动，如蹦极、跳伞等，以免引起不良后果。

（2）音乐治疗　音乐治疗可以让患者在休闲时间多欣赏一些轻快、和谐、柔和的音乐，让患者的情感融入音乐的情境中，受到音乐情境感染，保持愉快的情绪，缓解心理压力，患者的心理状况就不会维持在较低落的状态。采用音乐治疗过程中，不要让患者听一些悲伤的音乐或慷慨激昂的音乐，以免情绪发生大幅度的波动，否则，效果适得其反。

（3）写健康日志　指导患者通过写日志的形式记下一天发生的事和感受，这是患者发泄情绪的一种形式，同时护士可以通过日志了解患者的心理动态，从而对患者进行有针对性的心理疏导。

（4）加强健康教育　加强健康教育是为了让患者更加了解疾病相关知识、抑郁症的发病机制、饮食、疾病转归以及如何配合医护人员进行治疗和护理，了解疾病的注意事项，避免生活中引发疾病的一些不良因素，让患者朝着积极的方向发展。除了对患者进行健康宣教，也要对患者的家属进行同样的健康宣教，因为有了家人的支持、帮助和鼓励，才会让患者树立与疾病抗争到底的坚定信心。

（5）定期召开座谈会　可以将同是抑郁症的患者召集起来，定期召开座谈会，让患者自由表达心里的想法和感受，以产生共鸣，然后彼此帮助对方解决问题，彼此开导。护士也可以参加，给予患者一些合理的建议。在患者充分的交流和互动中，产生思想碰撞，获得内心感悟，从而达到澄清观念、提高认识、改变行为、促进人格健康发展的目的。

（6）有效心理沟通　护士要经常下病房，与患者面对面地进行有效心理沟通，特别是实行优质护理服务以来，更是强调这点，与患者零距离接触，了解患者心理动态，倾听患者的烦恼。在此过程中要尊重患者，不可中途打断患者的话语，不可对患者的偏激行为强行纠正，必须以非语言动作予以鼓励和温暖，然后再找适当的时机开导患者，将患者引入正轨。

任务四 镇痛药

案例分析

53 岁男性患者，3 个月前曾发生急性心肌梗死，经治疗后基本好转，已两周未用药。今晚突发剧咳而憋醒，不能平卧，且咳出粉红色泡沫样痰，病人烦躁、大汗淋漓。查体：心率 120 次/min、呼吸 38 次/min、血压 160/94mmHg，两肺野可闻及密集小水泡音。此患者被诊断为心源性哮喘。

针对此患者临床治疗原则是什么？可选用什么药物？

疼痛是机体受到伤害性刺激而产生的一种主观感觉，是机体的一种保护性反应，常伴有不愉快的情绪反应。疼痛按其发生的性质分为慢痛（或称钝痛）和快痛（或称锐痛）。本项目中所介绍的镇痛药是一类主要作用于中枢神经系统，具有选择性消除或减轻疼痛以及疼痛引起的精神紧张和烦躁不安等情绪反应的作用，但不影响意识和其他感觉的药物。其作用机制不同于解热镇痛抗炎药，能缓解解热镇痛抗炎药不能控制的剧烈疼痛，如严重创伤、烧伤、外科手术及恶性肿瘤等引起的急性锐痛。由于本类药物作用于中枢神经系统，长期应用能产生耐药性和成瘾性，故需按照“麻醉药品管理条例”管理。

目前临床常用的镇痛药分为：①阿片生物碱类镇痛药：盐酸吗啡、可待因；②人工合成镇痛药：盐酸哌替啶、芬太尼、美沙酮、喷他佐辛、布托啡诺；③其他镇痛药：曲马多、罗通定等；④阿片受体拮抗剂：纳洛酮、纳曲酮、烯丙吗啡。

一、 阿片生物碱类镇痛药

1. 盐酸吗啡（morphine hydrochloride）

吗啡是阿片的主要药用成分，镇痛效果良好，至今仍用于临床，并且被列入我国国家基本药物目录。

【体内过程】吗啡口服后易吸收，但因首关效应显著，口服生物利用度仅达 25%，故常采用注射途径给药，皮下注射 30min 后吸收 60%。肌内注射吸收良好。少量通过血－脑脊液屏障进入中枢发挥作用。可通过胎盘屏障进入胎儿体内。$t_{1/2}$ 2.5～3h，60%～70%在肝中与葡萄糖醛酸结合，10%脱甲基生成去甲吗啡；代谢物及原形主要经肾排泄，少量经胆汁和乳汁排泄。

【作用与应用】 吗啡的作用可通过①激动脊髓胶质区、脑室导水管周围灰质和丘脑内侧的阿片受体，形成突触前抑制，减少P物质释放，产生脊髓和脊髓以上水平的镇痛效应；②激动边缘系统、蓝斑核的阿片受体，激活了脑内"抗痛系统"，阻断痛觉传导，产生中枢性镇痛作用，并消除疼痛的情绪反应，产生欣快感；③激动中脑盖前核的阿片受体呈现缩瞳效应；④激动延脑孤束核的阿片受体产生镇咳、呼吸抑制，血压下降的症状；⑤激动脑干极后区，孤束核、迷走神经背核等部位的阿片受体导致胃肠道活动改变等。

（1）中枢神经系统

①镇痛和镇静：吗啡镇痛作用强大，对各种类型疼痛均有强大的镇痛作用。对慢性持续性钝痛的效果优于急性间断性锐痛，同时不影响意识和其他感觉。皮下注射吗啡5～10mg显著减轻或消除疼痛，镇痛作用维持4～5h。吗啡还可消除因疼痛引起的焦虑、紧张等情绪反应，并可产生镇静和欣快感，有利于提高病人对疼痛的耐受力和加强吗啡的镇痛效果。临床上除晚期癌症诱发的剧痛可以长期应用外，通常短期应用于其他镇痛药无效的急性锐痛，如严重外伤、骨折和烧伤等。对急性心肌梗死引起的剧烈疼痛者如血压正常，不仅止痛，还可减轻患者焦虑情绪和心脏负担。治疗内脏绞痛时，应与解痉药阿托品合用。

②抑制呼吸：吗啡通过降低呼吸中枢对二氧化碳的敏感性以及直接抑制呼吸调节中枢两种机制产生呼吸抑制作用。使呼吸频率变慢，潮气量减少，剂量增大，呼吸抑制作用增强，急性中毒时呼吸频率可减至每分钟2～3次。吗啡尚可扩张外周血管，降低外周阻力，减轻心脏的负荷，临床可用于治疗心源性哮喘。

③催吐：兴奋延髓催吐化学感受区（CTZ），引起恶心和呕吐。连续用药时催吐作用可消失。

④镇咳：抑制延髓咳嗽中枢，取消咳嗽反射，镇咳作用强。因易成瘾，临床常用可待因代替。镇咳作用机制可能与吗啡激动延髓孤束核阿片受体有关。

⑤其他：兴奋动眼神经缩瞳核，引起瞳孔缩小。针尖样瞳孔可作为诊断吗啡过量中毒的重要依据之一；可促进抗利尿激素、催乳素和促生长激素释放；抑制黄体生成素释放。

（2）心血管系统 吗啡扩张阻力血管和容量血管，引起直立性低血压。其降压作用与吗啡促组胺释放，扩张血管有关；也与吗啡作用于孤束核阿片受体，使中枢交感张力降低有关。由于吗啡抑制呼吸中枢，造成二氧化碳潴留，引起脑血管扩张和脑血流量增加，导致颅内压升高。因此，颅脑外伤和颅内占位性病变者禁用。

（3）兴奋平滑肌

①胃肠道：可兴奋胃肠道平滑肌和括约肌，引起痉挛，使胃排空和推进性肠

蠕动减弱。吗啡尚可抑制消化液分泌；同时还可抑制中枢，使患者便意迟钝。最终导致肠内容物推进受阻，引起便秘。

②胆道：治疗量吗啡可引起胆道平滑肌和括约肌收缩，升高胆道和胆囊内压，引起上腹部不适，甚至引起胆绞痛。

③其他平滑肌：治疗量吗啡增强子宫平滑肌张力，影响分娩，延长产程。增强膀胱括约肌张力，收缩输尿管，导致尿潴留。因此，胆绞痛和肾绞痛患者不宜单独使用吗啡。对支气管哮喘患者，治疗量吗啡可诱发哮喘，故哮喘患者禁用。

④免疫系统：阿片类药物对细胞免疫和体液免疫均有抑制作用，它们可能是神经系统与免疫系统之间的重要联系环节。这种作用的临床意义尚不清楚；但是有证据表明长期滥用药物者机体免疫功能低下，易患感染性疾病。

【不良反应与用药注意】

（1）一般不良反应　治疗量吗啡可引起眩晕、恶心、呕吐、便秘、呼吸抑制、排尿减少等。

（2）耐受性和依赖性　连续多次应用后易产生。必须按国家颁布的《麻醉药品管理条例》限制使用，一般连续用药不得超过 1 周。耐受性表现为对吗啡的需求量增大及用药间隔时间缩短；产生依赖性的患者，在停药后 6～10h 出现戒断症状，36～48h 症状最严重。表现为流涕、流泪、出汗、呕吐、腹泻、发热、瞳孔散大、震颤、肌肉疼痛、焦虑、兴奋、失眠，甚至虚脱和意识丧失等。产生依赖性的患者往往不择手段地获取药物，对家庭和社会危害极大。

（3）急性中毒　表现为昏迷、呼吸抑制、瞳孔缩小呈针尖样、血压下降甚至休克或死亡。致死的主要原因是呼吸麻痹。抢救时应采取人工呼吸、吸氧和应用阿片受体阻断药纳洛酮等措施。

课堂互动

吗啡中毒有哪些主要表现？应采取怎样的急救方法？

【禁忌证】

（1）诊断未明的急性腹痛者禁用。

（2）禁用于分娩止痛和哺乳期妇女止痛。

（3）支气管哮喘和肺心病患者禁用，由于吗啡抑制呼吸中枢及咳嗽反射，释放组胺收缩支气管，诱发或加重哮喘及缺氧。

（4）颅脑损伤致颅内压增高的患者（因吗啡可扩张脑血管、升高颅内压）、肝功能严重减退的患者、新生儿及婴儿禁用。

2. 可待因（codeine，甲基吗啡）

可待因是吗啡的一个重要的衍生物。临床上用其磷酸盐，常含有一个半分子的结晶水，又称甲基吗啡。口服易吸收，其本身并无药理活性，在体内约有10%脱甲基后转变为吗啡。血浆半衰期为3～4h。其特点是镇痛作用为吗啡的1/12～1/10，持续时间相似；镇咳作用为吗啡的1/4；对呼吸中枢抑制较轻，无明显镇静作用，也无明显便秘、尿潴留及体位性低血压等不良反应。临床上主要用于治疗剧烈干咳及中等程度的疼痛。

二、人工合成镇痛药（人工合成阿片受体激动剂）

该类药物与吗啡作用机制相似，常在临床上作为吗啡的合成代用品。代表药物有盐酸哌替啶、芬太尼、美沙酮等。

1. 盐酸哌替啶（pethidine hydrochloride，杜冷丁）

【体内过程】本品口服易吸收，生物利用度为40%～60%，$t_{1/2}$约3h；皮下或肌肉注射吸收更快，起效快，临床常采用注射给药。血浆蛋白结合率约60%。主要在肝脏代谢为哌替啶酸和去甲哌替啶。去甲哌替啶具有中枢兴奋作用，可产生幻觉甚至惊厥。反复大剂量使用哌替啶引起的肌肉震颤、抽搐甚至惊厥都可能与此有关。代谢产物以结合型或游离型自尿排出。

【作用与应用】能激动吗啡受体，作用与吗啡相似但较弱、维持较短。

（1）中枢神经系统　镇痛强度约为吗啡的1/10，镇痛作用可维持2～4h。治疗剂量具有镇静和呼吸抑制作用，无明显镇咳作用；对CTZ有兴奋作用，引起恶心、呕吐；可产生依赖性和欣快感。临床用于镇痛时，哌替啶依赖性比吗啡小且产生慢，临床吗啡已逐渐被哌替啶替代治疗各种剧痛，如外伤、癌症晚期和手术后疼痛等。内脏绞痛如胆绞痛等应与阿托品合用；可用于分娩止痛，但产前4h内不宜使用，以免抑制娩出新生儿的呼吸。其镇静作用可消除患者术前紧张、恐惧情绪，减少麻醉药用量，可用于麻醉前给药。

（2）心血管系统　对心脏具有负性肌力作用；促组胺释放以及抑制血管运动中枢，引起血管扩张。可取代吗啡，用于治疗心源性哮喘。

（3）平滑肌　对胃肠道括约肌和平滑肌的兴奋作用与吗啡相似，但作用强度弱，持续时间短，故不会引起便秘。与吗啡不同，对妊娠末期子宫平滑肌无明显抑制作用，不对抗催产素对子宫的兴奋作用，不延缓产程。

【不良反应与用药注意】一般性不良反应可见头晕、出汗、口干、恶心、呕吐、心悸、直立性低血压等。剂量过大可抑制呼吸，偶可出现震颤、肌肉痉挛、反射亢进，甚至惊厥等中枢兴奋症状。对出现中枢兴奋症状的中毒患者，除应用纳洛酮外，还应配合使用巴比妥类药物。久用也可产生耐受性和依赖性。

支气管哮喘、肺心病、颅脑损伤者禁用。应用单胺氧化酶抑制药的患者，同时使用本药可干扰去甲哌替啶的代谢而使之蓄积，导致中枢兴奋、高热、惊厥，故禁止合用。

2. 芬太尼（fentanyl）

芬太尼属强效镇痛药，镇痛作用强，起效快，维持时间短，副作用小。芬太尼镇痛效价是吗啡的 80 倍，$t_{1/2}$为 1 ~ 2h。镇痛剂量下，对呼吸抑制作用轻，成瘾性较弱。与氟哌利多合用产生“神经松弛镇痛”效果，适用于某些小手术或医疗检查。也可用于各种剧痛、麻醉前给药或诱导麻醉。禁用于支气管哮喘、脑肿瘤或颅脑损伤昏迷者、2 岁以下婴幼儿。不宜与单胺氧化酶抑制药合用。

3. 美沙酮（methadone， 美散痛）

本品为阿片受体激动剂。起效慢，服用后 30min 左右起效，作用持续时间明显长于吗啡，$t_{1/2}$超过 24h。美沙酮的镇痛效价强度与吗啡相同，而其耐受性和成瘾性发生缓慢，停药后的戒断症状亦较轻；可用于创伤、术后、晚期癌症及多种原因引起的剧烈疼痛。也可用于吗啡或海洛因成瘾者的脱毒治疗。不良反应有恶心、呕吐、头痛、眩晕、出汗、嗜睡、便秘和性功能减退。久用也能成瘾，且脱瘾较易，少数病例用量过大时引起失明、下肢瘫痪、昏迷，心动过速等，应予以警惕。不宜做静脉注射，呼吸功能不全及幼儿禁用。

4. 喷他佐辛（pentazocine， 镇痛新）

【体内过程】本药为吗啡受体部分激动剂，可口服、皮下或肌内注射。口服和注射均易吸收，但首关消除明显，生物利用度低。可通过胎盘屏障，主要在肝代谢，$t_{1/2}$为 2 ~ 4h。大多以代谢物的形式、少量以原形经肾脏排泄。

【作用与应用】本药为阿片受体部分激动药，镇痛作用强度为吗啡的 1/3，常用量为 30mg。呼吸抑制作用为吗啡的 1/2，增加剂量其呼吸抑制强度并不按比例增强。对胃肠道平滑肌作用和胆道平滑肌的兴奋作用较吗啡弱，不引起便秘，胆道内压力升高不明显；心血管作用和吗啡不同，大剂量可引起呼吸抑制、血压升高、心率加快及心律失常。可升高血压，加快心率，这与本药能提高血浆中的儿茶酚胺含量有关。临床主要用于各种慢性剧痛及术后疼痛。依赖性较小，已不列入麻醉药品管理范围。

【不良反应与用药注意】

常见不良反应有嗜睡、眩晕、恶心、呕吐、出汗、轻微头痛等。大剂量可引起血压升高、心率加快等。剂量过大可致呼吸抑制，可用纳洛酮对抗。

5. 布托啡诺 （butorphanol）

本药为阿片受体部分激动药，作用与喷他佐辛相似。首关消除明显，生物利用度低，肌内注射或静脉注射后作用持续 4 ~ 6h。镇痛效力为吗啡的 3.5 ~ 7 倍，兴奋胃肠道平滑肌较吗啡弱。可增加肺动脉压、肺血管阻力、全身动脉压和心脏负荷，因而不适用于心肌梗死的疼痛。主要用于中、重度疼痛，如术后、外伤、癌症疼痛、胆绞痛和肾绞痛等。常见不良反应有镇静、乏力和出汗，久用可产生依赖性。

三、 阿片受体阻断药

1. 纳洛酮（naloxone， 丙烯吗啡酮）

纳洛酮对阿片受体具有竞争性阻断作用，是阿片受体完全阻断药。口服生物利用度为30%，应肌内注射或静脉注射给药。对吗啡中毒患者，能快速解除呼吸抑制、颅内压升高和血压下降等中毒症状，并使昏迷患者意识清醒。临床上用于治疗阿片类及其他镇痛药的急性中毒所致的呼吸抑制，休克，循环衰竭等症状的急救和用于对吸毒成瘾患者的诊断。近年研究证明，纳洛酮可适用于急性乙醇中毒、一氧化碳中毒、脑卒中、各种原因引起的休克；对脑及脊髓损伤也具有一定的疗效。

2. 纳曲酮（naltrexone）

与纳洛酮相比，本药的口服生物利用度较高，作用维持时间较长，临床用途同纳洛酮。

3. 烯丙吗啡（nalorphine， 纳洛芬）

烯丙吗啡是最早发现的阿片受体拮抗剂，不仅有拮抗吗啡及其他麻醉类镇痛药的镇痛、镇静、缩瞳、催吐等作用，而且还具有很强的镇痛、抑制呼吸的作用，是吗啡受体部分激动剂。久用无耐受性和依赖性。因其镇静剂量时可产生眩晕、幻觉和焦虑等不良反应，故不作为镇痛药使用，仅用于解救阿片类药物中毒。

四、 其他镇痛药

1. 曲马多（tramadol， 曲马朵）

曲马多镇痛作用强度与喷他佐辛相似，镇咳效价强度是可待因的1/2。临床用于手术后、创伤、晚期肿瘤引起的疼痛，也用于剧烈的关节痛、神经痛、外科和产科手术引起的疼痛。不良反应有恶心、呕吐、出汗、眩晕等。静脉注射速度过快，可出现心悸、出汗和面部潮红。禁与单胺氧化酶抑制药合用，从事驾驶或机械操作的人员慎用。长期使用亦可引起耐受性与依赖性。

2. 罗通定（rotundine， 左旋四氢帕马丁）

系由罂粟科植物延胡索的块茎中提取分离得到的生物碱，现已人工合成。镇痛作用弱于哌替啶，强于解热镇痛药，镇痛作用机制可能与促进脑啡肽和内啡肽释放有关。主要用于头痛、月经痛、胃肠及肝胆系统等内科疾病引起的钝痛等。因对产程及胎儿无不良影响，也可用于分娩镇痛。罗通定尚有安定、镇静及催眠作用，临床可用于失眠，可能与药物阻断脑内DA受体有关。偶见眩晕、乏力、恶心和锥体外系症状。大剂量对呼吸中枢有一定抑制作用。本药安全性较大，久用无耐受性及依赖性。

3. 布桂嗪（bucinnazine， 强痛定）

口服易吸收，30min起效；皮下注射10min起效，维持3～6h。镇痛作用强度为吗啡的1/3。有轻度镇静、镇咳作用，对呼吸无明显影响。临床适用于偏头痛、三叉神经痛、风湿性关节痛、痛经、外伤性疼痛及癌症疼痛等。偶有恶心、头晕、困倦等，停药可消失。连续使用亦产生耐受性、依赖性。

知识拓展

癌症的三阶梯止痛

为减轻晚期癌症患者因剧痛而带来的痛苦，目前国内外推荐缓解晚期癌症患者疼痛的三阶梯治疗方法。其治疗原则是对疼痛的原因、程度、发生频率和持续时间做出正确评估后，选择单一药物、多种药物联合或药物加其他方法进行治疗。

1. 三阶梯止痛

根据患者疼痛的轻、中、重不等的程度分别选择第一、第二及第三阶梯的不同止痛药物。第一阶梯用药是以阿司匹林为代表的非阿片类药物。第二阶梯用药是以可待因为代表的弱阿片类药物。第三阶梯用药是以吗啡为代表的强阿片类药物。非阿片类药物可增强阿片类药物的效果，针对疼痛性质不同各阶梯均可加辅助用药。

2. 一、二、三阶梯止痛治疗之间的关系

第一阶梯：非阿片类药物多指NSAID药物，该类药物为非处方药且对轻度疼痛有肯定疗效，并可增强第二阶梯及第三阶梯用药的效果，延长对阿片类剂量增加的需求，或减少其用量，从而减少中枢神经系统的副作用。

第二阶梯：第二阶梯弱阿片类药物，比吗啡更易被患者接受。首次使用弱阿片类药物加NSAID可产生良好的止痛效果，因而产生不少复方制剂。

第三阶梯：强效阿片类药物以吗啡为代表，该类药物种类多，可选取的剂型多。只要能正确选择药物，正确时间给药，正确给药剂量，合理地选择辅助用药，预防及治疗不良反应，将使90%以上的中、重度疼痛患者免除疼痛。

任务五 解热镇痛抗炎药

案例分析

女性，40岁，两年半前患上呼吸道感染，未及时治疗，半月后，双手指间疼痛红肿，肩关节僵硬，不能握拳至今；现双膝关节肿胀疼痛6个月。双手X线平片见软骨变薄，有缺损，关节间隙变窄。类风湿因子阳性。此患者被诊断为类风湿关节炎。我们该采取什么治疗措施，选用什么药物？

一、概述

解热镇痛抗炎药（antipyretic - analgesic and antiinflammatory drugs）是一类具有解热、镇痛，而且大多数还有抗感染、抗风湿作用的药物。它们在化学结构上虽属不同类别，但都可抑制体内前列腺素（prostaglandin，PG）的生物合成，目前认为这是它们共同作用的基础。由于这类药物化学结构及作用机制与甾体激素不同，故又称为非甾体抗炎药（non-steroidal anti-inflammatory drugs，NSAIDs）。

（一）解热作用

解热镇痛抗炎药与氯丙嗪对体温的影响不同，本类药能降低发热者的体温，而对体温正常者几乎无影响。

发热是由于各种外热原（如病原体及其毒素、致炎物、抗原抗体复合物等）刺激中性粒细胞，产生与释放内热原，作用于下丘脑体温调节中枢，使中枢合成与释放PG增多，将调定点提高至37℃以上，此时产热增加，散热减少，因此体温升高。解热镇痛药可抑制环氧酶（COX，PG合成酶），减少PG的合成，使体温调节点恢复到正常水平，通过散热增加而降低发热者体温。

（二）镇痛作用

解热镇痛抗炎药镇痛作用强度不如吗啡等镇痛药，仅有中低等程度镇痛作用，对临床常见的慢性钝痛如头痛、牙痛、神经痛、肌肉或关节痛、痛经等则有良好镇痛效果；对各种严重创伤性剧痛及内脏平滑肌绞痛无效；久用不产生耐受性与依赖性，故临床广泛应用。

在组织损伤或发炎时，局部产生与释放某些致痛化学物质（也是致炎物质）如缓激肽等，同时产生与释放PG。缓激肽作用于痛觉感受器引起疼痛，PG则可使痛觉感受器对缓激肽等致痛物质的敏感性提高。因此，在炎症过程中，PG的释放对炎性疼痛起到了放大作用，而PG本身也有致痛作用。本类药物镇痛作用部位主要在外周，通过抑制COX，减少外周PG的合成，产生镇痛作用。

（三）抗炎抗风湿作用

解热镇痛抗炎药除苯胺类外都具有抗炎、抗风湿作用，能显著减轻炎症的红、肿、热、痛等症状。目前认为，PG是参与炎症反应的重要活性物质，它不仅能扩张血管，增加血管通透性，引起局部充血、水肿和疼痛，还能协同增强其他致痛致炎物质（如缓激肽、5 - 羟色胺、白三烯等）的作用。解热镇痛抗炎药能抑制PG合成，而发挥抗炎、抗风湿作用，能有效地缓解炎症引起的临床症状。

但既无病因治疗作用，也不能完全阻止病程发展及并发症的发生。

二、 常用解热镇痛抗炎药

解热镇痛抗炎药的作用机制是抑制体内环氧酶的活性而减少前列腺素的合成。环氧酶（cyclooxygenase，COX）有 COX-1 和 COX-2 两种同工酶。前者主要存在于血管、胃、肾等组织，参与血管舒缩、血小板聚集、胃黏膜血流及胃黏膜分泌等的调节；后者与前列腺素的生成有关。目前认为，对 COX-1 的抑制是引起此类药物不良反应的基础，对 COX-2 的抑制是其发挥药效的基础。

根据药物对环氧酶作用的选择性，解热镇痛抗炎药可分为非选择性环氧酶抑制药和选择性环氧酶-2 抑制药两类。前者包括水杨酸类、苯胺类、吡唑酮类和其他抗炎有机酸类四类。

（一）非选择性环氧酶抑制药

1. 水杨酸类

阿司匹林（aspirin，乙酰水杨酸）

【体内过程】 口服后胃肠道吸收迅速。2h 后血药浓度达峰值，$t_{1/2}$为 15min。吸收后迅速被胃黏膜及肝中的酯酶水解为水杨酸。水解后以水杨酸盐的形式迅速分布至全身组织，可进入关节腔及脑脊液，并可通过胎盘。水杨酸与血浆蛋白结合率高，可达65% ~90%。水杨酸经肝脏代谢，大部分代谢物与甘氨酸结合，少部分与葡萄糖醛酸结合后，自肾排泄。

【作用与应用】

（1）解热镇痛及抗风湿　阿司匹林有较强的解热、镇痛作用，常与其他解热镇痛药配成复方，用于头痛、牙痛、肌肉痛、神经痛、痛经及感冒发热等；较大剂量有明显抗炎抗风湿作用，可使急性风湿热患者于 24 ~48h 内退热，可使关节红、肿、热、痛、活动障碍等症状明显缓解。由于控制急性风湿热的疗效迅速而确切，故也可用于鉴别诊断。对类风湿关节炎也可迅速镇痛，消炎，减轻关节损伤，目前仍是首选药。

课堂互动

什么样的疼痛可选用阿司匹林？严重创伤、肿瘤晚期的剧痛可用其治疗吗？

（2）影响血栓形成　血栓素（TXA_2）是血小板聚集的诱导剂，小剂量阿司匹林可抑制 COX，因而减少血小板中 TXA_2的生成，抑制血小板聚集，防止血栓形成。但在高浓度时，阿司匹林也能抑制血管壁中 PG 合成酶，减少了前列环素（prostacyclin，PGI_2）合成。PGI_2是 TXA_2的生理对抗剂，它的合成减少可能促进血栓形成。因此，临床使用小剂量（50 ~100mg/d）用于防止血栓形成。对缺血性心脏病、稳定型和不稳定型心绞痛疗效显著，可降低进展性心肌梗死患者的病死率和再梗死率。此外，对血管成形术及旁路移植术也有效。

【不良反应和用药注意】

(1) 胃肠道反应　阿司匹林可直接刺激胃黏膜，常引起上腹不适、恶心、呕吐。血药浓度高则刺激延脑催吐化学感应区（CTZ），可致恶心及呕吐。较大剂量或长期服用可诱发胃溃疡及无痛性胃出血。饭后服药，将药片嚼碎，同服抗酸药如碳酸钙，或服用肠溶片可减轻以上反应。

(2) 过敏反应　个别患者可出现皮疹、荨麻疹、血管神经性水肿、过敏性休克。有些哮喘患者用药后可诱发支气管哮喘，称为“阿司匹林哮喘”，严重时可引起死亡。可能与白三烯及其他脂氧酶代谢产物合成增加有关。用β受体激动剂治疗效果不佳。

(3) 水杨酸反应　剂量过大（5g/d）时，可出现头痛、恶心、呕吐、耳鸣、视力减退、听力减退，严重者可出现精神错乱、昏迷等症状，称为水杨酸反应。应立即停药，静脉滴入碳酸氢钠加速水杨酸的排泄。

(4) 凝血障碍　一般剂量阿司匹林可抑制血小板聚集，延长出血时间。大剂量长期服用，能抑制凝血酶原形成，延长凝血时间。可用维生素K防治。严重肝损害、低凝血酶原血症、维生素K缺乏等均应避免服用阿司匹林。

(5) 瑞夷（Reye）综合征　患病毒性感染伴有发热的儿童或青年应用阿司匹林后，出现发热、惊厥、呕吐、肝功能异常、昏迷及急性脑水肿等症状称瑞氏综合征，虽少见，但可致死。故14岁以下患病毒性感染的儿童忌用本药。

2. 苯胺类

苯胺类包括非那西丁和对乙酰氨基酚，后者是前者在体内的活性代谢物，药理作用相同。因非那西丁毒性较大，已不单独使用，仅作为复方制剂的成分之一。

对乙酰氨基酚（acetaminophen，扑热息痛）

【体内过程】 口服易吸收，1h左右血药浓度达高峰，$t_{1/2}$约2h。在肝内代谢，与葡萄糖醛酸、硫酸结合后经肾排泄。

【作用与应用】 抑制下丘脑体温调节中枢的PG合成酶作用强度与阿司匹林相似，但抑制外周组织PG合成酶作用较弱，因此解热作用较强而持久，镇痛作用较弱，几乎无抗炎抗风湿作用。临床用于感冒发热、头痛、神经痛及对阿司匹林过敏或不能耐受的患者。

【不良反应与用药注意】 治疗量不良反应少见，对胃刺激小，不诱发溃疡、出血及凝血障碍等，偶见皮疹等过敏反应。长期使用或过量中毒（成人10～15g）可致严重肝、肾损害。

3. 吡唑酮类

吡唑酮类包括氨基比林、保泰松及其活性代谢物羟基保泰松等。氨基比林可引起致死性粒细胞减少，已不单独使用，仅在解热镇痛复方制剂中应用。

保泰松（phenylbutazone）

【体内过程】 口服吸收迅速、完全，2h 血药浓度达高峰。吸收进血后血浆蛋白结合率高达 98%，$t_{1/2}$为 50 ~ 65h。在肝代谢为羟基保泰松和 γ - 羟基保泰松。前者具有与保泰松相似的药理作用，$t_{1/2}$长达几天，易在体内蓄积；后者可明显促进尿酸排泄，主要经肾排泄。

【作用与应用】 解热镇痛作用较弱，抗炎抗风湿作用较强，临床主要用于风湿性及类风湿关节炎、强直性脊椎炎，对上述疾病的急性期疗效较好。较大剂量可抑制尿酸盐在肾小管部位的重吸收，促进尿酸排泄，常用于急性痛风的治疗。偶用于恶性肿瘤及寄生虫病引起的发热。

【不良反应与用药注意】 不良反应发生率较高，故不宜大量长期使用。胃肠道反应较常见，多见恶心、呕吐、腹泻等，故消化性溃疡患者禁用；保泰松能直接促进肾小管对 Na^+ 和水的重吸收，造成水钠潴留引起水肿，高血压、心功能不全病人禁用；少数患者会有皮疹，药热、血小板减少、偶见粒细胞缺乏、再生障碍性贫血及剥脱性皮炎等过敏症状，严重者可致死。

4. 其他抗炎有机酸类

布洛芬（ibuprofen，芬必得）

【体内过程】 为苯丙酸的衍生物。口服易吸收，用药 90min 后血药浓度达峰值，$t_{1/2}$约为 2h，血浆蛋白结合率高达 98%，主要经肝代谢，经肾排泄。

【作用与应用】 本品为非甾体抗炎药，通过抑制细胞膜的环氧酶将花生四烯酸代谢为炎性介质前列腺素的作用，由此减轻因前列腺素（PGE_1、PGE_2、PGI_2）引起的局部组织充血、肿胀，降低局部周围神经对缓激肽等的痛觉敏感性，而具有较强的解热、镇痛、抗炎抗风湿作用。主要用于各种急性疼痛和慢性风湿性疾病的镇痛药。对一些中度疼痛，如手术后创伤疼痛、牙痛、痛经、头痛都有疗效。各种类型肌关节疾病，如类风湿关节炎、骨关节炎、痛风性关节炎患者均能较长期服用，但所用剂量应大于镇痛所需。本品也可降高热，可缓解肿、痛、热等症状。

【不良反应与用药注意】 胃肠道反应较轻是其特点，但长期服用仍可诱发消化性溃疡。偶见视力模糊及中毒性弱视，如出现视力障碍应立即停药。

吲哚美辛（indomethacin，消炎痛）

口服易吸收，血浆蛋白结合率约 90%，$t_{1/2}$为 2 ~ 3h，主要经肝代谢，经肾排泄。为最强的 COX 抑制剂之一，有显著的解热、镇痛、抗炎抗风湿作用。因不良反应多，现仅用于其他药物不能耐受或疗效差的患者，如急性风湿性及类风湿关节炎、关节强直性脊椎炎、骨关节炎、恶性肿瘤引起的发热及其他难以控制的发热。

吡罗昔康（piroxicam，炎痛喜康）

属长效、强效镇痛抗炎药。其抑制 COX 的效力与吲哚美辛相似，对风湿及类风湿关节炎的疗效与阿司匹林、吲哚美辛相同。其主要特点为 $t_{1/2}$ 长（36～45h），作用维持时间长，一日服药一次（20mg）即产生满意疗效；用药剂量小，不良反应相对较少。剂量过大或长期服用可致消化性溃疡、出血。

萘普生（naproxen）

作用及应用均与布洛芬相似，但萘普生的 $t_{1/2}$ 较长，可达12～15h。

甲芬那酸（mefenamic acid，扑湿痛），氯芬那酸（clofenamic acid，抗风湿灵），双氯芬酸（diclofenac，扶他林）均是邻氨基苯甲酸衍生物，具有解热、镇痛抗炎抗风湿作用。其中双氯芬酸的抗炎作用强大。临床主要用于风湿性及类风湿关节炎的治疗。双氯芬酸的不良反应少，偶致白细胞减少、肝功能异常。氯芬那酸不良反应为头晕、头痛。甲芬那酸不良反应多见，临床较少使用。

（二）选择性环氧酶-2抑制药

解热镇痛抗炎药的主要作用机制与抑制COX-2有关，传统药物大多数为非选择性环氧酶抑制药，而抑制COX-1常引起消化道反应、出血、肾功能损伤等不良反应。因此，近年来选择性COX-2抑制药相继出现。选择性COX-2抑制药对体内COX-1无明显作用，不能抑制血小板聚集，因此本类药物不能用于防治血栓病。

1. 塞来昔布（celecoxib）

塞来昔布口服易吸收，血浆蛋白结合率高，3h达峰值，$t_{1/2}$ 为11h，经肝脏代谢，随尿液及粪便排出。塞来昔布具有解热镇痛及抗炎作用，临床主要用于风湿性关节炎、类风湿关节炎的治疗，也可用于牙痛、月经痛及手术后镇痛。胃肠道反应、溃疡及出血的发生率比非选择性环氧酶抑制药低，但有可能出现肾损害、多尿等。有血栓形成倾向的患者慎用，对磺胺类药物过敏患者禁用。

2. 尼美舒利（nimesulide）

尼美舒利口服吸收完全而迅速，血浆蛋白结合率高达99%，$t_{1/2}$ 为2～3h，生物利用度高。对COX-2选择性抑制作用较强，具有解热、镇痛及抗炎作用。临床常用于类风湿关节炎、骨关节炎、牙痛、月经痛等的治疗。胃肠道反应少且轻微。

知识拓展

解热镇痛药中毒的表现和解救

解热镇痛药是属于水杨酸类药物，在临床上常用的解热、止痛剂，如阿司匹林、复方阿司匹林、水杨酸钠、水杨酸甲酯、保泰松等。中毒后中枢神经系统先兴奋，然后逐渐转入抑制状态，同时，对呼吸、循环、消化系统及神经系统、内分泌和代谢均有影响。

解热镇痛药物中毒后，轻者有恶心、呕吐、腹灼痛、耳鸣、头晕、视力下降、多汗、面红、听觉障碍以及极度口渴、皮肤苍白等，严重者可有精神错乱、幻觉、震颤等，有时可有高热、皮疹、出血及呼吸困难或呼吸加快、休克等危重症状，其临床表现为严重阵发性气喘、脉搏增快、血压下降、发绀、黏膜出血、抽搐、昏迷。同时，还可发生水、电解质紊乱、代谢性酸中毒和呼吸性碱中毒、急性肺水肿及肾功能损害等。

急救措施：

（1）立即停止服用解热镇痛类药物，让患者大量饮水以纠正脱水。有高热的患者，应用冰袋或冷毛巾冷敷，用物理降温的办法控制体温。

（2）对昏迷、休克患者应让其平卧，头稍低，清除口腔异物，保持呼吸道的通畅。有条件的还应给予氧气吸入，并注意保暖。精神过度兴奋或抽搐者可给服安定。

任务六 中枢兴奋药

案例分析

患者，男性，63岁，石棉矿退休工人，因职业病于10年前退休，入院主要临床表现为：呼吸困难，发绀，神志不清，PO_2 分压 50mmHg，PCO_2 56mmHg。查体：T：36.4℃，P：80次/分钟，BP：90/56mmHg。此患者被诊断为慢性呼吸衰竭。上述患者的治疗原则是什么？选用什么药物？

中枢兴奋药是一类能提高中枢神经系统功能活动的药物。根据其主要作用及作用部位可分为三类：①主要兴奋大脑皮层的药物，如咖啡因等；②主要兴奋延髓呼吸中枢的药物，又称呼吸兴奋药，如尼可刹米等；③大脑功能恢复药，如吡拉西坦等。

一、 大脑皮层兴奋药

1. 咖啡因（caffeine）

咖啡因属甲基黄嘌呤类药物，是咖啡豆和茶叶的主要生物碱。现已人工合成。

【作用与应用】

（1）兴奋中枢神经　咖啡因兴奋中枢神经系统的范围与剂量有关。小剂量

(50～200mg) 能兴奋大脑皮层，可使人睡意消失、疲劳减轻、精神振奋、思维敏捷、工作效率提高；较大剂量 (250～500mg) 则可直接兴奋延髓呼吸中枢、血管运动中枢，使呼吸加深加快，血压升高；中毒剂量 (800mg) 时则可引起中枢神经系统广泛兴奋，可致惊厥。临床用于严重传染病或镇静催眠药等中枢抑制药中毒引起的昏睡、呼吸和循环抑制。

(2) 心血管系统　可使心脏兴奋，心肌收缩力加强，心率加快，心排出量增加；使外周血管平滑肌松弛，血管扩张，可增加冠脉血流量；使支气管平滑肌和胆道平滑肌舒张，但作用较弱。与外周血管不同，对脑血管有收缩作用，可减少脑血管活动。可与麦角胺配伍制成麦角胺咖啡因片，治疗偏头痛。与解热镇痛药配伍治疗一般性头痛。

(3) 其他　咖啡因还具有利尿作用，促进胃酸和胃蛋白酶分泌的作用。

【不良反应与用药注意】 治疗量不良反应较少。较大剂量可致失眠、心悸、头痛等，剂量过大可致惊厥；久用可产生耐受性和依赖性。婴幼儿高热时易发生惊厥，故不宜选用含咖啡因的复方解热药。消化性溃疡者不宜久用。

2. 哌甲酯（methylphenidate， 利他林）

哌甲酯是苯丙胺类药物，中枢兴奋作用较温和，其作用性质与苯丙胺相似，能振奋精神，缓解抑郁状态，减轻疲乏感。较大剂量兴奋呼吸中枢。临床用于小儿遗尿症，对儿童多动综合征有较好疗效，也可用于轻度抑郁症、发作性睡病和中枢抑制药过量中毒。治疗量时不良反应较少。偶有失眠、兴奋、心悸、焦虑、厌食和口干。大剂量时可使血压升高而致眩晕、头痛等，高血压患者禁用。长期服用可产生耐受性和依赖性，故 6 岁以下儿童禁用。

二、 呼吸中枢兴奋药

1. 尼可刹米（nikethamide， 可拉明）

尼可刹米是烟酰胺衍生物。作用温和，安全范围大。治疗量可直接兴奋延髓呼吸中枢，也可刺激颈动脉体和主动脉体的化学感受器，反射性兴奋呼吸中枢，提高呼吸中枢对 CO_2 的敏感性，使呼吸加深加快，当呼吸中枢处于抑制状态时，其兴奋作用更强。临床用于各种原因引起的中枢性呼吸抑制，对肺心病及吗啡中毒的呼吸抑制解救效果较好，对巴比妥类药物中毒的呼吸抑制效果较差。过量可致血压升高、心率加快、肌肉震颤，甚至惊厥。

2. 洛贝林（lobeline， 山梗菜碱）

为从山梗菜中提取的生物碱，现已人工合成。作用快、弱而维持时间短。通过选择性刺激颈动脉体和主动脉体的化学感受器，反射性兴奋呼吸中枢。治疗量安全范围大，较少引起惊厥。临床常用于新生儿窒息、小儿感染性疾病所致呼吸衰竭及 CO 中毒。过量可引起心动过速、房室传导阻滞甚至惊厥。

3. 二甲弗林（dimefline， 回苏灵）

二甲弗林为人工合成品。其作用是尼可刹米约 100 倍，但维持时间较短。可直接兴奋呼吸中枢，提高动脉血氧饱和度，降低血中 CO_2 分压。临床主要用于各种原因引起的中枢性呼吸抑制，也可用于肺性脑病。安全范围小，过量可致惊厥。静脉注射需用葡萄糖液稀释后缓慢注射。

三、 大脑功能恢复药

1. 吡拉西坦（piracetam，脑复康）

吡拉西坦是 GABA 的衍生物，口服吸收良好，$t_{1/2}$ 为 5 ~ 6h。能降低脑血管阻力，增加脑血流量，促进大脑皮质细胞代谢，具有激活、保护和修复脑细胞的作用。临床用于老年精神衰退综合征、阿尔茨海默病、脑动脉硬化症、脑血管意外等原因引起的思维与记忆功能减退，也可用于儿童智力低下者。对巴比妥、氰化物、CO、乙醇中毒后的意识恢复有一定疗效。偶见口干、失眠、食欲低下、呕吐等不良反应。

2. 甲氯芬酯（meclofenoxate，氯酯醒）

甲氯芬酯主要兴奋大脑皮层，促进脑细胞代谢、增加糖类的利用，对处于抑制状态的中枢神经系统具有兴奋作用。但作用缓慢，需反复用药。临床用于颅脑外伤后昏迷、脑动脉硬化及中毒所致意识障碍、阿尔茨海默病、儿童精神迟钝、新生儿缺氧、小儿遗尿症等。

3. 胞磷胆碱（citicoline，尼可灵）

胞磷胆碱为核苷酸衍生物，作为辅酶参与脑细胞内卵磷脂生物合成。其能增加脑血流量和氧的消耗，对改善脑组织代谢、促进大脑功能恢复和苏醒有一定作用。主要用于急性颅脑外伤和脑手术后所致意识障碍。颅内出血急性期不宜使用。

知识拓展

杜绝咖啡因，让自己的身体更健康

人们离不开咖啡，尤其是早上，因为它可以让人们感觉精神一些，更有活力，更清醒一些。但是，有人对此提出了质疑：咖啡是真的提高了活力和智力水平，还是仅仅缓解了咖啡戒断所引起的症状？经研究发现，在喝了一杯咖啡后，常喝咖啡的人并不比从来不喝咖啡的人感觉更好。常喝咖啡的人仅仅是比他们刚起床的时候感觉好一点而已。换句话说，常喝咖啡的人仅仅是通过喝咖啡来缓解缺乏咖啡因引起的症状。这就是咖啡因成瘾了。

咖啡因阻断了大脑里一种叫腺苷的化学类受体，腺苷的功能是阻止已被激发的神经递质多巴胺和肾上腺素的分泌。腺苷的活性降低，多巴胺和肾上腺素的分泌就会增加，人就会更为警醒，更有活力。饮用咖啡 30 ~ 60min 后，两种物质的浓度在体内达到了最高值。

摄入的咖啡量越多，你的身体和大脑对大自然，自身的兴奋物质多巴胺和肾上腺素的反应就会越迟钝。于是你就需要更多的刺激物来让自己感觉正常，逼迫身体分泌更多的多巴胺和肾上腺素。这种恶性循环致使肾上腺筋疲力尽——无法再制造神经兴奋与沟通所需要的重要化学物质。随后，你就会变得冷漠，沮丧，疲态并出现无力应付的感觉。

咖啡并不是咖啡因的唯一来源。一杯浓茶中的咖啡因含量与一杯普通咖啡中的含量相等。咖啡因也是绝大多数可乐饮料以及销售火爆的红牛等其他能量饮品中主要的兴奋成分。巧克力和绿茶里也含有咖啡因，但是含量比这些饮料要少得很。

因此，我们应该正视咖啡因，不应该对其形成依赖性，因为我们都可以得到健康的身体。

小结

常用的抗焦虑、镇静催眠药物属精神药品，包括苯二氮䓬类、巴比妥类等。前者用于抗焦虑和催眠效果好且不良反应发生少。这些药物长期使用均可产生耐受性、依赖性、过量服用或注射过快等可能导致急性中毒，因此应严格控制本类药物的使用。

癫痫是常见的多发性中枢神经系统常见病，病症种类和药物种类均较多，癫痫大发作首选卡马西平；丙戊酸钠是广谱的抗癫痫药用于各类癫痫；苯妥英钠不良反应多，多用于癫痫大发作；乙琥胺是癫痫小发作首选；苯二氮䓬类静脉注射多用于癫痫的持续状态。

抗精神分裂症代表药物是氯丙嗪，可解除精神分裂症患者的阳性症状，还有镇吐、抑制体温调节中枢等作用，主要用于治疗精神病、多种原因导致的呕吐和人工冬眠。锥体外系反应明显。抗抑郁药代表是丙咪嗪，该药可使抑郁症患者精神振奋、情绪提高、焦虑心情减轻产生抗抑郁的作用。

中枢性镇痛药包括阿片生物碱类镇痛药、人工合成镇痛药和其他镇痛药三大类。该类药物必须按国家颁布的《麻醉药品管理条例》限制使用；常用的解热镇痛抗炎药按化学结构可分为水杨酸类、苯胺类、吡唑酮类和有机酸等四类。

中枢兴奋药根据其主要作用及作用部位可分为三类：①主要兴奋大脑皮层的药物，如咖啡因等；②主要兴奋延髓呼吸中枢的药物，又称呼吸兴奋药，如尼可刹米等；③大脑功能恢复药，如吡拉西坦等。

能力检测

一、单项选择题

1. 苯二氮䓬类药物的中枢抑制作用主要机制是（　　）。

A. 直接激动 GABA 受体，使 Cl^- 内流减少，细胞膜超极化

B. 与 BZ 结合位点结合，使 Cl^- 内流减少，细胞膜超极化

C. 直接抑制大脑皮质

D. 作用于 Cl^- 通道，直接促进 Cl^- 内流

E. 与 BZ 结合位点结合，最终使 Cl^- 通道开放频率增加

2. 关于苯二氮䓬类的叙述，错误的是（　　）。

A. 是最常用的镇静催眠药　　B. 治疗焦虑症有效

C. 可用于小儿高热惊厥　　D. 可用于心脏电复律前给药

E. 长期用药不产生耐受性和依赖性

3. 地西泮不用于（　　）。

A. 焦虑症或焦虑性失眠　　B. 麻醉前给药

C. 高热惊厥　　D. 癫痫持续状态

E. 诱导麻醉

4. 苯妥英钠抗癫痫作用的主要机制是（　　）。

A. 抑制病灶异常发电　　B. 稳定神经细胞膜，阻止放电扩散

C. 抑制脊髓神经元　　D. 抑制骨骼肌收缩

E. 广泛抑制大脑皮质

5. 长期应用苯妥英钠应补充（　　）。

A. 维生素 K　　B. 维生素 B_1　　C. 叶酸　　D. 甲酰四氢叶酸

E. 维生素 C

6. 抗癫痫药中同时具有抗心律失常的是（　　）。

A. 丙戊酸钠　　B. 地西泮　　C. 乙琥胺　　D. 卡马西平

E. 苯妥英钠

7. 氯丙嗪在正常人中引起的作用是（　　）。

A. 烦躁不安　　B. 情绪高涨　　C. 紧张失眠　　D. 感情淡漠

E. 以上都不是

8. 关于氯丙嗪的体内过程，错误的是（　　）。

A. 脑中浓度比血中高　　B. 口服易吸收

C. 约 90% 与血浆蛋白结合　　D. 排泄缓慢

E. 肌内注射局部刺激小

9. 氯丙嗪抗精神分裂症的主要机制是（　　）。

A. 阻断中脑－边缘系统和中脑－皮质通路中 D_2 样受体
B. 阻断黑质－纹状体通路 D_2 样受体
C. 阻断结节－漏斗通路 D_2 样受体
D. 阻断中枢 α_1 受体
E. 阻断中枢 M_1 受体

10. 吗啡的中枢作用不包括（　　）。
A. 呼吸抑制　　B. 镇咳　　C. 缩瞳　　D. 镇静
E. 直立性低血压

11. 吗啡可用于治疗（　　）。
A. 支气管哮喘　　B. 心源性哮喘
C. 阿司匹林哮喘　　D. 过敏性哮喘
E. 儿童哮喘

12. 下述不良反应中，与哌替啶无关的是（　　）。
A. 低血压　　B. 呼吸抑制　　C. 便秘　　D. 成瘾
E. 惊厥

13. 吗啡采用注射给药的原因是，口服（　　）。
A. 刺激性大　　B. 不吸收
C. 吸收不稳定　　D. 首关效应显著
E. 易在消化道破坏

14. 吗啡急性中毒的解救药是（　　）。
A. 肾上腺素　　B. 曲马多　　C. 尼莫地平　　D. 阿托品
E. 纳洛酮

15. 不属于阿司匹林的不良反应的是（　　）。
A. 瑞氏综合征　　B. 水杨酸反应
C. 阿司匹林哮喘　　D. 恶心、呕吐、胃出血
E. 大剂量长期服用

16. 与解热镇痛抗炎药抑制 PG 生物合成无关的作用是（　　）。
A. 解热、镇痛、抗炎、抗风湿　　B. 抑制血小板聚集
C. 致胃出血、胃溃疡　　D. 阿司匹林哮喘
E. 水杨酸反应

17. 对解热镇痛抗炎药的叙述错误的是（　　）。
A. 仅使高烧患者体温降低　　B. 中度镇痛作用
C. 大多数解热镇痛药都有抗炎作用　　D. 对正常人体温无影响
E. 此类药物均具有抗血栓形成作用

18. 几乎没有抗炎作用的药物是（　　）。
A. 保泰松　　B. 阿司匹林

C. 对乙酰氨基酚　　D. 吲哚美辛
E. 尼美舒利
19. 临床上用于轻度抑郁及小儿遗尿症的药物是（　　）。
A. 咖啡因　　B. 哌醋甲酯　　C. 尼可刹米　　D. 贝美格
E. 二甲弗林
20. 用作巴比妥类中毒解救的辅助药物是（　　）。
A. 尼可刹米　　B. 二甲弗林　　C. 山梗菜碱　　D. 贝美格
E. 吡拉西坦
二、多项选择题
1. 地西泮可用于（　　）。
A. 麻醉前给药　　B. 诱导麻醉
C. 焦虑症或焦虑性失眠　　D. 高热惊厥
E. 癫痫持续状态
2. 苯二氮䓬类镇静催眠的机制是（　　）。
A. 在多水平上增强 GABA 神经的传递
B. 通过细胞膜超极化增强 GABA 神经的效率
C. 增强 Cl^- 通道开放频率
D. 延长 Cl^- 通道开放时间
E. 增强 Cl^- 内流
3. 卡马西平的不良反应有（　　）。
A. 头昏、乏力、眩晕　　B. 共济失调
C. 粒细胞减少　　D. 可逆性血小板减少
E. 牙龈增生
4. 对失神小发作无效的药物是（　　）。
A. 苯妥英钠　　B. 卡马西平　　C. 苯巴比妥　　D. 丙戊酸钠
E. 扑米酮
5. 氯丙嗪对哪些呕吐有效（　　）。
A. 癌症　　B. 放射病　　C. 晕动病　　D. 顽固性呃逆
E. 胃肠炎
6. 氯丙嗪的锥体外系反应有（　　）。
A. 急性肌张力障碍　　B. 体位性低血压
C. 静坐不能　　D. 帕金森综合征
E. 迟发性运动障碍
7. 吗啡的中枢系统作用包括（　　）。
A. 镇痛　　B. 镇静　　C. 呼吸兴奋　　D. 催吐
E. 扩瞳

8. 吗啡的临床应用包括（　　）。
A. 镇痛　B. 镇咳　C. 止泻　D. 心源性哮喘
E. 扩瞳
9. 阿司匹林的不良反应有（　　）。
A. 瑞夷（Reye）综合征　B. 水杨酸反应
C. 变态反应　D. 凝血障碍
E. 甲状腺肿大
10. 非选择性环氧酶抑制药有（　　）。
A. 布洛芬　B. 舒林酸　C. 吡罗昔康　D. 美洛昔康
E. 吲哚美辛
11. 可直接兴奋呼吸中枢的药物有（　　）。
A. 咖啡因　B. 尼可刹米　C. 二甲弗林　D. 山梗菜碱
E. 贝美格
12. 咖啡因的药理作用有（　　）。
A. 小剂量减轻疲劳，振奋精神
B. 较大剂量可直接兴奋延脑呼吸中枢和血管运动中枢
C. 中毒量可兴奋脊髓
D. 反射性引起心脏兴奋，血管扩张
E. 治疗偏头痛
13. 能兴奋脊髓引起惊厥的药物有（　　）。
A. 尼可刹米　B. 二甲弗林　C. 山梗菜碱　D. 贝美格
E. 咖啡因
14. 哌醋甲酯的描述正确的是（　　）。
A. 临床用于轻度抑郁和小儿遗尿症　B. 大剂量可使血压升高
C. 对儿童多动症有效　D. 大剂量可引起惊厥
E. 可用于治疗脑外伤后昏迷
15. 哌醋甲酯的临床应用有（　　）。
A. 轻度抑郁　B. 小儿遗尿症
C. 治疗偏头痛　D. 儿童多动症
E. 中枢呼吸抑制

三、思考题

1. 苯二氮䓬类药物的作用机制是什么？
2. 简述苯妥英钠的临床应用、不良反应及用药注意。
3. 简述吗啡的药理作用和临床应用。
4. 解热镇痛抗炎药的共同药理作用是什么？
5. 简述尼可刹米的作用机制、临床应用和不良反应。

实训五　巴比妥类药物的催眠作用

【实训目的】 观察几种巴比妥类药物对家兔睡眠持续时间和起效快慢的作用差别。

【实训原理】 巴比妥类药物的作用有明显的量－效关系特征，随剂量的增加依次出现镇静、催眠等作用。此类药物的作用快慢、维持时间长短与其化学结构、脂溶性密切相关，即脂溶性低进入脑组织慢，入睡慢，且主要经肾排泄，睡眠时间长；脂溶性高进入脑组织快，入睡快，且主要经肝代谢，睡眠时间短。

【实训材料】 家兔5只，体重2～3kg；30g/L苯巴比妥钠溶液、10g/L戊巴比妥钠溶液、10g/L硫喷妥钠溶液；注射器（5mL、10mL）、针头（6号）、酒精棉球、干棉球、苦味酸、台式磅秤、兔固定箱。

【实训方法与步骤】 取家兔5只，称重、编号。观察活动情况后，分别从耳缘静脉注射下列药物：

1号：苯巴比妥钠　　90mg/kg（按3mL/kg给药）
2号：苯巴比妥钠　　30mg/kg（按1mL/kg给药）
3号：戊巴比妥钠　　30mg/kg（按3mL/kg给药）
4号：戊巴比妥钠　　10mg/kg（按1mL/kg给药）
5号：硫喷妥钠　　10mg/kg（按1mL/kg给药）

【实训结果】 记录各家兔翻正反射是否消失，及翻正反射消失时间和恢复时间并填入表3－8。

表3－8　巴比妥类药物对家兔睡眠作用的影响

动物号	药物与剂量	翻正反射		维持作用时间
		消失时间	恢复时间	
1				
2				
3				
4				
5				

【思考题】 根据实验结果，讨论影响上述药物作用强弱和维持时间的因素。

【注意事项】

（1）如无戊巴比妥钠，可用同剂量异戊巴比妥钠代替。

（2）若室温较低，给药后至恢复前均应给动物保暖，避免动物死亡。

实训六 用热板法观察药物的镇痛作用

【实训目的】 观察药物的镇痛作用；了解热板法筛选镇痛新药。

【实训原理】 将小鼠放在（55±0.5）℃恒温的热金属板上，小鼠受热刺激后，可出现舔后足、踢后腿或跳跃疼痛反应。吗啡或哌替啶可提高痛阈，推迟小鼠疼痛反应出现时间。

【实训材料】 小鼠4只，雌性，体重18～22g；2g/L盐酸吗啡溶液、生理盐水；Woolfe热板（恒温水浴、控温仪、温度计、铜板等）、注射器（1mL）、针头（5号）、秒表。

【实训方法与步骤】

（1）调节水温在（55±0.5）℃并保持之。

（2）将小鼠放入恒温水浴的热板上，立即打开秒表计时，密切注意、观察小鼠动作，以舔后足作为疼痛反应指标，当出现此动作时，立即关上秒表，记录时间。此段时间为该鼠的热痛阈值，将小鼠取出。30s以上无反应者应弃去不用。

（3）挑选在30s以内有反应的小鼠4只，称重标号，测定各鼠热痛阈反应时间共2次（间隔3min），取平均值。

（4）给药组2只小鼠腹腔注射盐酸吗啡0.2mg/10g（按0.1mL/10g给药），对照组2只小鼠腹腔注射等容量生理盐水。给药后15min、30min、45min和60min各测痛阈2次，取其平均值。如果60s仍无反应，即将小鼠取出，以免时间过长把脚烫伤，计为60s。

【实训结果】

（1）统计实验结果，填入表3－9并计算痛阈提高百分率。

表3－9 吗啡对小鼠热板法所致疼痛的影响

药物	动物数/只	给药前痛阈平均值/s	给药后痛阈平均值/s及提高百分率/%			
			15min	30min	45min	60min
盐酸吗啡						
生理盐水						

（2）以时间为横坐标，痛阈提高百分率为纵坐标，作图比较吗啡的镇痛作用。

【思考题】 吗啡使小鼠痛阈提高的机制及临床主要用途。

【注意事项】

（1）小鼠以雌性为好，因雄性鼠遇热阴囊松弛与热板接触而影响实验。

（2）室温恒定在15～20℃较好，过低，小鼠反应迟钝，过高则敏感，易产生跳跃；避免实验周围环境的改变，如光线、声音等。

项目四 循环系统药物

知识目标

掌握各类降压药、抗心绞痛药、抗心律失常药物、调血脂药的分类、作用特点、临床应用及使用中的注意事项。

熟悉降压药、抗心绞痛药、抗心律失常药物、抗慢性心功能不全药及调血脂药的代表药物的作用机制、作用特点、不良反应及合理应用的原则。

了解正常心肌电生理和心律失常形成的机制；了解其他降压药、抗心绞痛药、抗心律失常药、抗心功能不全药、调血脂药的作用特点和临床应用。

能力目标

在掌握循环系统常见疾病的治疗药物和常用药物的基础上学会分析、解释涉及本项目药物处方的合理性，具备提供用药咨询服务的能力。

学习提示

心血管系统是一个封闭的管道系统，由心脏和血管所组成。心脏是动力器官，血管是运输血液的管道。通过心脏有节律性收缩与舒张，推动血液在血管中按照一定的方向不停地循环流动，称为血液循环。血液循环是机体生存最重要的生理机能之一。由于血液循环，血液的全部机能才得以实现，并随时调整分配血量，以适应活动着的器官、组织的需要，从而保证了机体内环境的相对恒定和新陈代谢的正常进行。循环一旦停止，生命活动就不能正常进行，最后将导致机体的死亡。心血管系统常见病包括高血压病、冠心病、心绞痛、急性心肌梗死、扩张型心肌病、病态窦房结综合征、心律失常、心力衰竭等。目前，心血管疾病治疗药物的种类很多，通过本项目的学习了解心血管常见病的治疗药物为进一步防病治病、合理用药、降低不良反应、延长患者寿命有重要意义。

任务一 抗高血压药

案例分析

患者，男性，64 岁，高血压病史 17 年。近几天病情急剧加重，测血压为 210/140mmHg，并伴有头痛、恶心、视力模糊、一侧肢体麻木等症状，临床诊断为高血压危象。针对此患者临床治疗原则是什么？应该选用什么降压药物？

高血压是最常见的心血管疾病，尤其在中老年人群。高血压最大的危害是导致心、脑、肾等重要器官的严重病变，包括脑血管意外、心肌梗死、心功能不全、肾功能不全及外周血管供血不足等。收缩压≥140mmHg 和（或）舒张压≥90mmHg 即可诊断为高血压。抗高血压药能有效地控制血压，防止或减少心、脑、肾等重要器官损伤，从而提高病人的生活质量，延长寿命。

一、抗高血压药的分类

现有的抗高血压药都是通过直接或间接的方式影响血压的调节。根据各种药物在血压调节中的主要作用部位和作用机制，可将抗高血压药物分成如下几类（图4－1）。

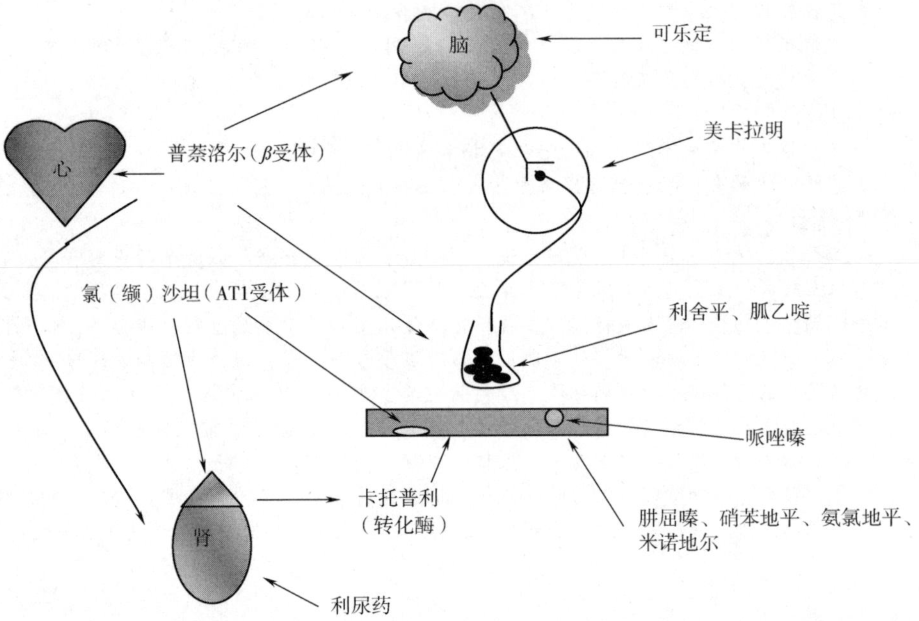

图4－1 抗高血压药物的分类

抗高血压药根据作用部位及作用机制，分为以下四大类。

（一）交感神经阻滞药

（1）中枢性抗高血压药：可乐定等。

（2）神经节阻断药：美卡拉明、咪噻吩。

（3）抗去甲肾上腺素能神经末梢药：利舍平、胍乙啶。

（4）肾上腺素受体阻断药

① β 受体阻断药：普萘洛尔等。

② α受体阻断药：哌唑嗪等。

③ α和β受体阻断药：拉贝洛尔等。

（二）血管舒张药

（1）直接舒张血管药：肼屈嗪、硝普钠。

（2）钙通道阻滞药：硝苯地平等。

（3）钾通道开放药：米诺地尔等。

（三）影响血管紧张素Ⅱ形成和作用药

（1）血管紧张素转化酶抑制药：卡托普利等。

（2）血管紧张素Ⅱ受体阻断药：氯沙坦、缬沙坦等。

（四）利尿药

氢氯噻嗪、吲达帕胺等。

二、常用的抗高血压药

目前利尿药、中枢性降压药、钙通道阻滞药、肾上腺素受体阻断药、肾素－血管紧张素－醛固酮系统抑制药五类，降压作用可靠，治疗效果好，不良反应少，是临床常用药。

（一）利尿药

氢氯噻嗪（hydrochlorothiazide）

【作用与应用】氢氯噻嗪降压作用温和而持久。降压作用机制如下：①用药初期主要通过排钠利尿，使得有效血容量下降而降压；②长期用药则因持续排钠而使血管平滑肌细胞内Na^+的含量减少，随之Na^+-Ca^{2+}交换减少，细胞内Ca^{2+}减少，导致血管平滑肌松弛；降低血管平滑肌细胞对NA等缩血管物质的敏感性；诱导动脉壁产生扩血管物质，如激肽、前列腺素等。单独应用可治疗轻度高血压，与其他抗高血压药合用可治疗中、重度高血压。

【不良反应与用药注意】

（1）电解质紊乱，如低血钾、低血镁等。以低血钾最常见，可增加强心苷的心脏毒性。患者宜多食含钾丰富的食物（如香蕉、柠檬汁等）或合用留钾利尿药。

（2）高尿酸血症，可使尿酸排出减少，对痛风患者易加重病情。应慎用，与阿司匹林合用可诱发痛风。

（3）高血糖，抑制胰岛β细胞分泌胰岛素和影响对葡萄糖的利用而升高血糖，并能减弱降血糖药的作用，故糖尿病患者慎用。

（4）可引起高血脂、尿素氮升高、过敏反应及胃肠道反应等。肾功能不全者慎用。

（二）中枢性降压药

可乐定（clonidine）

【药理毒理】 可乐定降压作用中等偏强。口服给药后，可降低外周血管阻力，并伴有心肌收缩力减弱、心率减慢、心输出量减少。静脉给药时，先出现短暂的血压升高，继而出现持久的血压下降，高血压危象时慎用。

【作用与应用】 可乐定降压机制如下：①主要通过激动延髓腹外区的 I_1 咪唑啉受体，从而降低外周交感神经张力；②激动外周交感神经突触前膜的 α_2 受体，反馈性地减少 NA 的释放。本药还具有镇静、镇痛、抑制胃肠运动及分泌作用。适用于中度高血压，尤其适用于伴有溃疡病的高血压患者和肾性高血压患者。也用于控制吗啡类药物的戒毒症状。

【不良反应与用药注意】 常有嗜睡、乏力、口干等不良反应，久用可致水钠潴留，常与利尿药合用。久用突然停药，由于受体的向下调节，引起交感神经亢进，出现头痛、出汗、心悸和血压突然升高等，可用 α 受体阻断药酚妥拉明治疗。

（三）钙通道阻滞药

钙通道阻滞药通过减少细胞内钙离子浓度而松弛血管平滑肌，进而降低血压。其降压作用与剂量无关，不减少心输出量，不引起体位性低血压和水钠潴留。

1. 硝苯地平（nifedipine）

【药理毒理】 硝苯地平作用快而强，但对血压正常者影响不明显。降压时伴有反射性心率加快，心输出量增加，血浆肾素活性增高，合用 β 受体阻断药可避免这些反应并能增强降压效应。

【作用与应用】 硝苯地平对各型高血压均有降压作用，作用快而强，但对血压正常者影响不明显。降压时伴有反射性心率加快，心输出量增加，血浆肾素活性增高，合用 β 受体阻断药可避免这些反应并能增强降压效应。用于治疗轻、中、重度高血压。可单独应用，也可与 β 受体阻断药、利尿药、血管紧张素Ⅰ转化酶抑制药联合应用。目前多推荐使用缓释片剂。

【不良反应与用药注意】 常见不良反应为颜面潮红、踝部水肿、头痛，心悸等。长期使用可引起牙龈增生。肥厚型心肌病、主动脉狭窄患者禁用。

2. 氨氯地平（amlodipine）

氨氯地平为长效钙通道阻滞药，可导致小动脉、冠状动脉和肾动脉扩张，降低心脏负荷，逆转左心室肥厚。降压作用缓慢、平稳，持续时间较硝苯地平显著延长。无体位性低血压及耐受性，对血糖、血脂及血清电解质无不良影响。临床上常用于治疗各型高血压，与噻嗪类利尿药、β 受体阻断药或 ACEI 合用疗效更好。不良反应少，可有头痛、头晕、水肿、恶心、腹痛等症状。

3. 尼群地平 （nitrendipine）

尼群地平作用与硝苯地平相似，但扩血管作用较硝苯地平强，可使外周阻力降低，血压下降，降压作用温和而持久。适用于各型高血压。对冠状动脉选择性强，能降低心肌耗氧量，对缺血性心肌有保护作用。常见的不良反应有头痛、眩晕、水肿、乏力等。

（四）肾上腺素受体阻断药

用于治疗高血压的β受体阻断药有普萘洛尔、美托洛尔、纳多洛尔、阿替洛尔等。

1. β 受体阻断药

普萘洛尔（propranolol）

【作用与应用】β受体阻断药的降压作用与β受体阻断作用有关：①阻断心脏β_1受体，抑制心肌收缩力，降低心输出量；②阻断肾小球旁器β_1受体，减少肾素分泌，抑制肾素－血管紧张素－醛固酮系统活性，导致血管张力降低，血容量减少；③阻断交感神经末梢突触前膜的β受体，抑制正反馈作用，使去甲肾上腺素分泌减少；④阻断中枢β受体，使外周交感神经活性降低。可用于各型高血压，可单独应用，也可与其他抗高血压药如利尿药、ACEI、钙通道阻滞药及α_1受体阻断药合用。对高肾素活性、高血流动力学的青年高血压患者更为适宜。高血压伴心绞痛、偏头痛患者均为适应证。

【不良反应与用药注意】长期应用突然停药可使心率加快，并可使血压反跳超过治疗前水平。故长期应用受体阻断药停药时必须逐渐减量（减药过程10～14d）。

美托洛尔（metoprolol）

美托洛尔为选择性β_1受体阻断药，无内在拟交感神经活性。口服吸收完全，服药后1～2h作用达高峰，控释剂一次给药后降压作用可维持24h，故一日给药一次即可。不良反应较少。

2. α_1受体阻断药

α_1受体阻断药能选择性阻断血管平滑肌突触后膜的α_1受体，舒张小动脉和静脉平滑肌，降低外周阻力，引起血压下降。

哌唑嗪（prazosin）

【体内过程】口服易吸收，30min起效，生物利用度约为70%，$t_{1/2}$为2～3h，3h左右血药浓度达高峰，首关效应明显。主要在肝脏经脱甲基后与葡萄糖醛酸结合，经胆汁排泄。

【作用与应用】哌唑嗪阻断血管壁上的α_1受体，扩张小动脉及小静脉，对立位及卧位血压均有降压作用。其作用特点是降压时不加快心率，对心输出量、肾血流量及肾小球滤过率无明显影响，不增高血浆肾素活性。长期应用有调血脂作用，降低血浆三酰甘油、总胆固醇、低密度脂蛋白，升高高密度脂蛋白。适用于各型高血压，主要用于治疗轻、中度高血压及伴有肾功能不全的高血压患者，也适用于高血压合并前列腺肥大的老年患者，能减轻排尿困难症状。对重度高血压患者，可合用利尿药及 β 受体阻断药增加疗效。

【不良反应与用药注意】部分病人首次用药后可出现严重的直立性低血压、心悸、晕厥等，称为“首剂现象”，多发生在用药后 1h 内。若首次剂量减为 0.5mg，卧位或睡前服用可避免。尚有口干、眩晕、鼻塞等不良反应。

3. α、β受体阻断药

拉贝洛尔（labetalol）

拉贝洛尔能阻断 α、β 受体，阻断 β 受体的作用较强。通过阻断 α_1、β 受体，降低外周血管阻力而产生降压作用。降压作用温和，对心率和心排血量无明显影响。适用于各型高血压，静脉注射可治疗高血压危象。尚可用于治疗心绞痛。

（五）肾素－血管紧张素－醛固酮系统抑制药

1. 血管紧张素Ⅰ转化酶抑制药

血管紧张素Ⅰ转化酶抑制药是一类发展很快的降压药物。其降压机制为：抑制血管紧张素Ⅰ转化酶，减少血管紧张素Ⅱ（AngⅡ）的生成，减少醛固酮的分泌；血管紧张素Ⅰ转化酶可水解缓激肽，抑制血管紧张素Ⅰ转化酶，减少缓激肽的水解，扩张血管（图 4－2）。该类药物也作为糖尿病、左心室肥厚、左心功能障碍及急性心肌梗死的高血压患者的首选药物。

卡托普利（captopril，开博通）

【体内过程】口服吸收迅速，用药后 15min 起效，生物利用度为 60%～70%，$t_{1/2}$为 2h，1h 血药浓度达高峰，食物能减少其吸收，应餐前 1h 服用。

【作用与应用】卡托普利可舒张外周血管，降低外周血管阻力，有效降低血压，其作用快而强。降压机制如下：①减少 AngⅡ生成；②减少缓激肽的降解；③缓解或逆转心血管重构；④减少醛固酮分泌；⑤抑制交感神经递质释放。AngⅡ与突触前膜受体结合可促进去甲肾上腺素的释放，AngⅡ生成减少，这一作用减弱，交感神经张力降低，血压下降。

临床适用于各型高血压，尤其是合并有糖尿病及胰岛素抵抗、左心室肥厚、心力衰竭、急性心肌梗死的高血压患者，可明显改善生活质量且无耐受性。与利尿剂及 β 受体阻断药合用可增强疗效，可用于治疗重度或顽固性高血压。

【不良反应与用药注意】

（1）刺激性干咳，女性较为多见，应预先告知患者。

（2）低血压，与开始用药剂量过大有关。

（3）皮疹、瘙痒、嗜酸性粒细胞增多等过敏反应及味觉、嗅觉缺失，脱发等不良反应较为常见。

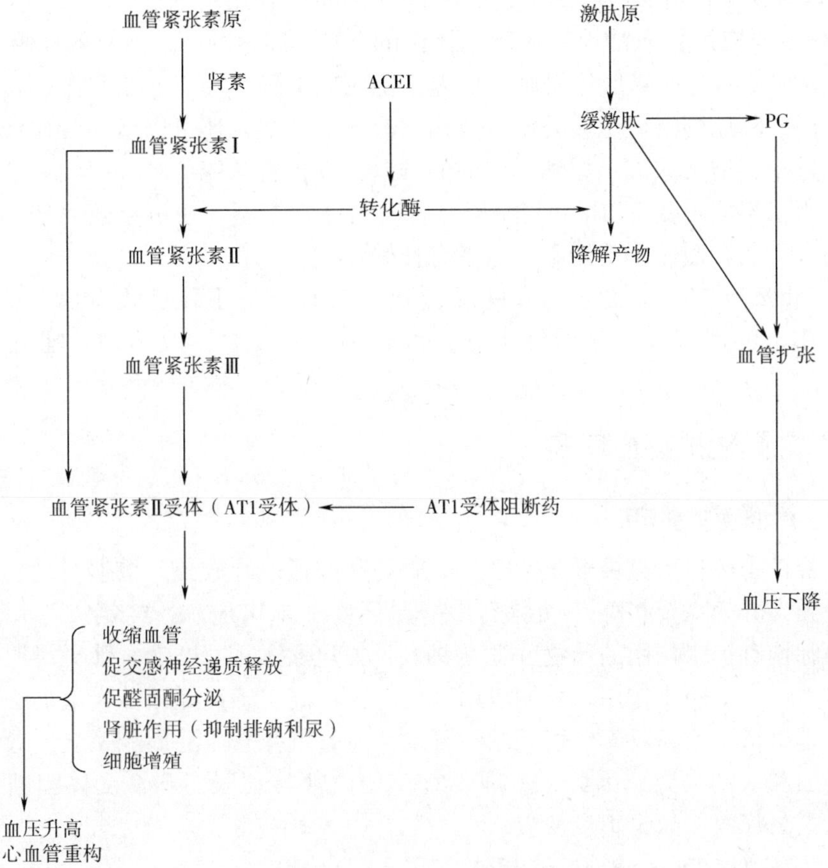

图4-2 肾素-血管紧张素系统及其抑制药的作用环节

（4）高血钾，一般不会引起，但伴有肾功能不良者、与保钾利尿药合用时须谨慎。

（5）对胎儿的影响，在妊娠中期和末期使用，会引起胎儿颅盖及肺发育不全、生长迟缓甚至引起胎儿死亡。

2. 血管紧张素Ⅱ受体（AT_1受体）阻断药

血管紧张素Ⅱ受体有两种亚型，AT_1受体和AT_2受体。与心血管功能调节有关的受体为AT_1，主要分布在血管平滑肌、心肌、脑、肾及肾上腺皮质等部位。血管紧张素Ⅱ受体阻断药通过阻断AT_1受体，产生扩张血管、抑制醛固酮分泌、逆转心血管重构等作用。其作用选择性较ACEI更强，对血管紧张素Ⅱ（AngⅡ）效应的拮抗作用更完全，且不抑制激肽酶，故无咳嗽等不良反应。临床上常用的药物有氯沙坦、缬沙坦、伊贝沙坦和坎地沙坦等。

氯沙坦（losartan）

【体内过程】 口服吸收迅速，一次给药50mg，作用可维持24h。

【作用与应用】 氯沙坦为强效选择性的AT_1受体阻断药，能有效地阻断AngⅡ与AT_1受体的结合，降低外周血管阻力，使血压下降，降压作用平稳、持久，但起效缓慢。降压同时可逆转心血管重构，改善心功能，还可以增加肾血流量和肾小球滤过率，增加尿液、尿钠、尿酸的排泄，保护肾功能。

适用于不能耐受ACEI的高血压患者，对高肾素型高血压疗效尤佳。对伴有糖尿病、肾病和慢性心功能不全患者有良好疗效。

【不良反应与用药注意】 不良反应较ACEI少，可引起低血压、头痛等。但不会引起咳嗽和血管神经性水肿。可影响胎儿发育，故孕妇、哺乳期妇女禁用。

三、其他抗高血压药

（一）血管扩张药

血管扩张药包括直接舒张血管平滑肌药和钾通道开放药。根据对动、静脉选择性差异，分为主要扩张小动脉药物（肼屈嗪、米诺地尔、二氮嗪等）和对动脉、静脉均有扩张作用的药物（硝普钠）。本类药物通过松弛血管平滑肌，降低外周阻力，产生降压作用。长期应用因反射性增高交感神经活性，增加心肌收缩力和心排出量；增高肾素活性，激活肾素－血管紧张素－醛固酮系统，导致外周阻力增加和水钠潴留。因此，一般不宜单用，常与利尿药和β受体阻断药等合用，以提高疗效，减少不良反应。

硝普钠（sodium nitroprusside）

【体内过程】 口服不吸收，静脉滴注给药，1～2min起效，停药后5min血压回升到用药前水平。

【作用与应用】 硝普钠为快速、强效而短暂的降压药。降压机制如下：在血管平滑肌内代谢产生一氧化氮（NO），后者激活鸟苷酸环化酶，促进cGMP的生成。直接扩张小动脉及小静脉，降低外周血管阻力和心排出量，可迅速降低收缩压和舒张压。主要用于高血压危象、难治性充血性心力衰竭及外科手术的控制性降压。

【不良反应与用药注意】 给药速度过快，使血压过度下降，易引起呕吐、头痛、心悸、出汗等。长时间大量用药可致硫氰化物蓄积中毒，引起急性精神病和甲状腺功能减退。肝、肾功能不全及甲状腺功能减退者慎用。本药对光敏感，应现用现配，静脉滴注时应避光。

（二）去甲肾上腺素能神经末梢阻滞药

去甲肾上腺素能神经末梢阻滞药主要通过影响儿茶酚胺的储存及释放产生降

压作用。

利舍平（reserpine）

【体内过程】本药降压作用缓慢、温和而持久，降压的同时伴有心率减慢。口服用药 1 周以上才起效，2～3 周作用达高峰，增大剂量降压效应并不增加，只能延长作用时间和增加不良反应。

【作用与应用】利舍平降压机制主要是抑制交感神经末梢囊泡膜胺泵对 NA 的再摄取和阻止 DA 进入囊泡内，使 NA 的合成和贮存逐渐减少而耗竭，从而阻断交感神经冲动的传递，使血管扩张，血压下降。用于轻、中度高血压，与利尿药合用可提高疗效。

【不良反应与用药注意】常见不良反应有镇静、嗜睡和副交感神经亢进症状，如鼻塞、胃酸分泌过多、腹泻等。长期大剂量应用可致抑郁症。伴有溃疡病者、有抑郁症病史者及哺乳期妇女禁用或慎用。

（三）神经节阻断药

本类药物阻断神经节 N_1 受体，对交感神经和副交感神经均有阻断作用。降压作用迅速、显著。因副作用多，仅用于高血压危象、主动脉夹层动脉瘤、外科手术中的控制性低血压等。

四、抗高血压药的合理用药原则

（1）根据病情选用药物　轻度高血压患者的血压上升不高且不稳定，症状不明显，可首先采取控制体重，低盐低脂肪饮食，适当运动等措施。不能奏效时，使用抗高血压药物，一般先用利尿药氢氯噻嗪，效果不佳时改用或加用普萘洛尔。中度高血压，在上述用药基础上加用可乐定、哌唑嗪、肼屈嗪等，也可用卡托普利或硝苯地平。重度高血压，在上述药物基础上改用或加用胍乙啶、米诺地尔等。高血压危象及高血压脑病，宜用硝普钠、二氮嗪，也可用咪噻吩或强效利尿药呋塞米，但降压速度不宜过快。

（2）联合用药　现有药物长期单独使用，常会引起耐受性，加大剂量又易致不良反应，为此，常将数种药联合应用。联合用药时要注意各药的作用特点，不宜将同类药物联合应用。如可乐定与 α－甲基多巴都能使血容量增加，合用将导致降压作用减弱；利舍平和胍乙啶都能使心率减慢，合用将导致心动过缓；而利尿药和可乐定合用则可纠正后者引起的水钠潴留。

（3）根据合并症选用药物　伴有心悸或情绪激动者宜用利舍平或降压灵；合并心力衰竭者宜用利尿药、卡托普利、硝苯地平、哌唑嗪等，不宜用 β 受体阻断药和胍乙啶；合并心绞痛者宜用硝苯地平、β 受体阻断药；合并肾功能不全者宜用卡托普利、硝苯地平、α－甲基多巴、肼屈嗪等；合并消化性溃疡者宜用可乐定，不用利舍平；伴有窦性心动过速者宜用普萘洛尔；合并精神抑郁者不宜用利舍平和 α－甲基多巴；合并支气管哮喘者不宜用 β 受体阻断药；合并糖尿病或痛风者不宜用噻嗪类利尿药。

（4）注意剂量个体化　不同患者或同一患者在不同病程阶段对药物的反应性不同，所需剂量也不同。应根据“最好疗效、最小不良反应”的原则，为每一患者选用适宜的药物和剂量。

知识拓展

高血压的筛检

筛检高血压患者，以实现高血压的早发现、早诊断和早治疗，是控制高血压、预防卒中和冠心病的重要手段。筛检对象是高血压高危人群，其确定标准为具有以下一项及一项以上的危险因素的个体。

（1）收缩压介于120~139mmHg或舒张压介于80~89mmHg。

（2）超重或肥胖，即体重指数（BMI）不小于24kg/m^2。

（3）高血压家族史（1、2级亲属）。

（4）长期过量饮酒（每日白酒饮用量不小于100mL，且每周饮酒在4次以上）。

（5）长期高盐膳食。

筛检周期为对血压正常的人建议定期测量血压；年龄在20~29岁者每两年测量一次；30岁以上人群和高危人群每年至少测量一次血压。

任务二　抗心绞痛药

案例分析

患者，男，66岁，近2个月在用力、情绪激动时反复发作心前区闷痛，每次持续数分钟左右，伴冷汗、头昏、乏力，同时伴左上肢酸痛，经休息或含服“速效救心丸”后症状可缓解，每个月发作5~6次。有原发性高血压病史10年，血压控制不详。查体：急性病容，神志清楚，口唇无发绀；心率70次/min，心音有力，律齐，其他无明显阳性体征。诊断为“稳定型心绞痛”。

请思考治疗心绞痛的基本原则是什么？针对上述案例临床可选用什么药物治疗？

心绞痛（angina pectoris）是缺血性心脏病的常见症状，是因冠状动脉供血不足引起的心肌急剧、暂时性缺血与缺氧的综合征。发作时，病人胸骨后部或左前胸出现压榨性疼痛，疼痛可放射至左肩、心前区和左上肢，疼痛一般持续数分钟，休息或服用抗心绞痛药物可缓解。心绞痛的主要病理生理机制是心肌需氧与供氧的平衡失调（图4－3），导致心肌暂时性缺血缺氧，心肌无氧代谢增加，产生大量的代谢产物如乳酸、丙酮酸、组胺、K^+等，刺激神经末梢经交感神经传入中枢后引发疼痛。

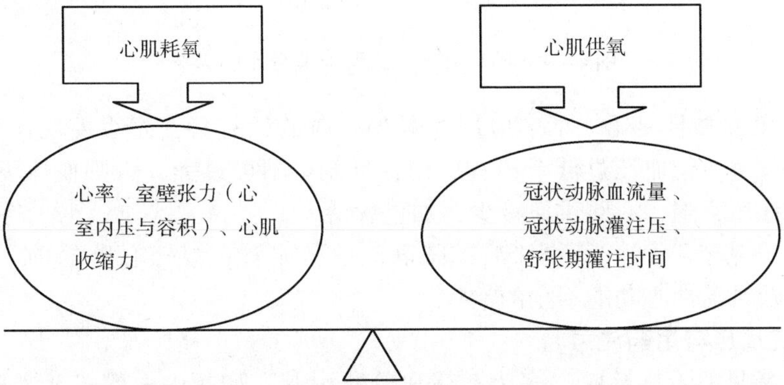

图4－3 心肌耗氧与供氧影响因素

一、硝酸酯类

硝酸甘油（nitroglycerin）

【体内过程】 硝酸甘油脂溶性大，口服易吸收，但首关效应强，生物利用度不足10%，故不宜采用口服。舌下含服易经口腔黏膜吸收，且可避免首关消除的影响，含服后1～2min起效，维持20～30min，生物利用度达80%，$t_{1/2}$为2～4min，舌下含服为硝酸甘油最常用的给药方法。也可经皮肤吸收，将硝酸甘油软膏或贴膜剂涂抹或贴在皮肤上，作用持续时间较长。

【作用与应用】 硝酸甘油治疗心绞痛的机制是松弛平滑肌，特别是松弛血管平滑肌，扩张静脉血管，减少回心血量，降低心脏前负荷并使心室容积缩小，进而使心室壁肌张力下降，降低心肌耗氧量；扩张动脉血管，减轻心脏后负荷，使心脏的射血阻力降低，从而降低心肌耗氧量；扩张冠状血管，增加心肌缺血区的血供；硝酸甘油可扩张冠脉，重新分配冠脉血流，增加缺血区的血流量（图4－4）。

临床应用如下。

（1）心绞痛　硝酸甘油是缓解心绞痛最常用的药物，可用于预防和治疗各型心绞痛，为稳定型心绞痛首选药物。

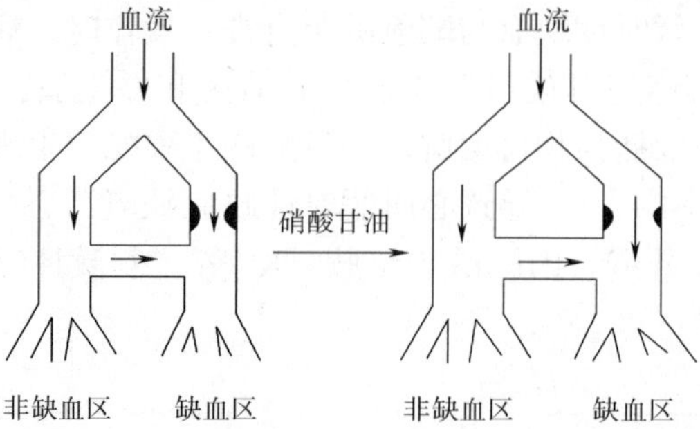

图4－4 硝酸甘油对冠脉血流分布的影响

（2）急性心肌梗死 早期应用可减少心肌的耗氧量，缩小梗死面积，降低梗死的病死率。但血压过低者不宜应用，且剂量不可过大，否则血压下降明显，冠脉的灌注压下降，心肌供血减少，加重病情。

（3）心功能不全 硝酸甘油扩张静、动脉血管，减轻心脏的前、后负荷，用于重度及难治性心功能不全的治疗。

【不良反应与用药注意】

（1）常见的不良反应 多为扩张血管所引起，如颅内血管扩张，引起搏动性头痛，颅内压升高、颅脑损伤、颅内出血者禁用。外周血管扩张，引起颜面潮红，严重时可引起直立性低血压和昏厥。眼内血管扩张可升高眼内压，青光眼患者慎用。剂量过大使血管扩张明显，血压降低，反射性引起交感神经兴奋，心率加快，心肌收缩力加强，反而可使耗氧量增加而加重心绞痛发作。

（2）高铁血红蛋白血症 超剂量时还会引起高铁血红蛋白血症，表现为呕吐、发绀等。

（3）耐受性 连续用药2～3周或不间断的静脉输注数小时后可出现耐受性，停药1～2周后可恢复。

案例分析

患者，男性，57岁，患高血压伴动脉粥样硬化8年，一月来，常感劳累后或情绪激动后心前区闷痛，经检查医生诊断为劳累型心绞痛。开处方如下，请分析该处方是否合理？为什么？

Rp：硝酸甘油片 0.5mg×20

用法 0.5mg/次 舌下含服

二、 β 受体阻断药

普萘洛尔（propranolol）

【作用与应用】 普萘洛尔治疗心绞痛的作用机制如下。

（1）降低心肌耗氧量　阻断心脏 β_1 受体，可使心率减慢，心肌收缩力减弱，心输出量减少，血压下降，心肌耗氧量降低；阻断 β_1 受体，肾素分泌减少，肾素－血管紧张素－醛固酮系统功能降低，舒张动脉和静脉血管，减少心脏前、后负荷，降低心肌耗氧量。

（2）增加缺血区血液供应　阻断 β_1 受体，减慢心率而使舒张期延长，增加了冠脉的灌注时间，有利于血液从心外膜流向心内膜下层缺血区；阻断 β_2 受体，使非缺血区阻力血管收缩，而缺血区血管则由于缺氧呈代偿性舒张状态，促使血液从非缺血区流向缺血区。

（3）改善心肌代谢　阻断 β 受体，减少心肌脂肪代谢，改善糖代谢，降低心肌的耗氧量。

（4）促进氧合血红蛋白的解离，促进氧的释放，增加组织供氧；抑制缺血时血小板聚集，改善心肌血液循环。

课堂互动

治疗心绞痛时普萘洛尔和硝酸甘油可否合用？为什么？

临床应用如下。

（1）稳定型心绞痛　主要用于对硝酸酯类不敏感或疗效差的患者，疗效肯定，常和硝酸酯类联合应用，减少用量，提高疗效。特别适用于伴有心率快和高血压的心绞痛患者。

（2）不稳定型心绞痛　其发病机制是冠脉器质性狭窄和痉挛，应用普萘洛尔可降低心肌耗氧量，增加缺血心肌血供，预防缺血复发和猝死。

（3）变异型心绞痛　普萘洛尔阻断冠脉血管上的 β_2 受体，使 α 受体作用占优势，易致冠脉痉挛，加重病情，故 β 受体阻断药不宜应用。

普萘洛尔与硝酸酯类合用治疗心绞痛，可获得较好的协同效果，又可互补不足。硝酸酯类因扩张血管引起心率加快、心肌收缩力增强，使心肌耗氧量增加的作用，可被普萘洛尔减慢心率，抑制心肌收缩性的作用有所减弱。普萘洛尔增大心室容积导致耗氧量增加的作用也可被硝酸酯类缩小心室容积的作用所抵消。但由于两类药均有降压作用，剂量过大，血压下降明显，冠脉的灌注压降低，冠脉血流减少，加重心绞痛发作，故合用时应减少剂量。

【不良反应与用药注意】 与心脏有关的不良反应为心功能抑制，心率减慢，严重者可致心动过缓、房室传导阻滞、心功能不全。本类药物可诱发和加重支气管哮喘，支气管哮喘及慢性阻塞性肺部疾病禁用。低血压者不宜应用。久用应逐渐减量至停药，如果突然停用，可导致心绞痛加剧或诱发心肌梗死。

三、 钙通道阻滞药

常见的抗心绞痛的钙通道阻滞剂有硝苯地平、维拉帕米、地尔硫卓、尼群地平及氨氯地平等。

硝苯地平（nifedipine）

【作用与应用】 硝苯地平治疗心绞痛的机制如下。

（1）降低心肌耗氧量 作用于心肌细胞，阻断 Ca^{2+} 内流，使心肌收缩力减弱，心率减慢，从而降低心肌耗氧量；阻滞血管平滑肌细胞 Ca^{2+} 内流，使外周血管扩张，对动脉的扩张作用明显，减轻心脏后负荷，从而降低心肌耗氧量；阻断 Ca^{2+} 进入突触前膜，抑制交感神经递质的释放，降低交感神经活性，降低心肌耗氧量。

（2）增加心肌血液供应 能明显扩张冠脉，对较大的冠状血管包括输送血管和侧支血管以及小阻力血管均有扩张作用，能改善缺血区血液供应。

（3）保护缺血心肌细胞 心肌缺血或再灌注时细胞内“钙超载”可造成心肌细胞，尤其是线粒体功能严重受损，钙通道阻滞药可通过抑制 Ca^{2+} 内流而减轻心肌细胞 Ca^{2+} 超负荷，可起到保护心肌细胞的作用。

临床用于各种类型心绞痛，尤其对变异型心绞痛最为有效，也可用于稳定型和不稳定型心绞痛。不同钙通道阻滞药对各型心绞痛疗效不同。硝苯地平扩张冠脉作用强，是治疗变异型心绞痛的首选药。维拉帕米对心脏抑制作用强，对血管的扩张作用弱，对劳累型心绞痛疗效好。地尔硫卓可用于各型心绞痛。

【不良反应与用药注意】 常见不良反应有颜面额潮红、头痛、恶心等。硝苯地平的常见不良反应是低血压。维拉帕米和地尔硫卓可引起房室传导阻滞及心肌收缩力下降，故严重心力衰竭及中、重度房室传导阻滞者禁用。

四、 合理用药原则

目前，最常用的抗心绞痛药有三类，即硝酸酯类、β 受体阻滞剂和钙通道阻滞剂。临床实践证明，单独使用某一类药物控制心绞痛往往难以取得满意疗效，常需联合用药，最常用的是“二联”，即两类药物联合使用。其中，硝酸酯类与 β 或钙阻滞剂联用是最安全有效的方法。因为硝酸酯类可减少 β 受体阻滞剂引起的心脏扩大，而后者可对抗硝酸酯类引起的反射性心动过速。硝酸酯类与钙阻滞剂联用，以与地尔硫卓 FDA_2（合心爽）合用为主，因为地尔硫卓 FDA_2 对心肌和房室结有较强的抑制作用，故可减慢心率，可对抗硝酸酯类引起的反射性心动过速。而硝苯地平具有反射性刺激交感神经活性的作用，与硝苯地平联用时可能加重头痛、面红及反射性心动过速，故应引起重视。

β受体阻滞剂与钙阻滞剂联用，应特别慎重，钙阻滞剂维拉帕米和β受体阻滞剂同时静脉输注，可引起严重心脏阻滞甚至心脏停搏，明显抑制心功能，因此禁止使用。口服联用也不可取。钙阻滞剂地尔硫卓 FDA_2 与β受体阻滞剂口服联用常可耐受，但联用时抑制心功能和加重心脏阻滞的副反应不容忽视。钙阻滞剂硝苯地平与β受体阻滞剂临床上常常联合使用，因为β受体阻滞剂可以减少硝苯地平引起的反射性心动过速。

如果“二联”用药控制心绞痛效果不佳时，可采用“三联”用药，即三类药物联合使用。尽管文献报道一般情况下“三联”不比“二联”更有效，但临床实践证明，部分病人可获得强于“二联”的效果。若经二、三联用药仍不能理想控制心绞痛症状，常提示冠脉狭窄较严重，易发展为心肌梗死，应及时做冠脉造影，以决定是否需行经皮腔内冠状动脉成形术及冠状动脉旁路移植术。

知识拓展

曲美他嗪缓释片——全面防治心绞痛

心血管疾病是临床常见的多发性疾病，好发于中老年人，随着社会老龄化发展，心血管疾病发生率呈现上升趋势，严重危害中老年人的生命健康安全。多项大型研究发现，心血管事件的发生具有明显的周期节律，其中心肌缺血发作日周期以每日 4:00—8:00 为高峰，该时段发病率占全天的 40%。但由于传统的抗心绞痛药效覆盖时长有限，多在清晨形成空窗期，不能有效预防心肌缺血的发生，因此选择持续有效且能覆盖清晨时段的抗心肌缺血药物对防治心肌缺血性疾病极为重要。

曲美他嗪是全球首个获得欧美各国指南推荐的代谢类抗心肌缺血药物。曲美他嗪的作用机制主要是选择性抑制脂肪酸β氧化过程中的线粒体酶——长链 3－酮酰辅酶 A－硫解酶（3－KAT），部分抑制脂肪酸β氧化（高耗氧产能途径），增强葡萄糖氧化（低耗氧产能途径），提高心肌细胞氧利用率，从而增加 ATP 合成，同时可显著减轻细胞内酸中毒和 Ca^{2+} 超载，从而发挥抗心肌缺血作用。而曲美他嗪缓释片的问世，更是为临床医师提供了更全面治疗缺血性心脏病新的有力武器。曲美他嗪缓释片的主要优势为显著改善药代动力学特点，从而使抗心肌缺血疗效更持久，有效地覆盖清晨危险时段。为有效预防心绞痛清晨发作，曲美他嗪缓释片还进一步强化了曲美他嗪的抗心肌缺血疗效，甚至改善患者左心室功能，是目前防治冠心病心绞痛的理想新选择。

任务三 抗心律失常药

案例分析

患者，女，37岁，有阵发性心悸发作病史18年，每年发作10余次，每次发作前均无明显诱因，心悸发作的特点为突发突止，持续数分钟至数小时不等，开始发作时自己诱发恶心或压迫眼球后可中止发作；近半年以来心悸发作比较频繁，且发作时伴胸闷、出汗及头晕，需静脉注射普罗帕酮等药物方可中止发作，但无黑朦及意识丧失。查体无明显阳性体征。心电图提示为“阵发性室上性心动过速”。针对该患者临床可选用什么药物治疗？为什么？

心律失常（arrhythmia）是指心脏兴奋功能或电生理活动的异常。一般包括心动频率及节律的改变、心脏冲动形成或冲动传导的异常。临床上根据心动频率的变化将其分为两种类型：即缓慢型和快速型心律失常。缓慢型心律失常包括窦性心动过缓、房室传导阻滞等，可应用阿托品及异丙肾上腺素治疗；而快速型心律失常的形成机制则较复杂，常见的有房性期前收缩、房性心动过速、阵发性室上性心动过速、心房扑动、心房颤动以及室性期前收缩、室性心动过速和心室纤颤等。

一、心律失常的电生理学基础

（一）正常心肌电生理

心肌的生理特性包括有兴奋性、自律性、传导性和收缩性。前三者是以生物电活动为基础的，故又称心肌的电生理特性。

（1）兴奋性　兴奋性是心肌受刺激后产生动作电位的能力。兴奋性高低可用刺激的阈值作指标，阈值大表示兴奋性低，阈值小表示兴奋性高。

（2）自律性　窦房结、房室结和房室传导系统均为自律性细胞，即达4相最大舒张电位后能够自动缓慢地除极化，达到阈电位后即发生动作电位，称为自律性。

（3）传导性　心肌传导的快慢主要取决于0相除极速率、幅度、膜电位水平和阈电位水平，其中以0相除极速率及幅度最为重要。速率高、幅度大则传导快，反之则慢。

（二）心律失常发生的电生理学机制

心律失常产生有冲动起源异常和冲动传导异常，或两者兼有。

1. 冲动起源异常

引起冲动起源异常的原因有自律细胞的自律性异常、非自律细胞产生异常自律性以及后除极与触发活动。

（1）自律细胞的自律性异常　自律细胞（如窦房结、房室结、浦肯野纤维）4相除极加快，阈电位下移或最大舒张电位减少，即与阈电位的差距减小，使冲动形成增多，则自律性升高，引起快速心律失常。

（2）非自律细胞产生异常自律性　在某些病理情况下，如心肌梗死、心肌缺血、缺氧等，膜电位减小，心房肌、心室肌这些非自律细胞可产生异常自律性。

（3）后除极与触发活动　后除极是指在一个动作电位中继0相除极后所发生的除极，其频率较快，振幅较小，膜电位不稳定，一旦这种振荡性除极化引起可扩布的动作电位，则产生异常冲动发放，即所谓触发活动。

2. 冲动传导异常

冲动传导异常包括单纯性传导异常和折返激动两大类。

（1）单纯性传导异常　包括有传导减慢、传导阻滞、传导速度不一致等。由于房室传导主要由副交感神经控制，因此，一些传导减慢、房室传导阻滞可用阿托品来治疗。

（2）折返激动　指一个冲动沿着环形通路折返回原处而反复运行则形成折返激动。它也是引起心律失常的重要机制之一。单次折返可引起期前收缩，连续折返则可引起阵发性心动过速、扑动和颤动（图4－5）。消除折返的药物通常是通过进一步减慢传导（阻断 Na^+ 和 Ca^{2+} 内流），使单向传导阻滞变为双向阻滞。

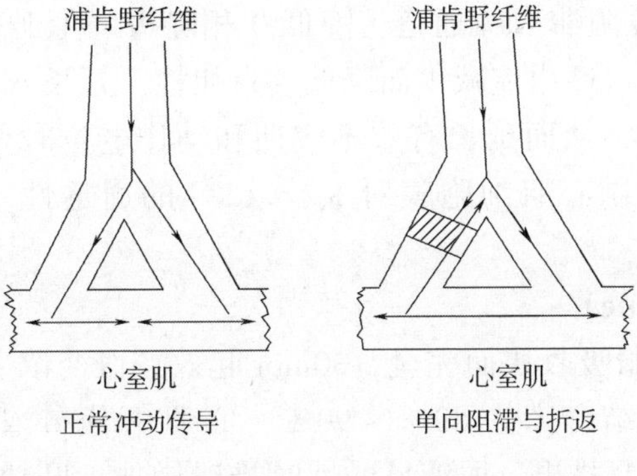

图4－5　正常传导和折返形成示意图

二、常用的抗心律失常药物

（一）抗心律失常药的基本作用

抗心律失常药物主要是通过降低心肌自律性，特别是异位节律点的自律性或消除折返而发挥抗心律失常作用。

1. 降低自律性

通过抑制快反应细胞4相 Na^+ 内流或抑制慢反应细胞4相 Ca^{2+} 内流，减慢4相自动除极速率，降低自律性；通过促进 K^+ 外流而增大最大舒张电位而降低自律性，提高阈电位。

2. 减少后除极与触发活动

早后除极的发生与 Ca^{2+} 内流增多有关，因此钙通道阻滞药对之有效。迟后除极所致的触发活动与细胞内 Ca^{2+} 过多和短暂 Na^+ 内流有关，因此钙通道阻滞药和钠通道阻滞药对之有效。

3. 改变膜反应性而改善传导性

（1）增强膜反应性加快传导，以取消单向传导阻滞而终止折返激动。

（2）降低膜反应性减慢传导，变单向阻滞为双向阻滞而终止折返激动。

4. 改变有效不应期（ERP）及动作电位时程（APD）

（1）延长APD、ERP，但ERP延长更显著，为绝对延长ERP。

（2）缩短APD、ERP，但APD缩短更显著，为相对延长ERP。

（3）使邻近细胞不均一的ERP趋向均一化。一般延长ERP的药物，可使ERP较短的心肌细胞延长较多，使ERP较长的心肌细胞延长较少。而缩短ERP的药物，则使ERP短者，缩短少些，ERP长者，缩短多些。理想的抗心律失常药应该对APD的长短进行双向调节而发挥作用。

（二）常用药物

1. Ⅰ类——钠通道阻滞药

（1）IA类　适度阻滞 Na^+ 通道，降低0相除极的上升速率，减慢传导；使异位自律细胞的4相 Na^+ 内流减少而降低其自律性；延长 Na^+ 通道失活后恢复开放状态所需要的时间，从而延长有效不应期和动作电位时程，以延长ERP更为显著。不同程度地抑制心肌细胞膜对 K^+、Ca^{2+} 的通透性，有较明显的膜稳定作用。

奎尼丁（quinidine）

【体内过程】口服吸收快而完全，30min起效，血药浓度2～3h达高峰，$t_{1/2}$ 为4～6h，血浆蛋白结合率为80%～90%，心肌中分布浓度较高。肝脏代谢，10%～20%以原形由肾排出，尿液呈酸性时排泄增加。肝功能不全时，$t_{1/2}$ 延长，易发生中毒。

【作用与应用】奎尼丁作用机制如下。

降低自律性：治疗剂量的奎尼丁能适度阻滞 Na^+ 通道，高浓度尚能抑制 K^+ 外流及 Ca^{2+} 内流。降低浦肯野纤维的自律性以及心房肌、心室肌的异常自律性。对正常窦房结影响很小，但对窦房结功能不全者（如病窦综合征）则可呈现明显的抑制作用。减慢传导：奎尼丁能通过阻滞 Na^+ 通道，抑制0相 Na^+ 内流，减慢心房肌、心室肌和浦肯野纤维的传导速度，使单向传导阻滞变为双向传导阻滞，以消除折返激动引起的心律失常。奎尼丁的抗胆碱作用可加快房室结的传导性，故用其治疗心房颤动和心房扑动时，应先用强心苷类药物抑制房室结的传导，以防心室率过快。延长 ERP：奎尼丁减少 3 相复极化时 K^+ 外流，延长心室肌和浦肯野纤维等的 APD 和 ERP，以延长 ERP 更为显著，可消除折返激动引起的心律失常。

其他作用：奎尼丁还有明显的阻断 α 受体和抗胆碱作用，此外还阻滞 Ca^{2+} 内流，抑制心肌收缩力，使外周血管舒张，血压下降而反射性兴奋交感神经。

奎尼丁为广谱抗心律失常药，临床上可用于治疗多种快速型心律失常，如频发性室上性和室性期前收缩、室上性和室性心动过速、心房扑动、心房颤动等，是重要抗心律失常转复药物之一。

【不良反应与用药注意】不良反应较多，安全范围小。

胃肠反应：表现为食欲不振、恶心、呕吐、腹痛、腹泻等。

金鸡纳反应：表现为胃肠不适、头痛、头晕、耳鸣、视觉障碍和晕厥等症状。

心血管反应：较严重，可导致低血压、房室及室内传导阻滞、心衰，甚至室性心动过速或室颤，严重者可发展为奎尼丁晕厥，发作时患者意识突然丧失，伴有惊厥、阵发性心动过速，甚至室颤而导致死亡。

普鲁卡因胺（procainamide）

【体内过程】普鲁卡因胺是局麻药普鲁卡因的酰胺型衍生物。口服或静脉注射均可，不易被血液中酯酶破坏，血药浓度较高。

【作用与应用】治疗剂量能降低浦肯野纤维的自律性，降低快反应细胞动作电位 0 相上升最大速率与幅度而减慢传导速度，使单向传导阻滞变为双向传导阻滞而取消折返激动。延长心房、心室及浦肯野纤维的 ERP 及 APD。高浓度时可因阻断神经节而导致低血压。不具有阻断受体和抗胆碱作用。为广谱抗心律失常药物，临床主要用于室性心律失常如室性心动过速的治疗，也可用于治疗急性心肌梗死等。对室上性心律失常如心房颤动及心房扑动的疗效不及奎尼丁。

【不良反应与用药注意】口服常见胃肠道反应，静脉注射给药可导致低血压及室内传导阻滞等。过敏反应也较常见，表现为皮疹、药热和白细胞减少等。长期应用时少数患者可出现红斑狼疮综合征，停药后可恢复。用药期间应连续监测血压和心电图的变化。肝肾功能不全及原有房室传导阻滞者慎用或禁用。

（2）IB 类药　轻度阻滞钠通道，抑制 4 相 Na^+ 内流，降低自律性；通过促进 K^+ 外流而加速复极过程，缩短 ERP、APD，以缩短 APD 更显著。

利多卡因（lidocaine）

【体内过程】口服易吸收，但首关效应明显，因此常采用静脉给药，1～2min

起效，维持10~20min，$t_{1/2}$为2h，血浆蛋白结合率为70%，肝代谢，肾排泄。

【作用与应用】 利多卡因能轻度阻滞Na^+通道，促进K^+外流。其基本作用如下：通过抑制Na^+内流而减小4期舒张期除极速率，降低浦肯野纤维的自律性，可提高心室肌阈电位，降低心脏自律性；治疗量的利多卡因通过抑制0相Na^+内流而减慢传导，甚至加重传导阻滞，对有单向传导阻滞者可转为双向阻滞，从而消除折返；抑制2相少量Na^+内流，促进3相K^+外流而缩短浦肯野纤维及心室肌的APD、ERP，但以缩短APD更为显著，故相对延长ERP，有利于消除折返激动而治疗快速型心律失常。

利多卡因为局部麻醉药，也是目前防治急性心肌梗死及各种心脏病并发快速室性心律失常的安全、高效及速效药物。为窄谱抗心律失常药，主要用于治疗室性心律失常，一般作为首选药物应用，如急性心肌梗死或强心苷中毒所致室性心律失常等。特别适用于危急案例。

【不良反应与用药注意】 主要表现有中枢神经系统症状，多发生于静脉给药时，主要表现为头晕、兴奋、嗜睡及吞咽障碍甚至抽搐和呼吸抑制等，剂量过大可引起心率减慢、房室传导阻滞和血压下降等。原有传导障碍、心动过缓、心衰或肝功能障碍者应减慢静脉滴注速度。眼球震颤为利多卡因中毒的早期信号之一。严重房室传导阻滞患者禁用。

苯妥英钠（phenytoin sodium）

【作用与应用】 作用类似于利多卡因，降低浦肯野纤维自律性，相对延长ERP。但能增加房室结0相除极化速率而加快其传导，故可改善强心苷中毒所致的房室传导阻滞。此外，苯妥英钠尚可与强心苷竞争Na^+-K^+-ATP酶，减轻强心苷的中毒，并抑制强心苷中毒所致的迟后除极和触发活动。临床主要用于治疗室性心律失常，尤其对强心苷中毒引起的室性心律失常有效。

【不良反应与用药注意】 主要不良反应为静脉注射过快易引起低血压、呼吸抑制和心律失常。原有窦性心动过缓或严重房室传导阻滞等心脏疾病患者禁用。孕妇禁用。

（3）IC类药 重度阻滞心肌细胞膜的Na^+通道，降低动作电位0相上升速率和幅度，显著减慢传导，亦能抑制4相Na^+内流，降低自律性。本类药物安全范围窄，近年报道有较明显的致心律失常现象，可增加病死率，应予注意。

普罗帕酮（propafenone，心律平）

主要抑制Na^+内流，减慢传导速度，降低浦肯野纤维的自律性，延长APD和ERP。此外，尚具有弱的β受体阻断作用。适用于室上性和室性心律失常。

常见不良反应有胃肠道反应，亦可引起房室传导阻滞、直立性低血压等心血管系统反应，也可加重心力衰竭。一般不宜与其他抗心律失常药物合用，以免加重心脏抑制。严重心衰、心源性休克、心动过缓、严重房室传导阻滞及低血压者禁用。

恩卡尼（encainide）

阻滞 Na^+ 通道作用强，能明显减慢心肌细胞 0 相最大上升速率而减慢传导；抑制 4 相 Na^+ 内流而降低自律性。亦能阻滞 K^+ 通道，延长心房肌和心室肌的 APD。对于室上性和室性心律失常均有效。临床主要用于顽固性心律失常或危及生命的心律失常治疗。

不良反应最严重的是引起致死性的心律失常，可导致室性心动过速或室颤、房室传导阻滞、诱发折返性心律失常，增加心肌梗死后病人的病死率等。

2. Ⅱ类——β 受体阻断药

β 受体阻断药抗心律失常作用主要是阻断 β 受体而拮抗去甲肾上腺素能神经对心脏的影响，同时可阻滞 Na^+ 通道，促进 K^+ 外流，并具有抗心肌缺血作用。

普萘洛尔（propranolol）

【作用与应用】治疗量对窦房结、心房传导纤维及浦肯野纤维都能降低自律性，在运动及情绪激动时作用明显。也能降低儿茶酚胺所致的迟后除极而防止触发活动。在较高浓度时，本药可抑制房室结和浦肯野纤维，减慢传导速度，并延长其 ERP。主要用于治疗室上性心律失常，如心颤、心扑、阵发性室上性心动过速，尤其对交感神经兴奋或儿茶酚胺释放过多所致的窦性心动过速疗效更好。与洋地黄合用可增加疗效，显著控制心室率。也可用于由于运动或情绪激动所致的室性心律失常的治疗。

【不良反应与用药注意】可致窦性心动过缓、房室传导阻滞、低血压等，并可诱发心力衰竭和哮喘。长期应用后对脂肪及糖代谢可产生不良影响，高血脂症和糖尿病患者慎用。

3. Ⅲ类——延长动作电位时程药

本类抗心律失常药又称为钾通道阻滞药，能阻断电压依赖性钾通道，延长 APD 和 ERP，对室颤具有较好的防治作用。

胺碘酮（amiodarone）

【体内过程】口服吸收缓慢而不完全，生物利用度 40%，口服 4 ~ 7d 起效，$t_{1/2}$ 为 40d，血浆蛋白结合率为 95%。静脉注射 10min 起效，维持 1 ~ 2h，主要经肝代谢，胆汁排泄。

【作用与应用】可显著延长房室结、心房肌、心室肌的 APD 和 ERP，有利于消除折返激动。这可能与阻断 K^+ 通道，延迟细胞复极有关。同时也阻滞 Na^+ 通道及 Ca^{2+} 通道而减慢房室结的传导，降低窦房结的自律性。尚能阻断 α、β 受体，扩张血管，减少心肌耗氧量。

属于广谱抗心律失常药，适用于室上性和室性心律失常。治疗心房扑动、心房颤动和室上性心动过速疗效好。对反复发作，常规药无效的顽固性室性心动过速也有效。因具有舒张冠脉、减少心肌耗氧的作用，故也适用于冠心病并发的心律失常。

【不良反应与用药注意】 可见窦性心动过缓、房室传导阻滞、低血压及Q－T间期延长甚至心功能不全等心血管系统反应。还可引起胃肠道反应、光敏反应等，亦可见角膜褐色微粒沉着，一般不影响视力，停药后可逐渐消失。本药含碘，部分患者可引起甲状腺功能亢进或减退。少数患者出现间质性肺炎或肺纤维化，虽少见但为最严重的不良反应，长期用药应监测肺功能、定期进行肺部X线检查，一旦发现应立即停药，可采用肾上腺皮质激素治疗。

4. Ⅳ类——钙通道阻滞药

在治疗心律失常中以维拉帕米最为常用，地尔硫卓也可使用。

维拉帕米（verapamil）

【体内过程】 口服吸收完全，生物利用度25%～30%，2h起效，作用维持8h，静脉注射5～10min达高峰，作用维持15min以上。主要经肝代谢。

【作用与应用】 阻滞心肌细胞膜Ca^{2+}通道，抑制Ca^{2+}内流，主要作用于窦房结和房室结的慢反应细胞，可降低自律性，减慢传导，延长ERP，消除折返。可作为治疗阵发性室上性心动过速的首选药，也可用于减慢房颤病人的心室率。忌用于预激综合征患者。

【不良反应与用药注意】 静脉注射给药可引起低血压，严重者或注射速度过快可导致心动过缓、房室传导阻滞甚至心力衰竭，多见于与β受体阻断药合用或近期内用过此药的患者。禁用于Ⅱ或Ⅲ度房室传导阻滞、低血压、心功能不全及心源性休克患者。老年人和肾功能减退者慎用。

地尔硫卓（diltiazem）

地尔硫卓的电生理特性及临床用途与维拉帕米相似，但其扩张血管的作用较强，而减慢心率的作用较弱。主要用于室上性心律失常，如阵发性室上性心动过速及频发性房性期前收缩，对阵发性心房纤颤也有效。口服后也有明显的首关消除。口服时不良反应较小，可见头昏、乏力及胃肠道反应，偶有过敏反应。

5. Ⅴ类——其他类药

腺苷（adenosine）

【作用与应用】 作用于G蛋白偶联的腺苷受体。在心房、窦房结、腺苷通过与腺苷受体结合而激活与G蛋白偶联的钾通道，使K^+外流增加，细胞膜超级化而降低自律性。它还能明显增加环氧鸟苷（cGMP）水平，延长房室结的不应期和减慢传导，抑制交感神经的兴奋或异丙肾上腺素所致的早后、晚后除极而发挥抗心律失常作用。此外，腺苷在脑中起着抑制性递质的作用，可抑制某些神经递质如谷氨酸的释放，并具有神经保护功能。主要用于治疗折返性阵发性室上性心律失常。

【不良反应与用药注意】 常见头晕、恶心、呼吸困难、胸部不适、颜面潮红等，但在1min内消失。吸入给药时可能诱发支气管收缩，加剧哮喘，有时可引起心动过缓、停搏及传导阻滞等心律失常。本药不宜用于支气管哮喘及阻塞性肺部疾病患者。病窦综合征、房室传导阻滞者也不易应用。

三、 合理用药原则

本类药物安全范围较窄，应用不当甚至发生致死性心律失常，临床使用应注意以下原则：消除各种促发因素：患者体内电解质的紊乱（如低钾血症）、心肌缺血缺氧、多种药物（如强心苷类、茶碱类、抗组胺药等）和多种病理状态（如甲亢）都是促发心律失常的常见因素，应采取有效措施及时消除。

（一）明确诊断，按临床适应证合理选药

（1）窦性心动过速宜用β受体阻断药或维拉帕米。

（2）心房纤颤的纠复和窦性心律的维持宜选用胺碘酮、索他洛尔或奎尼丁。

（3）控制阵发性室上性心动过速可选用维拉帕米、普萘洛尔、胺碘酮、普罗帕酮等。

（4）室性期前收缩宜选用普鲁卡因胺、胺碘酮、美西律。

（5）室性心动过速宜选用利多卡因静脉注射或普鲁卡因胺、普罗帕酮、索他洛尔、胺碘酮静脉注射。

（6）心室颤动宜选用利多卡因、胺碘酮、普鲁卡因胺静脉给药。

（7）急性心肌梗死、强心苷中毒引起的室性心动过速或心室纤颤选用苯妥英钠、利多卡因。

（二）实施个体化治疗方案

患者的年龄、心脏功能、肝肾功能及电解质平衡状况，都会影响对药物的反应，在确定用药方案时，均应予以重视。适时进行血药浓度监测，有利于及时调整临床用药方案。

（三）注意用药禁忌

为减少发生严重不良反应的危险因素，需重视临床用药禁忌，如强心苷类、钙通道阻滞药、β受体阻断药延缓房室传导的作用显著，有房室传导阻滞的患者不宜用；丙吡胺负性肌力作用较强，心功能不全患者不宜用；奎尼丁、索他洛尔延长APD作用明显，Q－T延长综合征患者禁用。此外，也应注意一些非心血管疾病，如有慢性肺部疾病的患者勿用胺碘酮，以减少药物所致肺纤维改变；前列腺增生患者勿用丙吡胺，以免加重尿潴留；慢性类风湿关节炎患者勿用普鲁卡因胺，以减少发生红斑性狼疮的可能性。

知识拓展

有效不应期

心肌细胞在一次兴奋之后的较长一段时间内，即便有刺激信号传来，也不能再次产生可扩布的兴奋，这段时间被称为有效不应期。有效不应期是由于钠通道进入失活状态造成的。必须有足够的钠通道恢复到静息可开放状态，细胞才能接受刺激再产生一次可扩布的动作电位。心肌细胞开始除极后一段时间内，用阈值1000倍的刺激也不能引起反应，这段时期被称为绝对不应期。之后一小段时间内强刺激可产生相对兴奋，但无法扩布到相邻细胞，这段时期被称为相对不应期，绝对不应期和相对不应期合在一起，即为有效不应期。

任务四　抗慢性心功能不全药

案例分析

患者，男性，57岁，以胸骨后疼痛和呼吸困难为主要症状入院。体格检查所见：肝增大，颈静脉怒张，下肢水肿。X线检查显示：心脏显著增大，心胸比为0.7。诊断为：充血性心力衰竭。下列处方是否合理，并说明选药理由。

Rp：	毒毛旋花苷K注射剂	0.25mg×1支	
	50%葡萄糖	40mL	
	螺内酯	20mg×12片	缓慢静脉注射

慢性心功能不全又称为充血性心力衰竭（congestive heart failure，CHF），是由多种病因所引起的超负荷的心脏病，表现为心输出量减少，动脉供血不足，静脉瘀血，不能满足机体组织需要的一种病理状态。临床上以组织血液灌流不足及肺循环和（或）体循环瘀血为主要特征的一种综合征。常用治疗药物有强心苷类、非苷类正性肌力药、减轻心脏负荷药和血管紧张素转化酶抑制药等。

一、强心苷

强心苷（cardiac glycoside）是一类选择性作用于心脏，增强心肌收缩力的苷类化合物，主要从洋地黄类植物中提取，故又称洋地黄类药物。常用的药物有地高辛（digoxin）、洋地黄毒苷（digitoxin）、毛花苷丙（cedilanid，西地兰）和毒毛花苷 K（strophanthin K）等。

【体内过程】 口服吸收稳定且完全，生物利用度高达 90% ~100%，血浆蛋白结合率为 97%，在肝、肾、骨骼肌和视网膜等处有较高的浓度。可经胎盘屏障进入胎儿体内，孕妇和哺乳期妇女慎用。主要经肝代谢，肾脏排泄。

【作用与应用】 目前认为 Na^+-K^+ – ATP 酶是强心苷受体。治疗量强心苷抑制心肌细胞膜上 Na^+-K^+ – ATP 酶，使 Na^+-K^+ 交换减少，Na^+-Ca^{2+} 交换增加，从而 Ca^{2+} 内流增加，导致心肌细胞内 Ca^{2+} 增多，使心肌收缩力加强。中毒量强心苷严重抑制 Na^+-K^+ – ATP 酶，使细胞内失 K^+ 而使最大舒张电位负值变小，导致心肌细胞自律性增高，易引起心律失常。

课堂互动

影响心肌耗氧量的因素有哪些？为什么强心苷增强心肌收缩力的同时会降低衰竭心脏的耗氧量？

临床应用如下。

（1）慢性心功能不全　目前仍是治疗 CHF 的重要药物，可用于多种原因所致的心功能不全。其中对伴有心房颤动和心室率快的 CHF 疗效最好；对瓣膜病、高血压和先天性心脏病所引起的低排出量 CHF 疗效较好；但对贫血、甲状腺功能亢进及维生素 B 缺乏等原因所诱发的 CHF 疗效较差；对肺源性心脏病、心肌炎的 CHF 疗效差，且易致中毒。对伴有机械阻塞性病变，如缩窄性心包炎及重度二尖瓣狭窄所致的 CHF 无效。

（2）心律失常　强心苷通过抑制房室传导，使房颤时过多的冲动不能下传至心室，以减慢心室频率。但对大多数病人并不能制止房颤；能缩短心房的有效不应期，使心房扑动转为心房颤动，然后再发挥治疗心房颤动的作用；可增强迷走神经的功能以终止阵发性室上性心动过速的发作，但一般只在其他方法无效时应用。

【不良反应与用药注意】

（1）胃肠道反应　为最常见的早期中毒症状，包括厌食、恶心、呕吐及腹泻等。剧烈呕吐可导致失钾而加重强心苷中毒，所以应注意补钾或考虑停药。恶心、呕吐需注意与 CHF 引起的胃肠道症状相鉴别，常为中毒先兆。

（2）神经系统反应及视觉异常　可表现为眩晕、头痛、失眠、疲倦和谵妄以及黄视、绿视、视物模糊等视觉异常为强心苷中毒的先兆，是停药指征之一。

（3）心脏反应　是最严重的毒性反应。主要表现为各种类型的心律失常。

①快速型心律失常：表现为室性期前收缩、房性、房室结性以及室性心动过速，甚至室颤，其中室性期前收缩一般出现较早，为强心苷类中毒的先兆，是停药的指征之一。

②房室传导阻滞：强心苷类中毒也可引起各种程度的房室传导阻滞。

③窦性心动过缓：若心率低于60次/min，亦为中毒的先兆，是停药的指征之一。

二、非苷类正性肌力药

（一）拟交感神经药

这类药物的特点是通过兴奋心脏的β受体以及血管平滑肌上的β_2受体和DA受体，分别产生正性肌力作用和血管扩张作用。

在CHF的病理生理过程中，因心排出量的减少代偿性使交感神经系统长期处于激活状态，内源性儿茶酚胺类的增多使β_1受体发生向下调节和敏感性下降，因此拟交感神经药通过激动β_1受体而加强心肌收缩力的作用较弱，却能加快心率而增加心肌耗氧量。故一般不宜使用拟交感神经药，仅用于其他药物治疗无效且无禁忌证的CHF患者。

（二）磷酸二酯酶抑制药

本类药物能抑制磷酸二酯酶Ⅲ的活性，减少环磷腺苷（cAMP）的降解，增加细胞内cAMP的水平。心肌细胞内的cAMP含量增加可产生正性肌力作用，血管平滑肌细胞内cAMP增加可松弛血管平滑肌，扩张血管，又称正肌扩血管药。

1. 米力农（milrinone）

属于双吡啶类衍生物。仅供短期静脉给药治疗严重CHF患者，可明显改善心收缩功能和舒张功能，缓解症状，提高运动耐力。

2. 维司力农（vesnarinone）

口服有效，临床报道能降低CHF患者的病死率。

三、减轻心脏负荷药

（一）利尿药

利尿药能促进Na^+、水的排泄，减少血容量，降低心脏的前、后负荷，消除或缓解静脉充血及其所引发的肺水肿和外周水肿，是慢性心功能不全的主要治疗措施之一。轻、中度心性水肿可选用噻嗪类利尿药疗效较好，常用氢氯噻嗪，也可与保钾利尿药合用。严重的CHF应选用高效能利尿药如呋塞米静脉注射。

（二）血管扩张药

血管扩张药通过各自不同的作用机制，打断神经内分泌反应引起的恶性循环，扩张小静脉和（或）小动脉而产生疗效。

1. 硝酸酯类

常用硝酸甘油、硝酸异山梨醇酯等。其基本作用是扩张静脉，减少回心血量，减轻CHF的肺瘀血和呼吸困难等症状；也能扩张动脉，降低心脏的后负荷；

还能增加冠脉血流量。临床适用于伴有心肌缺血的 CHF 患者。

2. 硝普钠 (sodium nitroprusside)

硝普钠能增加静脉、主动脉的顺应性，降低心脏的前、后负荷，增加心排出量，恢复心脏功能。静脉滴注用于危急案例或顽固性心衰。

3. 肼屈嗪 (hydralazine)

肼屈嗪能明显舒张动脉，降低后负荷；也可增加肾血流量，故适用于伴有肾功能不良或不能耐受 ACEI 的患者。

血管扩张药是治疗 CHF 的辅助药物，一般仅用于强心苷类和利尿药治疗无效的 CHF 或顽固性 CHF 的治疗。血管扩张药共同的不良反应为水钠潴留，因此应联合应用利尿药以减少副作用。

四、 血管紧张素转化酶抑制药和血管紧张素Ⅱ受体拮抗药

(一) 血管紧张素转化酶抑制药 (ACEI)

ACEI 最初作为扩血管药用于治疗 CHF，后来发现其疗效较其他扩血管药为优，而且其作用机制也有特点。常用药物包括卡托普利、依那普利等。

ACEI 抑制药能抑制血液循环及局部组织中的血管紧张素Ⅰ (AngⅠ) 向血管紧张素Ⅱ (AngⅡ) 的转化，降低血浆及组织（心脏、血管等）中的 AngⅡ浓度，减少 AngⅡ收缩血管及促进心肌细胞增生的作用。AngⅡ生成减少又使醛固酮的释放减少，可减轻由此引起的水钠潴留；ACEI 药可降低外周血管阻力、扩张冠状动脉、降低左室充盈压和心室壁张力以及增加肾血流量等，能改善心功能，缓解 CHF 的症状，提高患者的生活质量；CHF 是一种超负荷心肌病，发病早期的适应性反应就可见心肌肥厚和心室重构 ACEI 可通过阻断 AngⅡ生成、增加缓激肽含量，有效地阻抑和逆转心肌肥厚、心肌纤维化及血管壁的增厚。

(二) 血管紧张素Ⅱ受体 (AT_1) 拮抗药

血管紧张素Ⅱ受体拮抗药能直接阻断血管紧张素Ⅱ与其受体的结合，阻止 AngⅡ对心血管系统发挥的作用，逆转心肌肥厚、左室重构及心肌纤维化。此类药物抗 CHF 的作用与 ACEI 相似，不同点是拮抗作用更完全，能拮抗 ACE 和非 ACE 途径产生的血管紧张素Ⅱ而发挥作用；同时因其对缓激肽途径无影响，故不引起咳嗽、血管神经性水肿等不良反应。

知识拓展

ACEI 的合理应用

回顾 ACEI 治疗慢性心功能不全的循证历程可以发现以下事实：ACEI 能减轻心力衰竭患者的症状，改善心衰患者在运动峰值时的做功，降低所有左室收缩功

能障碍患者的病死率，ACEI 适用于心功能Ⅰ～Ⅳ级的患者，是目前治疗慢性心功能不全的首选药物，但目前在我国存在使用 ACEI 不足的现象。这里包括两个方面：①在已明确诊断为心衰的患者中只有不足一半的患者使用 ACEI；②使用剂量远远不足以达到靶剂量，所用量常是临床试验中靶剂量的1/4～1/2。主要是对 ACEI 副作用的过度担心，尤其是发生低血压和肾功能损害，当然还有一部分仍停留在原来心衰的传统的治疗模式上。在临床上，医生往往使用小剂量 ACEI，因为他们认为较小的 ACEI 剂量可能同样有效，而副作用减少，国内患者对国外临床试验应用的 ACEI 剂量的耐受性可能较差等。这是一种误解，一些研究表明，大剂量 ACEI 应用较小剂量应用对血流动力学、神经内分泌、症状和预后产生更大作用。大量临床试验证明患者可良好耐受大剂量 ACEI，并且效果明确。我们应提高对 ACEI 和心衰的认识，更新观念，按照“建议”和循证医学指出的正确使用方法，足量、长期应用，让每个心衰患者能耐受最大靶剂量，不断提高应用 ACEI 的水平，使心衰治疗更合理和有效。

任务五 调血脂药

案例分析

赵某，女，58 岁，忽觉身体出现肢体麻木、头晕、乏力。送往医院检测血压为180/140mmHg。血脂胆固醇10.9mmol/L，血浆黏稠度4.12mPa·s 患侧上肢略浮肿，触之稍凉，舌淡有齿痕，脉弦滑。诊断为高血脂并发脑梗死，中风，伴有半身不遂的症状。

血脂是指血浆中的脂类，脂质尤其是 TC 和（或）TG 水平升高达一定程度时即为高脂血症或高脂蛋白血症。高脂血症按病因分为原发性和继发性，原发性患者为遗传性脂代谢紊乱性疾病，按脂蛋白升高的类型不同分为六种类型。继发性者常见于糖尿病、酒精中毒、肾病综合征、慢性肾衰竭、甲状腺功能减退、肝脏疾病和药物因素如应用β受体阻断药、噻嗪类利尿药等。

一、 调血脂药

（一）羟甲基戊二酰辅酶 A 还原酶抑制剂

HMG－CoA（3－羟基－3－甲基戊二酰辅酶 A）还原酶抑制药最早是从霉菌培养液中提取，有洛伐他汀（lovastatin）、辛伐他汀（simvastatin）、普伐他汀

(pravastatin)、氟伐他汀（fluvastatin）等，是目前最强的降低胆固醇的他汀类药物。

【体内过程】口服易吸收，给药后1.3～2.4h达高峰浓度，选择性分布于肝脏，大部分经肝脏代谢，代谢物主要经胆汁排泄，约10%由尿排出。

【作用与应用】在肝脏竞争抑制HMC－CoA还原酶活性，使肝脏胆固醇合成明显减少，引起肝脏LDL受体表达增强，使血浆LDL的清除增加。治疗量时降LDL作用强，TC次之，TG作用小；另可加速VLDL代谢，减少VLDL合成和释放，使VLDL减少，间接导致HDL升高，而有效降低总胆固醇，临床适用于杂合家族性和非家庭性Ⅱa型高脂蛋白血症。严重者可与胆汁酸螯合剂合用；可改善内皮功能，抑制血管平滑肌的增殖和迁移、减少动脉壁巨噬细胞及泡沫细胞的形成、减轻动脉壁硬化过程的炎性反应和抑制单核－巨噬细胞功能及抑制血小板聚集等作用。因此，本类药物可用于动脉粥样硬化、肾病综合征、血管形成术后再狭窄、预防心脑血管急性事件、缓解器官移植后的排异和骨质疏松。

【不良反应与用药注意】不良反应轻微。部分患者有轻度胃肠道反应、皮疹、头痛等。严重的不良反应少见，可出现横纹肌溶解症，表现为肌痛、肌无力、肌酸磷酸激酶升高等症状，与苯氧酸类、烟酸、红霉素、环孢素合用可增加横纹肌溶解症的发生率或使其加重。少数患者出现肝炎以及血管神经性水肿等，故长期用药应定期检查肝功能，有肝病史者慎用。孕妇和哺乳期妇女也不宜应用。

（二）胆汁酸结合树脂

影响胆固醇吸收药又称为胆汁酸螯合剂，为一种强碱性阴离子交换树脂，常用药物为考来烯胺（cholestyramine，消胆胺）和考来替泊（colestipol，降胆宁）。

【作用与应用】胆固醇在肝脏代谢生成胆汁酸，随胆汁排入肠腔，参与脂肪的消化吸收，然后经“肝肠循环”被重新利用。此类药物不溶于水，在消化道内不被吸收，以氯离子形式与胆汁酸进行离子交换，形成不被吸收的胆汁酸螯合物，随粪便排出，阻碍了胆汁酸的肝肠循环，从而抑制了肠道内胆固醇的吸收，促进了胆固醇向胆汁酸的转化，降低了血中低密度脂蛋白（LDL）和胆固醇水平。临床主要用于总胆固醇及LDL升高的高胆固醇血症。如Ⅱa型高脂蛋白血症，对杂合子家族性高脂血症效果好。常与氯贝丁酯或烟酸联合应用，产生协同作用。本药亦可用于黄疸时的皮肤瘙痒和治疗洋地黄中毒。

【不良反应与用药注意】本类药物不良反应较多，主要为胃肠道反应，如恶心、腹胀、便秘等，一般在用药2周后自行消失。大剂量可引起脂肪泻。长期应用可影响脂溶性维生素及叶酸的吸收，应注意补充。

（三）烟酸类

烟酸（nicotinic acid，尼克酸）

【体内过程】 口服吸收迅速，血药浓度 30～60min 达到高峰，$t_{1/2}$ 为 20～45min，约 90% 的原形药物和主要代谢物烟酰甘氨酸经肾排泄。

【作用与应用】 口服较大剂量可抑制肝脏合成三酰甘油和 VLDL，继而减少 LDL 水平。也能促进胆固醇经胆汁排泄，阻止胆固醇的酯化。还能适度升高高密度脂蛋白（HDL）水平。为广谱调血脂药，可用于Ⅱ、Ⅲ、Ⅳ、Ⅴ型高脂血症的治疗。还有一定的抗动脉粥样硬化和冠心病作用。

【不良反应与用药注意】 口服易出现胃肠道刺激症状，如恶心、呕吐、腹泻等，并可加重消化性溃疡，引起转氨酶升高。皮肤血管扩张可引起皮肤潮红、瘙痒等。大剂量应用可引起血糖、尿酸增高，长期应用可致肝功能异常。故长期应用应定期检查血糖、肝功能和肾功能。肝病、消化性溃疡、痛风、糖尿病患者禁用。

课堂互动

为什么他汀类药物不能和贝特类药物合用？

（四）苯氧酸类

贝特类（fibrates）

贝特类为苯氧酸衍生物。应用最早的是氯贝丁酯（clofibrate，安妥明），降脂作用明显，不良反应多而严重。新型的贝特类药物有吉非贝齐（gemfibrozil）、苯扎贝特（bezafibrate）、环丙贝特（ciprofibrate）等，作用强且毒性低。

【体内过程】 口服吸收迅速而完全，生物利用度为 90%，血浆蛋白结合率高，主要与葡萄糖醛酸结合由肾排泄，少量由胆汁、乳汁排泄。

【作用与应用】 贝特类药物可激活脂蛋白脂肪酶，促进血液中极低密度脂蛋白（VLDL）和三酰甘油的分解，还能轻度抑制胆固醇在肝脏的合成，显著降低血液中的 TG、VLDL 和三酰甘油，轻度降低胆固醇。当 VLDL 降至最低时，可伴有 LDL 的升高。临床用于三酰甘油及 VLDL 升高的高脂血症的治疗，如Ⅱb、Ⅲ、Ⅳ、Ⅴ型高脂血症的治疗。

【不良反应与用药注意】 少数患者有胃肠道反应、恶心、腹痛、头痛、乏力、脱发、皮肤过敏和肌炎样综合征，也可见肝功能异常及肾功能改变。长期应用胆石症发病率增高。用药期间应定期检查肝、肾功能。孕妇、哺乳期妇女及肝、肾功能不全者禁用。

二、其他抗动脉粥样硬化药

（一）抗氧化剂

氧自由基在动脉粥样硬化的发生和发展中发挥重要作用。氧自由基可损伤血管内皮细胞，促进单核细胞向内皮黏附并向内皮下转移；阻滞进入内皮下的单核细胞所转化的巨噬细胞返回血流；促进巨噬细胞转成泡沫细胞；促进内皮细胞释放血小板衍化生长因子，导致血管平滑肌细胞增殖和迁移；泡沫细胞的脂质积累形成脂质条纹和斑块；被损伤的内皮细胞还可导致血小板聚集和血栓。因此，防止氧自由基脂蛋白的氧化修饰，已成为阻止动脉粥样硬化发生和发展的重要措施。常见的抗氧化剂有普罗布考、维生素 C、维生素 E 等。

普罗布考（probucol）

【体内过程】 普罗布考是疏水性抗氧化剂，其抗氧化作用强，进入体内分布快。

【作用与应用】 可使各类脂蛋白被氧化成普罗布考自由基，阻断脂质过氧化，减少脂质过氧化物的产生，减缓动脉粥样硬化病变的过程。还可降低血浆中的 TC、LDL - C，提高 HDL 的数量和活性。临床上可用于各型高胆固醇血症。

【不良反应与用药注意】 不良反应少而轻，少数患者有恶心、腹痛、腹泻、腹胀等胃肠道反应，偶有嗜酸性粒细胞增多、肝功能异常、高尿酸血症、高血糖、血小板减少、肌病、感觉异常等。

（二）多烯脂肪酸类

多烯脂肪酸类（polyenoic fatty acids）又称多不饱和脂肪酸类。根据不饱和键在脂肪酸链中开始出现位置，分为 $n-3$（$\omega-3$）型和 $n-6$（$\omega-6$）型两类。它是因纽特人食海鱼及海生动物而很少发生心血管疾病的启示。这些年已应用于降脂药物开发的多烯不饱和脂肪酸主要由二十碳五烯酸（EPA）和二十二碳六烯酸（DHA），它们不仅能降低血清 TG、VLDL、LDL，升高 HDL，还有抗血小板聚集、抑制内皮细胞 Na - K - ATP 酶活性，有扩张血管、降低血压、缓解炎症的作用。

（三）黏多糖和多糖类

在动脉粥样硬化的发病过程中，机械、化学、细菌毒素等因素都可损伤血管内皮，改变其通透性，引起白细胞和血小板黏附，并释放各种活性因子，导致内皮进一步损伤，最终促使动脉粥样硬化斑块形成。目前应用的动脉内皮保护药主要是黏多糖和多糖类化合物。肝素是黏多糖类药物的代表，这类物质具有大量阴离子基团，结合在血管内皮表面，能防止白细胞、血小板及有害因子的黏附，而起到保护作用。还有些类似肝素化学结构的黏多糖类物质，如硫酸软骨素、硫酸乙酰肝素、硫酸皮肤素等。多糖类药物中硫酸葡聚糖及其复合制剂如冠心舒等作用效果也非常显著。

案例分析

刘某，男，49 岁，近期常感心悸、头晕、胸闷、失眠，前往医院检查，体检：BP160/90mmHg，HR 92 次/min，血脂：LDL－C 4.1mmol/L，TG：2.0mmol/L，TC：6.03mmol/L，HDL－C 1.16mmol/L，临床诊断为混合型高血脂，医师为其开具处方，请分析是否合理，为什么？

Rp：	洛伐他汀片	20mg×40
	用法	40mg/次 1 次/d
	阿昔莫司	250mg×60
	用法	250mg/次 3 次/d

知识拓展

近期美国推出降脂新药：WelChol

美国 Sankyo Pharma 公司宣布 Colesevelam（商品名 WelChol）作为一种新的降低胆固醇的药物已在全美国投放市场，可供医师和病人选用。WelChol 不但可以单独使用降低 LDL 胆固醇，而且还是唯一的经 FDA 批准的可与他汀类药物联合使用的降脂药。对以胆固醇升高为主的高脂血症，当饮食和锻炼不能很好达到效果时，WelChol 单独使用或与他汀类合用可有效降低血浆胆固醇。WelChol 的一个优点是它与其他常用的降低胆固醇的药物不同，它不被吸收入血而散布全身。美国芝加哥临床研究中心主席 Michael Davidson 教授在评价这种新药时说："对于血浆胆固醇较高而正在服用其他降脂药的病人来说，WelChol 是他们的福音，因为它不被吸收的特性决定了它无全身副作用，这些副作用在其他降脂药中很常见。这使得已经服药很久的病人可以在加服 WelChol 的同时继续服用其他降脂药。"此外，WelChol 与其他药之间的交叉反应也很小。在药物交叉反应研究中，WelChol 没有明显的影响地高辛、洛伐他汀、奎尼丁和华法林等药的吸收，而这些药却与其他降脂药之间有显著的反应。尽管如此，病人还是应该在服用 WelChol 之前将他们正在服用的药物告诉他们的医生。

小结

抗高血压药是一类能降低血压，减轻靶器官损害的药物。根据抗高血压药的作用部位及作用机制分为利尿药、钙通道阻滞药、交感神经抑制药、肾素－血管紧张素系统抑制药、血管扩张药。

抗心绞痛药是一类能恢复心肌供氧和耗氧平衡的药物，主要通过降低心肌耗氧量、增加心肌供血供氧量来实现。抗心绞痛药主要包括硝酸酯类、β受体阻断药和钙通道阻滞药。

抗心律失常药是一类可治疗快速性心律失常的药物。抗心律失常药主要通过消除折返、降低自律性、延长有效不应期使心脏恢复正常节律。常用抗心律失常药主要可分为四大类：钠通道阻滞药、β受体阻断药、延长动作电位时程药和钙通道阻滞药，其中以钠通道阻滞药最为常用。

抗慢性心功能不全药是一类能增强心肌收缩力或减轻心脏前、后负荷，增加心排出量的药物。根据药物的作用及作用机制分为强心苷、肾素－血管紧张素－醛固酮系统抑制药、利尿药、β受体阻断药及其他治疗CHF的药物。

动脉粥样硬化是多种心血管疾病的病理基础之一。目前临床上常用的抗动脉粥样硬化药主要可分为四类：调血脂药、抗氧化剂、多烯脂肪酸以及黏多糖和多糖类。其中调血脂药占有最重要的地位，特别是他汀类药物。另外，临床实践证明，不同种类的调血脂药配伍使用，有可能达到更好的降血脂效果，还可减少不良反应的发生。

能力检测

一、单项选择题

1. 首次服用时可能引起较重体位性低血压的药物是（　　）。
A. 卡托普利　B. 哌唑嗪　C. 硝苯地平　D. 可乐定
E. 普萘洛尔

2. 可使房室传导阻滞患者的症状加重的药物是（　　）。
A. 米诺地尔　B. 肼屈嗪　C. 樟磺咪芬　D. 普萘洛尔
E. 哌唑嗪

3. 属于钾通道开放药的是（　　）。
A. 米诺地尔　B. 普萘洛尔　C. 硝普钠　D. 可乐定
E. 哌唑嗪

4. 可抑制血管紧张素转换酶I的药物是（　　）。
A. 卡托普利　B. 二氮嗪　C. 利舍平　D. 甲基多巴
E. 可乐定

5. 卡托普利不会产生的不良反应是（　　）。
A. 皮疹　B. 低血钾　C. 干咳　D. 低血压
E. 脱发

6. 普萘洛尔、硝酸甘油、硝苯地平治疗心绞痛的共同作用是（　　）。
A. 减慢心率　　B. 缩小心室容积
C. 扩张冠状动脉　　D. 降低心肌耗氧量
E. 抑制心肌收缩力
7. 不属于钙拮抗剂的抗心绞痛的药物是（　　）。
A. 维拉帕米　　B. 地尔硫卓　　C. 吗多明　　D. 普尼拉明
E. 哌克昔林
8. 不能用地尔硫卓治疗的疾病是（　　）。
A. 稳定型心绞痛　　B. 不稳定型心绞痛
C. 变异型心绞痛　　D. 高血压
E. 脑血管病
9. 不稳定心绞痛的重要因素是（　　）。
A. 血小板聚集和血栓形成　　B. 情绪激动
C. 冠状动脉硬化　　D. 冠状动脉痉挛
E. 以上均不是
10. 对变异型心绞痛最有效的药物是（　　）。
A. 硝苯地平　　B. 亚硝酸异戊酯
C. 硝酸甘油　　D. 普萘洛尔
E. 噻吗洛尔
11. 普萘洛尔禁用于（　　）。
A. 支气管哮喘　　B. 典型心绞痛　　C. 甲亢　　D. 心律失常
E. 高血压
12. 利多卡因抗心律失常作用之一是（　　）。
A. 延长 APD 和 ERP　　B. 仅缩短 APD
C. 仅缩短 ERP　　D. 相对延长 ERP
E. 均无影响
13. 治疗窦性心动过速首选药物是（　　）。
A. 胺碘酮　　B. 苯妥英钠　　C. 普萘洛尔　　D. 利多卡因
E. 阿托品
14. 强心苷中毒所致的快速型心律失常的最佳治疗药物是（　　）。
A. 维拉帕米　　B. 胺碘酮　　C. 奎尼丁　　D. 苯妥英钠
E. 阿托品
15. 治疗窦性心律过缓的首选药是（　　）。
A. 奎尼丁　　B. 阿托品　　C. 普萘洛尔　　D. 利多卡因
E. 硝酸甘油
16. 不属于强心苷不良反应的是（　　）。

A. 肠道反应 B. 室性期前收缩 C. 视色障碍 D. 粒细胞减少
E. 胃肠道反应
17. 强心苷中毒引起的窦性心动过缓的治疗可选用（ ）。
A. 氯化钾 B. 阿托品 C. 利多卡因 D. 肾上腺素
E. 硝酸甘油
18. 作为血管扩张药治疗心衰的药物是（ ）。
A. 硝普钠 B. 洋地黄毒苷 C. 吗啡 D. 地高辛
E. 阿托品
19. 强心苷中毒时，不应给钾盐的情况是（ ）。
A. 室性期前收缩 B. 严重房室传导阻滞
C. 室上性阵发性心动过速 D. 二联律
E. 休克
20. 强心苷引起的传导阻滞可选用（ ）。
A. 钾盐 B. 阿托品 C. 利多卡因 D. 肾上腺素
E. 苯妥英钠
21. 能明显提高 HDL 的药物是（ ）。
A. 考来烯胺 B. 硫酸软骨素 A
C. 烟酸 D. 氯贝丁酯
E. 不饱和脂肪酸
22. 主要降低 TC 和 LDL 的药物是（ ）。
A. 烟酸 B. 洛伐他汀 C. 维生素 D. 氯贝丁酯
E. 普罗布考
23. 与 HMG－CoA 还原酶抑制药合用可增加降胆固醇作用的药物是( )。
A. 烟酸 B. 考来烯胺 C. 氯贝丁酯 D. 非诺贝特
E. 吉非贝齐
24. 对预防冠状动脉粥样硬化性心脏病无效的药是（ ）。
A. 普罗布考 B. 氯贝丁酯 C. 考来烯胺 D. 洛伐他汀
E. 烟酸
25. 治疗原发性高胆固醇血症应首选（ ）。
A. 吉非贝齐 B. 烟酸 C. 普罗布考 D. 洛伐他汀
E. 阿昔莫司

二、多项选择题

1. 老年高血压患者应选用的降压药有（ ）。
A. 大剂量利尿剂 B. β 受体阻断剂 C. α 受体阻断剂 D. 钙拮抗剂
E. ACEI
2. 噻嗪类利尿药长期应用可致的不良反应有（ ）。

A. 血糖升高 B. 尿酸升高 C. 血脂升高 D. 肾素活性升高
E. 血钾降低

3. 既有降压作用，又具有抗心绞痛，抗心律失常作用与用途的药物是（ ）。
A. 利舍平 B. 普萘洛尔 C. 硝普钠 D. 卡托普利
E. 地尔硫卓

4. 既能用于治疗高血压，又能用于治疗慢性心功能不全的药物是（ ）。
A. 卡托普利 B. 哌唑嗪 C. 硝普钠 D. 可乐定
E. 利舍平

5. 高血压伴有糖尿病的患者宜选用（ ）。
A. 哌唑嗪 B. 卡托普利 C. 双氢克脲噻 D. 硝苯地平
E. 普萘洛尔

6. 硝酸甘油的不良反应有（ ）。
A. 搏动性头痛 B. 直立性低血压及晕厥
C. 眼内压升高 D. 心率加快
E. 面颊部皮肤发红

7. 普萘洛尔治疗心绞痛时其缺点是（ ）。
A. 无冠状动脉扩张作用 B. 心率减慢
C. 心肌收缩力降低 D. 心室容积增大，射血时间延长
E. 突然停药可致“反跳”

8. 硝酸甘油治疗心绞痛时产生的作用有（ ）。
A. 缺血区血流灌注增加 B. 心率减慢
C. 心室容积增大 D. 室壁肌张力降低
E. 射血时间延长

9. 加快心率的抗心绞痛药有（ ）。
A. 硝苯地平 B. 维拉帕米 C. 硝酸甘油 D. 普萘洛尔
E. 地尔硫卓

10. 广谱抗心律失常药有（ ）。
A. 利多卡因 B. 奎尼丁 C. 普萘洛尔 D. 胺碘酮
E. 苯妥英钠

11. 治疗强心苷中毒所致的过速性室性心律失常宜选用（ ）。
A. 利多卡因 B. 奎尼丁 C. 普萘洛尔 D. 胺碘酮
E. 苯妥英钠

12. 奎尼丁的作用包括（ ）。
A. 抑制 Na^+ 内流 B. 抑制 K^+ 外流 C. 抑制 Ca^{2+} 内流 D. 阻断 β 受体
E. 抗胆碱作用

13. 具有抗胆碱作用的抗心律失常药有（ ）。

A. 普鲁卡因胺　B. 奎尼丁　C. 普萘洛尔　D. 胺碘酮
E. 苯妥英钠

14. 奎尼丁的主要不良反应包括（　）。
A. 胃肠道反应　B. 金鸡纳反应　C. 过敏反应　D. 心脏毒性
E. 低血压

15. 可用于治疗慢性心衰的药物有（　）。
A. 地高辛　B. 酚妥拉明　C. 美托洛尔　D. 卡托普利
E. 米力农

16. 可用于治疗慢性心衰的非正性肌力药有（　）。
A. 地高辛　B. 毒毛花苷 K　C. 卡维地洛　D. 卡托普利
E. 米力农

17. 强心苷在临床上可用于治疗（　）。
A. 房颤　B. 房扑　C. 室上性心动过速　D. 室性心动过速
E. 充血性心力衰竭

18. 强心苷对哪些原因引起的心衰疗效较好（　）。
A. 严重的二尖瓣狭窄　B. 高血压
C. 先天性心脏病　D. 甲亢
E. 心肌炎

19. 治疗急性左心衰及其导致的心源性哮喘可选用（　）。
A. 毒毛花苷 K　B. 毛花苷丙　C. 呋塞米　D. 吗啡
E. 氨茶碱

20. 能降低血中极低密度脂蛋白和甘油三酯的药物是（　）。
A. 烟酸　B. 吉非贝齐　C. 洛伐他汀　D. 普罗布考
E. 氯贝丁酯

21. 能提高血中高密度脂蛋白的药物是（　）。
A. 烟酸　B. 吉非贝齐　C. 洛伐他汀　D. 普罗布考
E. 氯贝丁酯

22. 考来烯胺的主要不良反应有（　）。
A. 面红和皮肤瘙痒　B. 长期应用可发生脂肪痢
C. 血尿酸增加　D. 血糖增加
E. 便秘

23. HMG－CoA 还原酶抑制剂的主要不良反应包括（　）。
A. 轻度胃肠道反应　B. 血清转氨酶升高
C. 面红和皮肤瘙痒　D. 脂溶性维生素缺乏
E. 血糖增加

24. 除了调血脂作用外，HMG－CoA 还原酶抑制剂还具有（　）。

A. 改善血管内皮功能
B. 抑制血管平滑肌细胞的增殖和迁移
C. 减少动脉壁泡沫细胞的形成
D. 减轻炎性反应
E. 抑制血小板聚集

三、思考题

1. 简述抗高血压药物的分类及作用机制，并各举一例。
2. 简述抗高血压一线药物的作用及用药注意。
3. 某男性患者，65 岁，既往心绞痛病史 3 年，医生嘱其常备硝酸甘油，待出现明显的心绞痛症状时，可迅速舌下含服，数分钟左右即可缓解症状，如果症状缓解不明显应及时就医。试述硝酸甘油抗心绞痛的作用及舒张血管的机制是什么？
4. 简述抗快速型心律失常药的分类及每类代表药物举例。
5. 试述强心苷的不良反应及中毒的救治措施。
6. 简述调血脂的药物有哪些类型？各类药物作用机制是什么？

实训七 利多卡因对氯化钡所致心律失常的拮抗作用

【实训目的】 学习用氯化钡诱发心律失常的方法，观察利多卡因对氯化钡所致心律失常的拮抗作用。

【实训原理】 氯化钡能促进浦氏纤维 Na^+ 内流，K^+ 外流，提高 4 相自动除极速率，在药理实验中用于制作各种室性心律失常模型，以研究抗心律失常药物的作用。利多卡因可选择性作用于浦肯野纤维，促进 K^+ 外流，轻度抑制 Na^+ 内流，从而降低自律性。

【实训材料】 家兔 1 只，体重 2 ~ 2.5kg；兔手术台、RM6240 生物信号采集处理系统，注射器；20% 氨基甲酸乙酯溶液、0.4% 氯化钡溶液，0.5% 利多卡因溶液。

【实训方法与步骤】

（1）取家兔 1 只，称重。耳缘静脉注射 20% 氨基甲酸乙酯溶液 5mL/kg（即 1g/kg），家兔麻醉后，将其仰位固定于手术台上。将针形电极分别刺入家兔四肢远端皮下，连接 RM6240 生物信号采集处理系统，选择标准 II 导联，描记正常心电图（标准电压 1mV 相当于 10mm，纸速 25mm/s）。

（2）耳缘静脉快速注射 0.4% 氯化钡溶液 1mL/kg（即 4mg/kg），并同时描记心电图，密切观察心电图的变化情况。当出现室性早搏或室颤时，立即由耳缘静脉注射 0.5% 利多卡因溶液 1mL/kg（即 5mg/kg），继续观察记录心电图的变化情况。

【实训结果】 将家兔给药前后的心电图变化及心律失常的持续时间记录于表

4－1中，同时记录有代表性的心电图片段。

表4－1 利多卡因对氯化钡所致心律失常的拮抗作用

	给药前	注射氯化钡后	注射利多卡因后
家兔心电图			
家兔心律失常持续时间			

【思考题】

（1）简述利多卡因的抗心律失常作用机制及临床用途。

（2）临床常用的抗心律失常药物有哪几类？各类药物的作用机制及临床用途有何区别？

实训八　普萘洛尔提高心肌耐缺氧力的作用

【实训目的】观察普萘洛尔提高心肌耐缺氧能力作用情况。

【实训原理】缺氧是许多疾病常见的病理过程。机体对缺氧的耐受性取决于机体的代谢耗氧量和代偿能力。普萘洛尔通过阻断β受体，使心脏活动减弱，物质代谢减慢，耗氧量减少，因而可提高机体对缺氧的耐受性，延长机体组织在缺氧环境中的存活时间。

【实训材料】小鼠3只，天平、秒表、注射器（1mL）、密闭250mL广口瓶、0.1%硫酸异丙肾上腺素、0.1%盐酸普萘洛尔、生理盐水、钠石灰、凡士林。

【实训方法与步骤】

（1）取体重相近的小鼠3只，称重后标记。甲鼠腹腔注射0.1%盐酸普萘洛尔0.2mL/10g（即0.2mg/10g），乙鼠腹腔注射0.1%硫酸异丙肾上腺素0.2mL/10g（即0.2mg/10g），丙鼠腹腔注射等量生理盐水作对照。

（2）给药15min后，将小鼠置于装有20g钠石灰的250mL广口瓶中（每个广口瓶内放一只小鼠），瓶口涂适量凡士林后加盖密闭，并记录封盖时间。以呼吸停止为死亡指标，观察并记录小鼠活动变化及存活时间。

【实训结果】将实验结果记录于表4－2中。综合全班各组实验结果，根据以下公式计算存活时间延长百分率：

$$\text{存活时间延长百分率}(\%)=\frac{\text{给药组平均存活时间}-\text{对照组平均存活时间}}{\text{对照组平均存活时间}}\times 100\%$$

表 4－2　　普萘洛尔抗缺氧作用实验记录

鼠号	体重/g	药物	给药量/(mg/10g)	存活时间/min
甲				
乙				
丙				

【注意事项】

(1) 广口瓶须密闭不漏气。如准备将各实验组的结果汇总统计，所用广口瓶容量应一致，否则影响实验结果。

(2) 钠石灰常用作干燥剂和二氧化碳吸收剂，系氢氧化钙和氢氧化钠的混合物，并加有指示剂，呈粉红色，吸水及二氧化碳易变色，应立即更换。

(3) 本法简便易行，已知抗心肌缺血药多能获得阳性结果，可作为抗心肌缺血药的初筛方法；但中枢抑制药可造成假阳性结果。

【思考题】

(1) 简述普萘洛尔抗缺氧的作用机制及治疗心绞痛的意义。

(2) 试简述其他耐缺氧的实验方法。

项目五 内脏系统药物

知识目标

掌握各类抗消化性溃疡药、平喘镇咳药、血液系统药物、利尿药的分类、作用机制、常用药物临床用途及主要不良反应。

熟悉β_2受体激动药和氨茶碱的用途及主要不良反应；熟悉各类泻药的临床用途；熟悉硫酸镁的不同给药途径在临床上的应用；熟悉血液系统药物的合理应用。

了解各类助消化药、止泻药、胃肠动力药、胃肠解痉药的作用特点和用途；了解甘露醇的药理作用、临床用途和不良反应。

能力目标

熟练掌握氨水喷雾法观察药物的镇咳作用和家兔急性利尿实验的基本技能；在掌握各类内脏系统药物的作用特点和临床应用基础上，学会分析、解释涉及本单元药物处方的合理性，具备提供用药咨询服务的能力。

学习提示

内脏是指在体腔内，借管道直接与外界相通的器官的总称。内脏系统包括消化系统、呼吸系统、泌尿系统、生殖系统等。各系统均有许多重要脏器组成，任何器官出现异常均会造成系统的功能异常而出现疾病，目前临床上消化系统类药物、呼吸系统类药物、泌尿系统类药物和生殖系统类药物种类均很多，各有优缺点，通过本项目的学习，学生要掌握每个系统代表性药物的作用特点、临床应用和用药中的注意事项，为以后进一步学习临床药物治疗学打好基础。

任务一 消化系统药

案例分析

患者，女性，38岁，上腹部疼痛3余年，饥饿时加重，进餐后缓解，并伴有反酸、嗳气。三天前因受惊和疲劳，上腹疼痛又加剧，大便呈柏油样，前来就医，此患者被诊断为十二指肠球部溃疡，上消化道出血。

针对此患者临床治疗原则是什么？应该选用什么药物？

消化系统疾病治疗药物发展迅速，新药较多，应用极广。本项目涉及助消化药、消化性溃疡药、胃肠运动功能调节药、泻药与止泻药、肝胆疾病辅助用药。

一、 助消化药

腺体萎缩，胃黏膜屏障作用减退，胃酸或消化酶分泌减少，导致消化功能减退，出现消化不良或胃部不适的症状，可发生于任何年龄和性别。可使用助消化药改善消化不良及胃部不适症状。能促进食物消化的药物称为助消化药。常用的助消化药见表5-1。

表5-1 常用的助消化药

药物	来源和成分	作用	用途	注意事项
稀盐酸	10% HCl溶液	增加胃液酸度，增强胃蛋白酶活性	胃酸缺乏症	饭前或水稀释后服用防止刺激胃黏膜
胃蛋白酶	猪、牛、羊等的胃黏膜	分解蛋白质	胃蛋白酶缺乏症及过量饮食引起的消化不良	遇碱失效，常与稀盐酸合用
胰酶	猪、牛、羊胰脏，含胰酶	消化脂肪、蛋白质和淀粉	胰液分泌不足引起的消化障碍	同服碳酸氢钠可提高活性，肠衣片不能嚼服
乳酶生	活乳酸杆菌的干燥剂	分解糖类产生乳酸，抑制肠内腐败菌，减少发酵和产气	肠内异常发酵引起的消化不良、腹胀及小儿消化不良性腹泻	不宜与抗酸药、抑菌药合用，送服水温宜低于40℃
干酵母	麦酒酵母的干燥体	富含B族维生素	食欲不振、消化不良和B族维生素缺乏症	宜嚼服，剂量过大可致腹泻

二、 抗消化性溃疡药

消化性溃疡是指发生在胃和十二指肠的溃疡，其发病率为10%～12%，直接发病机制与黏膜局部损伤因素（胃酸、胃蛋白酶、幽门螺杆菌）和保护机制（胃黏膜屏障功能）之间平衡失调有关。抗消化性溃疡药的作用是减轻溃疡病症状，促进溃疡愈合，防止复发和减少并发症。

（一）抗酸药

胃壁细胞上有三种受体，即组胺H_2受体、乙酰胆碱受体和胃泌素受体。这些受体接受相应的刺激（嗅觉、味觉、食物、药物）后，激活细胞内H^+-K^+-ATP酶（即质子泵），导致胃酸分泌增加。当胃酸分泌过度增加时，胃囊会形成高酸状态。胃酸是诱发消化性溃疡、胃食管反流病等与酸相关疾病的主要因素。抑制组胺 H_2受体、乙酰胆碱受体、胃泌素受体和 H^+-K^+-ATP 酶，均可抑制胃酸分泌。其中，H_2受体阻断剂、质子泵抑制剂是临床上最常用的抑酸剂。由于抗胆碱药并不直接作用于胃壁细胞，并且受体选择性低，所以抑酸作用较弱，目前已经很少用于溃疡的治疗。

抗酸药为弱碱性药物，抗酸药在餐后 1 ~ 2h 服用作用维持时间长，空腹服用抗酸作用仅维持 0.5h 左右。口服后可中和过多的胃酸，降低胃液酸度，降低胃蛋白酶活性，减弱其分解胃壁蛋白的能力，进而减轻或消除胃酸对溃疡面的刺激和腐蚀作用，迅速缓解消化性溃疡病的症状。此外，抗酸药氢氧化铝、三硅酸镁等在胃液中可形成胶状物，覆盖于溃疡和黏膜表面，阻止胃酸和胃蛋白酶接触溃疡面和胃黏膜，起保护作用，主要用于胃、十二指肠溃疡及胃酸分泌过多症的辅助治疗。抗酸剂服后在胃内可直接中和胃酸，升高胃内容物 pH，削弱胃蛋白酶的活性，从而减少胃酸和胃蛋白酶对胃黏膜的侵蚀，并能形成保护膜，覆盖于胃黏膜表面；能够有效缓解溃疡性消化不良和胃食管反流病患者的反酸、胃痛等不适症状；有时也用于功能性消化不良。由于抗酸剂仅中和已经分泌的胃酸，而不能抑制胃酸分泌，有些药物甚至可能造成反跳性的胃酸分泌增加，其疗效不及抑酸剂，所以并非为治疗消化性溃疡的首选药。各类抗酸药的作用见表 5 - 2。

表 5 - 2　　各类抗酸药的作用

药名	作用特点	临床应用	不良反应	用药注意
碳酸氢钠	口服易吸收，直接中和胃酸，作用强、显效快，但药效维持时间短	静脉滴注用于代谢性酸中毒、解救巴比妥类、阿司匹林等酸性药物中毒；配合氨基糖苷类抗生素治疗泌尿系统感染，可加强其抗菌作用	引起腹胀、嗳气等反应，严重的溃疡病患者有引起胃肠穿孔的危险	不宜单独用于胃酸过多症的治疗，常与其他药物配伍应用
复方碳酸钙	不溶于水，不易吸收，中和胃酸作用较强、快，药效维持时间长	用于因胃酸分泌过多引起的胃痛、胃灼热感、反酸	可致腹胀、嗳气；大剂量长期服用可发生高钙血症、肾结石、胃酸反跳性增高、便秘	本品含有蔗糖，糖尿病患者使用时应注意

续表

药名	作用特点	临床应用	不良反应	用药注意
氢氧化铝	抗酸作用较强，起效缓慢而药效持久	作用后产生的氧化铝，有收敛、止血作用。氢氧化铝与三硅酸镁、颠茄流浸膏组成的复方制剂，具有中和胃酸、保护溃疡面、局部止血、解除胃痉挛、延缓胃排空、促进溃疡愈合等作用	用于胃酸过多、胃及十二指肠溃疡、胃食管反流病	①氢氧化铝制剂可致骨组织内磷流失，故骨折患者、低磷血症患者不宜服用；②老年人长期服用，骨质疏松风险增加；③肾功能不全者服用可能引起血铝升高；④长期大剂量服用，可致严重便秘、粪结块而引起肠梗阻，长期便秘患者慎用
氢氧化镁	抗酸作用较强，显效快，药效持久	用于因胃酸分泌过多引起的胃痛、胃灼热感、反酸	轻度腹泻	与氢氧化铝合用可减轻腹泻
铝碳酸镁	抗酸作用迅速、温和、持久	具有中和胃酸、保护溃疡面	便秘	—

课堂互动

治疗胃酸过多症氢氧化铝与哪个药联合可以减轻其引起便秘的不良反应？为什么？

理想的抗酸药应该是作用迅速、持久、不吸收、不产气、不引起便秘或腹泻，且对溃疡面和黏膜有保护作用，单一抗酸药很难达到这些标准，故抗酸药很少单用，但其价廉易得，所以常将其制成复方制剂应用以增强疗效，减少不良反应（表5－3）。

表5－3　抗酸药的几种复方制剂

复方制剂	主要成分	用途
复方铝酸铋片（胃铋治片）	铝酸铋、重质碳酸镁、碳酸氢钠、甘草浸膏粉、弗朗鼠李皮、茴香粉	消化性溃疡、胃酸过多
胃得乐	碱式硝酸铋、碳酸镁、碳酸氢钠、大黄	消化性溃疡、胃炎、胃酸过多
乐得胃	碱式硝酸铋、碳酸镁、碳酸氢钠、弗朗鼠李皮	消化性溃疡
胃仙－U	外层片：甘草酸钠、葡萄糖醛酸、干燥氢氧化铝凝胶、三硅酸镁、牛胆汁、薄荷脑、叶绿素；内层片：维生素U、淀粉酶	消化性溃疡、胃炎、胃酸过多
复方氢氧化铝片（胃舒平）	氢氧化铝、三硅酸镁、颠茄流浸膏	消化性溃疡、胃酸过多

（二）抑制胃酸分泌药

1. H_2受体阻断药

常用药物有西咪替丁、雷尼替丁、法莫替丁等，它们选择性阻断胃壁细胞膜上 H_2受体，减少胃酸分泌。

西咪替丁（cimetidine，甲氰咪胍，泰胃美）

【体内过程】 口服吸收迅速，生物利用度为60%～70%，1h 左右血药浓度达峰值，$t_{1/2}$为2～3h，作用持续5～6h。

【作用与应用】 高度选择性阻断 H_2受体，除了显著抑制组胺引起的胃酸分泌外，对胰岛素、五肽胃泌素、M 受体激动剂、咖啡因等刺激引起的胃酸分泌也均有抑制作用。还能促进胃黏液分泌，改善黏液凝胶附着物的质量，有促进溃疡愈合作用。另外，还具有收缩血管作用，对皮肤黏膜血管的收缩作用更好。主要用于消化性溃疡、反流性食管炎，上消化道出血等，对十二指肠溃疡疗效优于胃溃疡，较大剂量用于治疗卓－艾综合征（胃泌素瘤）。停药后易复发，延长用药时间，可降低复发率。此外，本药能阻断心血管系统的 H_2受体，可以对抗组胺引起的心脏正性肌力和正性频率作用，部分对抗组胺引起的舒张血管和降血压作用。

【不良反应与用药注意】 不良反应较多，但均较轻。主要有头痛、乏力、失眠、口干、便秘或腹泻、腹胀、皮疹等。长时间大量服用，偶见转氨酶升高、严重肝损害。有抗雄激素作用，长时间大剂量服用还可引起内分泌紊乱，表现为男性乳腺发育、阳痿，女性溢乳等现象，停药后消失。停药后复发率很高，停药6个月复发率为24%，停药1年复发率高达85%。目前认为采用长期服药或反复足量短期疗法可显著降低复发率。具有抗雄激素作用，一日用量在1600mg 以上可出现男性乳房女性化、女性泌乳、阳痿、精子数量减少等反应。临床用于胃及十二指肠溃疡、吻合口溃疡、应激性溃疡、胃食管反流病、卓－艾综合征、上消化道出血。

雷尼替丁（ranitidine，呋喃硝胺）

【作用与应用】 本药具有速效、高效、长效等特点，抑酸作用强度是西咪替丁的4～10倍，作用持续12h。肝肾功能不全者 $t_{1/2}$明显延长。远期疗效优于西咪替丁，且复发率低。临床用于胃及十二指肠溃疡、吻合口溃疡、应激性溃疡、胃食管反流病、卓－艾综合征、上消化道出血。

【不良反应与用药注意】 不良反应与西咪替丁相似。治疗量不影响血清催乳素、雄激素浓度，不引起内分泌紊乱，无中枢神经系统不良反应。静注过快可减慢心率，抑制心肌收缩力，导致心动过缓。8岁以下儿童禁用，孕妇慎用。在胃溃疡愈合、根治幽门螺杆菌以及减少溃疡复发方面，雷尼替丁与铋剂合用优于单用本品。老年患者、肝肾功能不全者出现精神症状或明显的窦性心动过缓时应停药。病情严重患者或预防消化道出血，可连续注射给药，直至患者可口服为止。

2. M_1受体阻断药

哌仑西平（pirenzepine）

本药口服吸收不完全，生物利用度为25%，食物影响其吸收，宜餐前服用。对胃壁细胞M_1受体有选择性阻断作用，抑制胃酸及胃蛋白酶分泌，对基础胃酸、胰岛素、五肽胃泌素引起的胃酸分泌抑制作用较强，同时有解除胃肠平滑肌痉挛的作用。用于胃和十二指肠溃疡。症状缓解较慢，与西咪替丁合用可增强疗效。对其心脏、平滑肌、唾液腺等部位的M受体亲和力低，故不良反应较轻，仅有轻微的口干、视力调节障碍、心动过速等。

3. 胃泌素受体阻断药

丙谷胺（proglumide，二丙谷酰胺）

丙谷胺的化学结构与胃泌素相似，能竞争性阻断胃泌素受体，对抗胃泌素的作用，抑制胃酸和胃蛋白酶的分泌，同时可使胃黏膜中已糖胺合成增多，对胃黏膜有保护作用，可促进溃疡愈合。主要用于胃、十二指肠溃疡和胃炎。疗效不及H_2受体阻断药，很少单独使用。偶有口干、失眠和腹胀等。

4. H^+-K^+-ATP酶抑制药——质子泵抑制剂（PPI）

质子泵抑制药具有弱碱性，特异性地集中于胃黏膜壁细胞上pH较低的泌酸小管口，与H^+-K^+-ATP酶（又称质子泵）结合形成复合物，抑制H^+-K^+-ATP酶的活力，从而抑制胃酸生成的终末环节，表现出较高的选择性、专一性、不可逆性和持久性。

第一代PPI以奥美拉唑为代表，与H^+-K^+-ATP酶结合形成的复合物，在pH小于6时相当稳定，故抑酶作用时间持久。质子泵抑制药抑酸作用强大，胃、十二指肠溃疡短期用药即可取得较好疗效，并可与抗菌药物、铋剂联合用于幽门螺杆菌（Hp）感染的根除治疗。极少发生耐药现象，但停药后引起的基础胃酸分泌反弹持续时间较长，可达2个月。

奥美拉唑（omeprazole，洛赛克）

【体内过程】奥美拉唑口服制剂的生物利用度为54%，血浆半衰期为1h，给药16h后绝大部分药物从体内排出，几乎全部以代谢物形式自肾脏排出。

【作用与应用】本药为第一代质子泵抑制药，弱碱性化合物，易进入酸性胃壁细胞，选择性与H^+-K^+-ATP酶形成酶抑制剂复合物，抑制其向胃腔转运H^+的功能，达到抑制胃酸分泌的目的。对正常人和溃疡病患者的胃酸分泌均有较强抑制作用。故作用强而迅速且持久，一次给药可抑制胃酸分泌24h以上，此外，本药尚有增加胃黏膜血流量和抑制幽门螺杆菌的作用，利于溃疡愈合。临床用于胃及十二指肠溃疡、胃食管反流病、卓-艾综合征、消化性溃疡急性出血、急性胃黏膜病变出血，与抗菌药物联合用于Hp根除治疗。

【不良反应与用药注意】不良反应较轻，少数患者出现头痛、头晕、恶心、腹胀、腹痛、失眠、口干、皮疹等反应。长期应用可持续抑制胃酸分泌，使胃内细菌过度滋生和亚硝酸物质增多，故用药期间要定期检查胃黏膜有无肿瘤样增生。肝功能减退者用量宜酌减，酸性环境利于本品活化，故不宜与抗酸药同服；本药可抑制肝药酶活性，可使苯妥英钠、地西泮等代谢减慢，合用时应注意调整这些药物的剂量；表现出轻度的抗雄激素的作用，男性患者长期用药可能出现乳腺发育、阳痿、性欲减退，女性患者长期用药出现溢乳，停药后可恢复正常。

兰索拉唑（lansoprazole）

【体内过程】在酸性环境下不稳定，口服制剂通常做成肠溶制剂。抑制胃酸分泌及抗幽门螺杆菌作用均优于奥美拉唑，起效更快，口服吸收迅速，1.5h 可达血浆药物浓度峰值，生物利用度约 85%。

【作用与应用】兰索拉唑为第二代质子泵抑制药，用途与奥美拉唑相似。此外，尚有第三代质子泵抑制药如潘多拉唑和雷贝拉唑等，抑制胃酸分泌的能力和缓解症状、治愈黏膜损害方面的疗效均优于前两代药物。临床用于胃及十二指肠溃疡、胃食管反流病、卓-艾综合征、消化性溃疡急性出血、急性胃黏膜病变出血，与抗生素联合用于 Hp 根除治疗。

【不良反应与用药注意】且不良反应轻，儿童不宜使用。

泮托拉唑（pantoprazole）

泮托拉唑属于第三代 PPI，口服吸收迅速，虽半衰期短，生物利用度较高，达到 77%，制剂通常为钠盐形式，在弱酸性环境中（pH 3.5~7.0）比其他 PPI 更为稳定。具有抑制胃酸分泌，抑制胃蛋白酶的分泌与活性，抑制幽门螺杆菌的生长的作用。泮托拉唑不受食物和其他抗菌药物的影响，对胃壁细胞的选择性更专一。

雷贝拉唑（rabeprazole）

酸性条件下迅速分解，在碱性条件下较稳定。口服吸收迅速，口服 20mg 后 1h 内发挥药效，4h 血浆药物浓度达峰值，初次用药 23h 后可抑制基础胃酸量和由食物刺激产生的胃酸量，抑制率可达 82%，且时间可长达 48h。不与肝酶相互作用，所以基本上不影响其他药物在肝脏中的代谢。

（三）黏膜保护药

胃黏膜保护剂增加胃黏膜血流量，增加胃黏膜细胞黏液、碳酸氢盐的分泌，增加胃黏膜细胞前列腺素的合成，增加胃黏膜和黏液中糖蛋白和磷脂的含量，从而增加黏液层的疏水性。

胃黏膜保护剂进入胃肠道后可迅速与黏膜结合，尤其是与受损黏膜部位结合后形成薄膜，覆盖在黏膜表面，使之不再受到各种有害物质（药物等）的侵袭，起到隔离作用。胃黏膜保护剂还可促使消化道黏膜细胞分泌黏液等保护性物质，有促进黏膜修复的作用。胃黏膜保护剂适用于治疗所有与消化道黏膜损伤有关的疾病，有的胃黏膜保护剂还同时兼有抗酸作用，如硫糖铝；有的还具有杀灭幽门螺杆菌的作用，如枸橼酸铋钾、米索前列醇。

1. 硫糖铝（sucralfate，胃溃宁）

【体内过程】 硫糖铝为蔗糖硫酸酯的碱式铝盐，在胃液或碱性溶液中溶解度小，不易从肠道吸收，口服后生物利用度仅20%左右。

【作用与应用】 口服后在胃内酸性环境中能聚合成硫酸蔗糖和氢氧化铝胶体，黏附于黏膜及溃疡基底部形成保护层，保护胃黏膜免受胃酸及胃蛋白酶的刺激和腐蚀；与胃蛋白酶结合，抑制其活性，减轻胃黏膜蛋白质的分解；促进胃黏膜及血管增生、促进胃黏液和碳酸氢盐分泌增加，利于溃疡修复和愈合。临床用于胃及十二指肠溃疡、反流性食管炎、慢性糜烂性胃炎等。不宜与抗酸药及胃酸分泌抑制药合用，以免影响疗效。

【不良反应与用药注意】不良反应较轻，偶有恶心、胃部不适等胃肠道反应及皮疹、头晕等。久用可引起便秘，同时服用少量镁盐或镁乳可缓解。

2. 枸橼酸铋钾（bismuth potassium citrate，胃得乐）

【作用与应用】 口服后，在酸性环境下形成氧化铋胶体覆盖于溃疡表面和基底肉芽组织，形成一层坚固的不溶性保护薄膜，阻隔胃酸、胃蛋白酶等对溃疡面的刺激和腐蚀；此外，还能抑制胃蛋白酶活性、促进胃黏液分泌，保护溃疡面，有利于溃疡修复和愈合；抑制幽门螺杆菌与抗酸药合用产生协同作用。临床用于消化性溃疡及慢性胃炎，疗效与H_2受体阻断药相当，因兼有胃黏膜保护作用和抗幽门螺杆菌作用，复发率较低。

【不良反应与用药注意】 不良反应较少，服药期间口中可能有氨味，可使口腔、舌及大便染黑，偶有恶心、呕吐，停药后可消失。抗酸药和牛奶可干扰其作用，降低其疗效；其又影响四环素的吸收，故不宜同服。肾功能不良者及孕妇禁用。

3. 米索前列醇（misoprostol）

胃黏膜能合成前列腺素E_2（PGE_2）和前列腺素I_2，二者对胃黏膜有保护作用，防止有害因子损伤胃黏膜。米索前列醇为合成的前列腺素E_1衍生物，性质稳定，口服易吸收，能抑制胃酸及胃蛋白酶分泌，还能增加胃黏膜血流量，促进胃黏膜和十二指肠黏膜受损上皮细胞的重建和增殖。主要用于胃及十二指肠溃疡和急性胃炎引起的消化道出血。不良反应轻微、短暂，有恶心、腹泻、腹痛等。对子宫有兴奋作用，孕妇禁用。

（四）抗幽门螺杆菌药

目前临床用于抗幽门螺杆菌的药物有两类：①抗菌药，如阿莫西林、氨苄西林、罗红霉素、甲硝唑、四环素、庆大霉素、克拉霉素、呋喃唑酮等皆能杀灭此菌；②抗消化性溃疡药，如含铋制剂和H^+-K^+-ATP酶抑制药，作用弱，单用疗效差，为增强疗效，常采用第一类与第二类联合用药。

三、 胃肠运动功能调节药

胃肠运动在神经、体液和胃肠神经丛的综合调节下，有高度的节律性和协调性，如果调控失常，就会出现胃肠运动功能低下或亢进，导致多种消化道症状，临床常采用对症治疗。

促胃肠动力药可以通过增加胃肠推进性运动，增强胃肠道收缩，促进和刺激胃肠排空，同时减轻食物对胃窦部G细胞和壁细胞的刺激，抑制胃酸的分泌，改善功能性消化不良等症状。常用促胃肠动力药有外周性多巴胺D_2受体阻断剂多潘立酮、多巴胺D_2受体阻断剂甲氧氯普胺，以及通过乙酰胆碱起作用的西沙必利、莫沙必利等。

（一）胃肠动力药

胃肠动力药是一类能增强并协调胃肠节律性运动的药物，主要用于胃肠运动功能低下所引起的消化道症状。

1. 多潘立酮（domperidone， 吗丁啉）

【体内过程】 口服吸收迅速，生物利用度约15%，$t_{1/2}$为7～8h，主要经肝代谢，肾排泄。

【作用与应用】 对中枢多巴胺受体无明显影响，能选择性阻断外周多巴胺受体，对胃肠选择性高，增强胃肠蠕动，促进胃的排空，防止胃－食管反流；加强胃及肠道上部蠕动，加强胃肠推动作用，防止十二指肠－胃反流，具有胃肠促动和高效止吐作用。临床用于胃排空缓慢导致的功能性消化不良、反流性食管炎、慢性萎缩性胃炎、胆汁反流性胃炎以及胃轻瘫等；用于痛经、偏头痛、颅脑外伤或颅内病灶、肿瘤化疗或放疗及食物等因素引起的恶心、呕吐。

【不良反应与用药注意】 偶见短暂的腹痛、腹泻、口干、皮疹、头痛、乏力等。无锥体外系副作用，可升高血清催乳素水平，停药后可自行恢复正常。注射给药可引起心律失常。孕妇及对本药过敏者禁用，婴幼儿慎用。不宜与抗胆碱药合用，否则疗效降低。本品可少量分泌进入乳汁，哺乳期妇女慎用；用药期间可出现血清泌乳素水平升高，尤其值得注意的是，非哺乳期泌乳、更年期后妇女月经失调及男性乳房胀痛。但停药后即可恢复正常。1岁以下儿童应慎用。

2. 甲氧氯普胺（metoclopramide， 胃复安）

【体内过程】 口服生物利用度约15%，$t_{1/2}$为4～6h，易通过血－脑屏障和胎盘屏障。

【作用与应用】

（1）胃肠促动作用　阻断胃肠多巴胺受体，并促进胃肠胆碱能神经释放乙酰胆碱，加强从食管至近段小肠平滑肌运动，发挥胃肠促动作用。主要用于慢性功能性消化不良、反流性食管炎、胆汁反流性胃炎以及糖尿病性胃轻瘫等。

（2）催乳作用 阻断下丘脑多巴胺受体，减少催乳素抑制因子的释放，进而有催乳作用，可应用于产后少乳症。

（3）止吐作用 阻断延髓催吐化学感受区多巴胺 D_2 受体，产生较强的中枢性止吐作用。用于胃炎、脑震荡、肿瘤化疗或放疗、痛经、术后、妊娠等因素引起的恶心、呕吐。

【不良反应与用药注意】 常见头晕、嗜睡、乏力，偶见便秘、腹泻、皮疹。大剂量或久用可引起锥体外系反应，主要表现为帕金森综合征，可用苯海索等中枢性抗胆碱药对抗；也可引起高泌乳素血症。注射给药可引起体位性低血压。孕妇慎用。

3. 西沙必利（cisapride， 普瑞博思）

为新型全胃肠动力药，其作用是甲氧氯普胺的 10～100 倍，其作用机制是选择性激动胆碱能神经功能，促进乙酰胆碱释放，进而促进食管、胃、肠平滑肌的协调运动，改善胃和十二指肠排空，促进食物在小肠和大肠中的转运，发挥胃肠促动作用，且有增进食欲的作用。临床用于非溃疡性消化不良、反流性食管炎、慢性功能性便秘、假性肠梗阻及术后胃肠麻痹等。不良反应有肠鸣、腹痛、腹泻。偶见恶心、头痛、头晕及过敏反应。大剂量应用可使引起扭转型室性心动过速。心律失常、机械性肠梗阻、胃肠出血或穿孔患者、孕妇禁用，肝肾功能不全者慎用。

4. 莫沙必利 （mosapride， 瑞琪）

口服吸收迅速，1h 左右血药浓度达峰值，$t_{1/2}$ 为 2h，血浆蛋白结合率达 99%，经肝代谢，作用机制及临床用途与西沙必利均相似，可促进胃和十二指肠的协调运动，对其他消化道无明显影响，不引起心脏 Q－T 间期延长和室性心动过速。

课堂互动

胃蛋白酶缺乏引起的消化不良可选用多潘立酮吗？它适合什么原因引起的消化不良？

（二）胃肠解痉药

目前临床上使用的解痉药以胆碱 M 受体阻断剂为主，多为非特异性受体阻断剂，包括莨菪生物碱类及其衍生物和人工合成代用品。

胃肠解痉药主要是 M 受体阻断药，能解除胃肠平滑肌痉挛或蠕动亢进，缓解痉挛性疼痛。目前常用的药物有颠茄生物碱和合成解痉药两类：前者包括阿托品、山莨菪碱等，其作用广泛，故副作用较多，现在已很少应用；后者有溴丙胺太林（propantheline bromide，普鲁本辛）、丁溴东莨菪碱（scopolamine butylbromide，解痉灵）等，对胃肠 M 受体选择性较高，副作用较少，临床主要用于治疗胃肠痉挛性疾病。

四、 泻药与止泻药

泻药是一类能促进排便反射或使排便顺利的药物，包括容积性泻药、渗透性泻药、刺激性泻药、润滑性泻药（粪便软化剂）、膨胀性泻药、肠道清洗剂及促胃肠动力药。

（一）泻药

泻药是指能促进肠内容物易于排出的药物。临床上主要用于治疗功能性便秘。

1. 膨胀性泻药

食物纤维素

食物纤维素包括多种天然、半合成、人工合成纤维素，如甲基纤维素、羧甲基纤维素等，具有较强亲水性，在肠内不被消化和吸收，可吸水膨胀成胶状，增加肠内容积，促进肠蠕动，排出软便，用于防治功能性便秘。多食富含纤维素的蔬菜和水果可产生相似的效果。

2. 渗透性泻药

乳果糖（Lactulose）

用于治疗慢性功能性便秘，治疗高血氨症及由血氨升高引起的疾病。剂量过大可引起腹部不适、胃肠胀气、恶心、呕吐及腹泻；与抗酸剂合用，降低本品疗效，不宜合用；糖尿病患者、妊娠早期 3 个月内妇女慎用。

聚乙二醇 4000（Macrogol 4000）

用于成人及 8 岁以上儿童（包括 8 岁）便秘的对症治疗。因为在消化道内不被吸收或吸收量极少，潜在毒性极低。可能会导致腹泻，少数甚至腹胀、腹痛，恶心，停药后 24 ~ 48h 将恢复正常。妊娠及哺乳期妇女慎用。出现水、电解质紊乱者应停药。

3. 容积性泻药

硫酸镁（magnesium sulfate）

【体内过程】 硫酸镁又名泻盐，易溶于水，苦咸味。作用强大而迅速，口服后约 20% 吸收，肌注或静脉注射后均经肾排出。

【作用与应用】

(1) 局部作用

导泻：口服后，Mg^{2+} 和 SO_4^{2-} 在肠道很难吸收，可使肠渗透压升高而阻止肠内水分吸收，使肠壁内水分向肠腔转移，因而肠腔内容积扩大，刺激肠壁反射性地引起肠蠕动加强，产生导泻作用。此外，镁盐还可刺激十二指肠，促进胆囊收缩素分泌，进一步促进通便。空腹服药并大量饮水，可加快导泻，在 1 ~ 3h 内排出流体样粪便。主要用于急性便秘、排除肠内毒物和协助驱虫药导出肠内寄生虫体、外科手术前和结肠镜检查前的肠道清洁。

利胆：口服高浓度硫酸镁溶液（33%）或用导管将其直接导入十二指肠，能刺激局部肠黏膜，使胆囊收缩素释放增多，反射性引起胆总管括约肌松弛、胆囊强烈收缩，促进胆汁大量排出，产生利胆作用。可用于慢性胆囊炎、阻塞性黄疸和胆石症。

（2）全身作用

抗惊厥：注射硫酸镁后，血中 Mg^{2+} 浓度升高，可抑制中枢和竞争性拮抗 Ca^{2+}，参与神经递质的释放和骨骼肌收缩产生抗惊厥作用。临床多用于妊娠高血压综合征和破伤风所引起的惊厥。

降血压：注射给药后，Mg^{2+} 可竞争性拮抗 Ca^{2+}，可抑制心脏和松弛血管平滑肌，降低外周阻力，发挥降血压作用，降压迅速。用于高血压危象、高血压脑病和妊娠高血压综合征。

消肿止痛：用50%硫酸镁溶液局部热敷患处，能改善局部血液循环，有消肿止痛功效。

课堂互动

某孕妇住院保胎期间突然发生惊厥，诊断为妊娠高血压综合征所致惊厥，医生给予硫酸镁静脉滴注进行抢救，由于滴注速度过快，滴注过程中患者突然出现头晕、冷汗、呼吸困难，查体：肌腱反射消失，血压急剧下降，已无法测得。此时应该如何抢救？

【不良反应与用药注意】本药用于导泻时作用剧烈，刺激肠壁引起盆腔充血，孕妇、月经期女性、急腹症患者禁用；静脉注射过快或过量，血中 Mg^{2+} 过高易引起中毒，表现为血压急剧下降、呼吸抑制，甚至心脏骤停而死亡，要立即静脉注射钙剂抢救，同时进行人工呼吸；硫酸镁少量吸收后，对中枢神经系统有抑制作用，故中枢抑制药中毒时不宜选用其导泻，应选用硫酸钠导泻，防止加重中毒。

硫酸钠（sodium sulfate，芒硝）

其导泻作用机制及用法与硫酸镁相似，作用稍弱，无中枢抑制作用，多用于中枢抑制药中毒时导泻以加速排除肠内毒物。本药是钡化合物中毒的特效解毒药，可与钡离子结合成无毒的硫酸钡。肾功能不全者应用硫酸钠导泻较硫酸镁安全。心功能不全者禁用。

4. 接触性泻药

酚酞（phenolphthalein，果导）

口服后在肠内与碱性肠液结合形成可溶性钠盐，刺激肠壁使肠蠕动加强，同时能抑制钠和水吸收而产生缓泻作用，服药后6～8h排出软便。适用于治疗习惯性便秘也可在结肠镜检查或X线检查时用作肠道清洁剂。偶见皮疹、肠炎。主要经尿排出，可使碱性尿液显示红色，用药前应告知患者。少部分药经胆汁排泄，有肝肠循环。婴儿禁用，幼儿和孕妇慎用。该药不宜长期使用，以免损伤肠壁黏膜下神经丛。

比沙可啶（bisacodyl，双醋苯啶）

本药化学结构与酚酞相似，口服后在结肠内经细菌迅速转化为活性物质去乙酰基代谢物，产生较强的刺激作用，6h后排出软便。主要用于急慢性功能性便秘、腹部X线或肠镜检查及清除肠内容物。少数患者有腹胀感。本药有较强的刺激性，反复应用可致胃肠痉挛。孕妇慎用。

蒽醌类（anthraquinones）

含有蒽醌类成分的药物主要是中药大黄、番泻叶、芦荟等。它们经口服后在肠道内被细菌分解出蒽醌，刺激结肠壁神经丛，加强结肠推进性蠕动，服药后6～8h排出软便或产生轻度腹泻，用于急慢性便秘。本类药含有鞣酸成分，具有收敛作用，故久用易产生继发性便秘。

蓖麻油（castor oil）

口服后在十二指肠水解出有效成分蓖麻油酸，刺激肠蠕动而发挥导泻作用，服药后2～3h排出流质便。大剂量服用可产生恶心、呕吐等不良反应，孕妇及月经期女性禁用。

5. 润滑性泻药

液状石蜡（liquid paraffin）

本药是一种矿物油，口服后在肠内不被消化和吸收，润滑肠壁，并妨碍肠内水分吸收，软化粪便，利于其排出。适用于慢性便秘及体弱、高血压、动脉瘤、痔疮、腹部及肛门术后等患者的便秘，也用于老人及儿童的便秘。久用可减少脂溶性维生素A、D、K及钙、磷的吸收。

甘油（glycerin）

甘油栓剂直肠给药，或将50%甘油高渗溶液注入或塞入肛门，由于高渗透压刺激肠壁引起肠蠕动增加，并有局部润滑作用，几分钟内即可引起排便，治疗老人、小儿便秘。妊娠期妇女慎用。

课堂互动

某人患习惯性便秘3年，自行服用番泻叶或果导，这种治疗方法正确吗？为什么？

开塞露（glycerine enema）

本药为50%甘油与硫酸镁或山梨醇组成的溶液，密封于特制塑料容器内，从肛门注入使用。注入肛门后，因高渗压刺激肠壁而引起排便反射，并润滑局部肠壁，几分钟内即可引起排泄，导泻作用快捷、方便、安全、有效，适用于偶发的急性便秘、轻度便秘、老年及儿童便秘。

（二）止泻药

腹泻是多种疾病的症状，有利于肠内毒物的排出，对机体有一定保护作用，以对因治疗为主；但剧烈而持久的腹泻可引起脱水、电解质紊乱和营养吸收障碍，故必要时适当给予辅助治疗可以减轻症状。止泻药通过抑制肠蠕动或保护肠道免受刺激而发挥止泻作用（表5－4）。

表5－4　止泻的代表药的作用特点和临床应用

药物	作用特点	适应证	不良反应和注意事项
地芬诺酯	本药为哌替啶衍生物，但无镇痛作用，止泻作用类似于阿片类药物，能直接作用于肠道平滑肌，抑制肠黏膜感受器，减少肠蠕动，兼有收敛作用	适用于急慢性功能性腹泻和慢性肠炎	不良反应较少。偶见恶心、呕吐、烦躁、失眠等，停药后消失。长期大剂量应用可产生依赖性。孕妇、哺乳期女性及严重肝损害者慎用
洛哌丁胺	本药化学结构及对肠道作用均与地芬诺酯相似，但其止泻作用较强而且迅速，另外，还可以抑制肠壁神经末梢释放乙酰胆碱，增加肛门括约肌张力，减少排便次数	适用于急、慢性腹泻和回肠造瘘术、肛门直肠术后患者	不良反应及注意事项与地芬诺酯相似
双八面体蒙脱石	本药呈极细颗粒状，覆盖于消化道黏膜，加强黏膜屏障作用，对消化道内的细菌、病毒及其释放的毒素具有非常强的抑制和固定作用，同时也能提高胃肠黏膜对胃酸、胃蛋白酶、胆盐、酒精等的防御功能	用于治疗急、慢性功能性腹泻，对儿童急性腹泻疗效尤佳。也用于反流性食管炎、胃炎及肠道菌群失调症等	①本品可能影响其他药物的吸收，必须合用时在服用本品之前1h服用。②胃炎、结肠炎和肠易激综合征患者适宜在餐前服用；腹泻患者适宜在两餐中间服用；胃食管反流、食管炎患者适宜餐后服用。③结肠炎、肠易激综合征可采用灌肠疗法

续表

药物	作用特点	适应证	不良反应和注意事项
药用炭	为不溶性粉末，颗粒小，吸附性强，能吸附肠内大量气体、毒物、病毒和细菌毒素，阻止毒物吸收，减轻其对肠的刺激而达到止泻的目的	临床用于腹泻、食物或药物中毒及胃肠胀气等。	久用或大量使用会造成便秘
双歧三联活菌制剂	双歧三联活菌制剂为双歧杆菌、嗜酸乳杆菌及粪链球菌组成的活菌制剂，具有补充肠道中有益菌群数量，达到调整肠道菌群平衡而缓解腹泻	临床用于肠道菌群失调引起的腹泻和腹胀等	无毒副作用，但不宜与抗菌药物合用

五、保肝利胆药

（一）肝炎辅助药

肝炎辅助用药特点见表5-5。

表5-5　肝炎辅助用药的特点

药物	作用特点	适应证	不良反应
联苯双酯	显著降低丙氨酸氨基转移酶而保护肝细胞	临床用于迁延性肝炎及长期单项谷丙转氨酶异常	轻度恶心
水飞蓟宾	稳定肝细胞膜，保护肝细胞作用强	临床用于慢性迁延性肝炎、初期肝硬化、肝中毒等病	恶心、呕吐、头晕、腹泻
齐墩果酸	保护肝细胞，降低丙氨酸氨基转移酶	临床用于治疗传染性急性黄疸型肝炎；银屑病和风湿性关节炎	少数患者口干、上腹部不适

（二）利胆及胆石溶解药

1. 促进胆汁分泌药

苯丙醇（phenylpropanol）

苯丙醇又称利胆醇，能促进胆汁分泌，主要促进胆汁中固体成分的分泌，同时可使胆道括约肌及奥狄括约肌松弛，促使胆道小结石排出，减少胆道上行感染的机会，发挥利胆作用。胆汁固体成分的排出有益于改善肝功能，且能促使胆固醇转变成胆汁酸，降低胆固醇含量，还具有促进消化、增加食欲等作用。主要用于胆道炎、胆囊炎、胆石症、胆道运动障碍；也用于高胆固醇血症、消化不良及急、慢性肝炎的治疗。不良反应较轻，有胃部不适、恶心、呕吐和腹泻等。由于无溶石作用，故对较大结石无效，禁用于孕妇及胆道阻塞性黄疸患者。

去氢胆酸（dehydrocholic acid）

去氢胆酸为半合成的胆酸盐，对胆汁中水分的分泌促进作用更强，能有效地增加低比重胆汁的分泌，使胆汁变稀，促使胆道泥沙样胆汁的排出，起到胆道机械性冲洗作用。对脂肪的消化吸收有促进作用，可降低血浆胆固醇。用于急、慢性胆囊炎、胆石症及某些肝脏疾病的治疗。胆道完全梗阻和严重肝、肾功能减退者禁用。

2. 胆石溶解药

鹅去氧胆酸（chenodeoxycholic acid）

鹅去氧胆酸是人肝脏合成的初级胆酸之一，是胆固醇在肝脏内的代谢物，药用品由动物胆汁加工而成，服用后可增加鹅去氧胆酸的含量，改善鹅去氧胆酸和卵磷脂的比例，并抑制胆固醇合成酶，减少胆固醇的合成和分泌，阻止胆结石形成，久用可使胆固醇结石逐渐溶解。

熊去氧胆酸（ursodeoxycholic acid）

熊去氧胆酸与鹅去氧胆酸属于同分异构体，作用相似但强于鹅去氧胆酸，口服后可增加胆酸分泌，使胆汁中胆固醇相对减少，析出减少，减少胆结石的形成。

两者均用于胆固醇型胆石症，对胆色素结石和多钙结石疗效差，不适于胆石已重度钙化者。此外还可用于胆囊炎、胆管炎、消化不良等。不良反应轻微，有头痛、皮肤瘙痒及肝损害等。鹅去氧胆酸有腹泻，熊去氧胆酸无腹泻。

知识拓展

质子泵抑制剂合理使用的基本原则

（1）严格按照说明书规定的适应证用药，预防性用药遵照质子泵抑制剂预防性应用的指征。

（2）严格按照药品说明书推荐剂量、调配要求、给药速度、疗程使用药品。

（3）质子泵抑制剂一次只能使用一种；根据患者病情变化，可由静脉用药序贯治疗调整为口服用药，或口服改为静脉用药。

（4）遴选药品过程中，应考虑药物治疗成本与疗效比，切实降低药品费用，用最优化的药物治疗方案达到预期的治疗目的。

(5) 用药前应仔细询问患者过敏史；对老人、儿童、孕妇、哺乳期妇女、肝肾功能异常患者等特殊人群和初次使用者应加强监测。

(6) 用药过程中，应密切观察用药反应，发现异常，立即停药，采用积极救治措施，救治患者，并按规定报告。长期应用质子泵抑制剂可导致胃酸度下降，影响消化，如出现恶心、呕吐、便秘、腹胀等症状；长期应用这类药物可使既往存在的焦虑、抑郁病加重；长期应用这类药物，抑制胃酸分泌，可引起血清胃泌素水平增高，促进泌酸黏膜增生，应定期检查胃黏膜有无肿瘤样增生，用药者应高度注意；长期应用这类药物，应注意血液学及肝功能生化检查，以防血象及肝功能异常。

任务二 呼吸系统药

案例分析

患者，男性，37 岁，有支气管哮喘病史，1 月 23 日从南方到北方出差，下火车后感觉很冷，突然胸闷、气短、呼吸困难，当天夜间呼吸困难加重，喉中有哮鸣音，立刻去医院急诊就医。患者主要临床表现为：呼吸困难、哮鸣音、额前冷汗、唇甲发绀，查体：T：37℃，BP：120/80mmHg，听诊两肺满布哮鸣音。此患者被诊断为支气管哮喘急性发作。

呼吸系统直接与外界接触，容易受到内在及环境因素影响而发生各种常见疾病，如上呼吸道感染、支气管炎、肺炎、支气管哮喘、慢性阻塞性肺病、肺源性心脏病、肺纤维化、支气管扩张、肺肿瘤、肺寄生虫病等。咳、痰、喘是呼吸系统疾病的常见症状，三者或单独出现，或同时并见，或相互加重。所以，在治疗呼吸系统疾病时，除了针对病因的抗感染、抗炎、抗过敏等治疗外，还应配合使用平喘药、镇咳药或祛痰药以缓解症状，防止病情发展，以减轻患者的痛苦。

一、平喘药

平喘药是能松弛支气管平滑肌，缓解或预防哮喘发作的药物。哮喘是支气管哮喘和喘息性支气管炎的主要症状，主要表现为突然的反复发作性喘息、呼吸困难、胸闷和咳嗽等，主要病变为炎症引起的支气管痉挛，伴有腺体分泌亢进、呼吸道黏膜充血水肿。喘息时气道反应性亢进，除抗原外，寒冷、烟尘等非特异性刺激也诱发喘息。平喘药按其结构和作用环节可分为五大类：β_2 受体激动药、茶碱类药、M 胆碱受体阻断药、过敏介质阻释药和肾上腺皮质激素类药（图 5－1）。

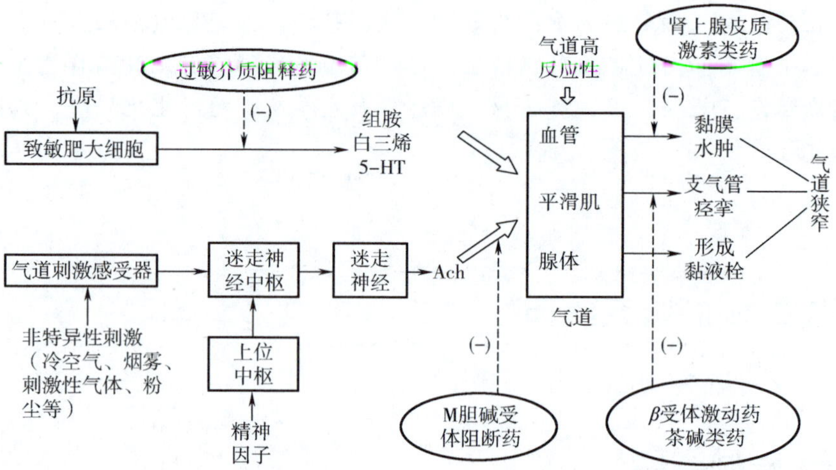

图 5－1 哮喘发生过程及各类平喘药的作用示意图

（一）支气管扩张药

支气管扩张药是目前常用的平喘药，目前主要包括选择性的肾上腺素受体激动药、茶碱类和 M 胆碱受体阻断药三类。

1. 肾上腺素受体激动药

本类药主要是通过激动支气管平滑肌上的肾上腺素 β_2受体，使平滑肌细胞内 cAMP 浓度升高（图 5－2），产生强大的支气管平滑肌松弛作用，同时细胞 Ca^{2+} 浓度降低，从而松弛支气管平滑肌，使支气管扩张。用于哮喘急性发作。此外，本类药物还可激活肥大细胞上的 β_2 受体，阻止过敏介质释放，用于预防过敏性哮喘发作。

根据对 β 受体选择性的不同，分为非选择性 β 受体激动药和选择性 β 受体激动药：前者有肾上腺素、异丙肾上腺素、麻黄碱等，大多起效快，维持时间短，还有较弱的 α 受体激动作用，可收缩呼吸道黏膜血管，减轻黏膜水肿，有助于缓解哮喘，因对 β_1 和 β_2 受体缺乏选择性，平喘时易兴奋心脏、引起心悸、诱发心律失常等。后者包括沙丁胺醇、特布他林、克仑特罗、福莫特罗和沙美特罗等，对呼吸道选择性较高。疗效好而不良反应少，是控制症状的首选药。对 β_2 受体选择性高，兴奋心脏作用较弱。另外，给药途径较多，见效快，维持时间长。重点介绍选择性 β_2 受体激动药。

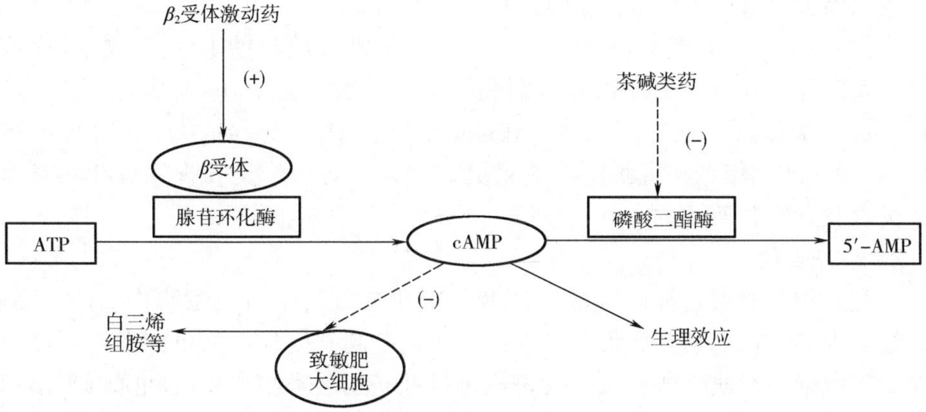

图 5-2 β_2受体激动药平喘的作用机制

沙丁胺醇（salbutamol，舒喘灵）

【体内过程】 口服后 15～30min 起效，吸收率 65%～84%，血浆浓度的达峰时间为 1～3h。$t_{1/2}$为 2.7～5h。气雾吸入后 10～15min 作用达高峰，维持 3～4h，本品大部分经消化道吸收，经肝脏生物转化成无活性代谢物，最后从尿液和粪便中排泄。

【作用与应用】 本药选择性激动支气管平滑肌 β_2 受体，使支气管平滑肌有迅速、强大而持久的松弛作用。其支气管扩张作用与异丙肾上腺素相近，但作用更持久，对心脏兴奋作用强。由于不能有效抑制炎症基本过程，因此仅能控制症状而不能根治，需要配合其他有效的抗感染治疗。临床适用于防治支气管哮喘、喘息型支气管炎、肺气肿等伴支气管痉挛者，预防作用多口服给药，控制急性发作多气雾吸入或静脉给药。近年来有缓释剂型和控释剂型，可延长作用时间，适用于预防哮喘夜间突然发作。

【不良反应与用药注意】 常见手指震颤、恶心、头晕等。过量可致心律失常，久用使支气管平滑肌 β_2 受体密度降低，易产生耐受性，不仅疗效降低，且有加重哮喘的可能。高血压、心功能不全、糖尿病和甲亢患者慎用。

特布他林（terbutaline，间羟舒喘灵）

本药为选择性较高的 β_2 受体激动药，是 β_2 受体药物中唯一可以皮下注射的药物。有口服、气雾吸入及静脉滴注等多种给药途径，口服 30min 生效，持续 5～8h。平喘机制与沙丁胺醇相似。对心脏兴奋作用仅为异丙肾上腺素的 1/100，对慢性顽固性哮喘有效。临床用于支气管哮喘、喘息性支气管炎及慢性阻塞性肺病引起的支气管痉挛；预防早产；也可用于胎儿窒息。少数人可出现口干、鼻塞、轻度胸闷、嗜睡及手指震颤等，个别人可有心悸、头痛等症状。心肌功能严重损伤者禁用；高血压、冠心病、甲亢、糖尿病患者和孕妇慎用。

克仑特罗（clenbuterol，氨哮素）

为强效选择性β_2受体激动药，平喘机制为沙丁胺醇的100倍，较少引起心悸。本药除片剂和气雾剂外还有膜剂和栓剂。一次口服100～120μg，维持24h，每日用药一次即可，气雾吸入5～10min生效，维持2～4h；直肠给药可维持24h，哮喘夜间发作者，直肠用药效果更好。临床适用于支气管哮喘和喘息型支气管炎以及肺气肿所致的支气管痉挛。

2. 茶碱类药

本类药物主要通过抑制磷酸二酯酶，阻止支气管平滑肌细胞内cAMP降解，升高细胞内cAMP水平，舒张支气管；也能阻断腺苷受体，拮抗内源性递质腺苷诱发的支气管平滑肌痉挛；兼有促进内源性儿茶酚胺类物质释放和降低平滑肌细胞内Ca^{2+}浓度的作用，也可解除呼吸道平滑肌痉挛。

氨茶碱（aminophylline）

【体内过程】本类药物口服吸收快而完全，生物利用度96%，血浆蛋白结合率约为60%。用药1～3h血中药物浓度达峰值，静注10～15min可达最大疗效。在体内释出游离茶碱而发挥作用。90%在肝内代谢，经脱甲基和氧化而失活，10%以原形由尿排出。

【作用与应用】

（1）平喘作用　本药对支气管平滑肌有较强的松弛作用，但弱于β受体激动药。作用机制与以下几个方面有关：①抑制磷酸二酯酶，使细胞内cAMP含量增加所致；②茶碱是嘌呤受体阻滞剂，对抗腺嘌呤等对呼吸道的收缩作用，从而增强膈肌收缩力，尤其在膈肌收缩无力时作用更显著；③促进内源性儿茶酚胺释放，激动β_2受体，间接松弛支气管平滑肌；④抑制支气管平滑肌内质网释放Ca^{2+}，降低平滑肌细胞内Ca^{2+}浓度；⑤抗感染作用等。

临床主要用于：①防治慢性支气管哮喘，口服给药即可，吸收较好，2～3h血药浓度达峰值，维持5～6h；②重症哮喘急性发作或持续状态，采用静脉滴注给药，15～30min达最大效应，常与β受体激动药及肾上腺皮质激素合用以提高疗效；③喘息型支气管炎、肺气肿及其他阻塞性肺部疾病引起的支气管炎。

（2）强心利尿　本药能增强心肌收缩力，增加心输出量，进而增加肾血流量和肾小球滤过率，同时还能抑制肾小管对钠的重吸收，产生利尿作用。用于心源性哮喘和心源性水肿的辅助治疗。

（3）其他作用　能松弛胆管平滑肌，解除胆道痉挛，用于治疗胆绞痛，还能扩张外周血管和兴奋中枢。

【不良反应与用药注意】茶碱类的不良反应发生率与其血浓度密切相关，血浓度超过20μg/mL时，易发生不良反应。严格掌握用药量，及时调整剂量是避免茶碱中毒的主要措施。

(1) 局部刺激　本药碱性较强，局部刺激性大，口服刺激胃黏膜，可引起恶心、呕吐、胃痛等胃肠道反应，餐后服用可减轻。肌内注射可引起局部红肿疼痛，现已少用。长期应用可产生耐受性。

(2) 中枢兴奋性　少数人治疗剂量可出现烦躁、不安、失眠等反应，静脉注射过量或过速可出现头痛、头晕、恶心、呕吐，甚至发生惊厥。儿童对本药敏感，易致惊厥，应慎用。

(3) 急性中毒　静注过速或剂量过大，可引起心悸、血压骤降，严重时心律失常，甚至出现心脏突然停搏或猝死等中毒反应，故需使用安全剂量，且注射液必须稀释后缓慢注射。老年人及心、肝、肾功能不全者用量酌减。低血压、休克、急性心肌梗死患者禁用。

3. M 胆碱受体阻断药

各种刺激引起内源性乙酰胆碱的释放是诱发哮喘的重要因素。M 胆碱受体阻断药能阻断乙酰胆碱的作用，可用于哮喘的治疗。阿托品等 M 受体阻断药对哮喘有一定疗效，但由于对 M 受体无选择性，全身不良反应大，特别是抑制呼吸道腺体分泌，使痰液黏稠而加重呼吸道阻塞，故临床上已不再用于哮喘。目前常用的是对支气管选择性高、副作用少、可气雾吸入的人工合成阿托品衍生物。

异丙托溴铵（ipratropium bromide 异丙阿托品）

【体内过程】本药为阿托品的季铵盐类衍生物，口服不易吸收，气雾吸入 5～10min 起效，30～60min 达最大效应，作用维持 4～6h。

【作用与应用】选择性阻断支气管平滑肌 M 受体，抑制鸟苷酸环化酶，而有较强的支气管平滑肌松弛作用，对呼吸道腺体及心血管作用较弱，不影响痰液的黏稠度及排痰量。主要用于喘息型支气管炎和支气管哮喘的防治，尤其适用于合并心血管疾病、糖皮质激素疗效差或禁用 β 受体激动药的患者。

【不良反应与用药注意】全身不良反应少，大剂量应用可有口干、干咳、喉部不适等反应，青光眼患者禁用。

（二）抗过敏平喘药

本类药物能稳定肥大细胞膜，减少 Ca^{2+} 内流，阻止肥大细胞脱颗粒、释放过敏介质，并抑制非特异性刺激引起的支气管痉挛而呈现平喘作用。

1. 色甘酸钠 （sodium cromoglicate， 咽泰）

【体内过程】本品极性很高，口服难吸收，吸收率仅达 1%。起效慢，用药数日或数周后才显效。采用吸入器粉雾吸入。采用喷雾吸入药物微细粉末的方法给药。静脉注射后迅速从血浆消除，$t_{1/2}$ 为 3～4min。粉雾吸入 20mg 后，5%～10% 由肺吸收，15min 内血浆浓度可达 9mg/mL，$t_{1/2}$ 为 80min。

【作用与应用】其作用机制是稳定肥大细胞膜，抑制肥大细胞裂解和脱颗粒，减少过敏介质释放，且能降低支气管哮喘患者对非特异性刺激的敏感性。临床主要用于预防和减少哮喘的发生。对外源性哮喘的预防作用更好，对正在发作的哮喘无效。此外，在接触抗原前用药，对过敏性鼻炎，溃疡性结肠炎、消化道过敏性疾病和春季角膜炎等也有预防作用。

【不良反应与用药注意】 不良反应较少，少数患者气雾吸入时因粉尘刺激可出现咽痛、呛咳等气管刺激症状，甚至诱发哮喘，同时吸入少量异丙肾上腺素可预防。

2. 酮替芬（ketotifen，噻哌酮）

本药作用与色甘酸钠相似，抑制过敏介质释放，并兼有较强的阻断 H_1 受体、抗 5-HT 及抑制磷酸二酯酶作用，故疗效优于色甘酸钠，为强效肥大细胞膜稳定药。用药后显效较慢，一般于 6~12 周疗效最好，主要用于预防各型支气管哮喘发作，对儿童效果尤佳，对正在发作的哮喘无效。此外，可用于过敏性鼻炎、过敏性眼炎、荨麻疹、接触性皮炎等。

久用未见耐受性，不良反应少，用药初期偶有疲倦、嗜睡、头晕等，继续用药可自行缓解，成人多见，儿童较少发生。妊娠早期及哺乳期女性禁用，长期用药需检查肝功能。

哮喘发病中，许多炎症介质参与气管炎症变化，但仅有白三烯类调节药物有较好的抗哮喘作用。白三烯类（leukotrienes，LTs）是花生四烯酸经 5-脂氧合酶（5-LOX）代谢后的产物，其中 LTB_4 与炎症细胞趋化有关；半胱氨酰白三烯（cysteinyl leukotrienes，CysLTs，包括 LTC_4、LTD_4、LTE_4）与产生炎症效应（如平滑肌痉挛、微血管渗漏、促进黏液分泌等）有关；抑制白三烯类的效应对哮喘有治疗作用。目前，用于临床的本类药物有半胱氨酰白三烯受体 1（$CysLT_1$）拮抗剂和 5-LOX 抑制剂两类，统称为白三烯调节药。

3. 扎鲁司特（zafirlukast）

【体内过程】 口服扎鲁司特 20mg 或 40mg 后 3h 血浆浓度达到高峰，血浆蛋白结合率达 99%。每日两次，口服 3 天可达到稳态血浆浓度。$t_{1/2}$ 为 8~16h。在肝脏内主要经 CYP_2C_9 代谢，代谢产物活性很弱，主要从粪便排泄，经尿液排泄的量不足 10%。本品在合用红霉素、特非那定和茶碱时，其血浆浓度降低；在合用阿司匹林时，其血浆浓度可增高；在体外对 CYP_2C_9 和 CYP_3A 有抑制作用。

【作用与应用】 白三烯调节药能够干扰花生四烯酸代谢，减少白三烯和前列腺素的合成；抑制嗜酸性粒细胞的趋化与活化；抑制细胞因子的合成；减少微血管渗漏；增加细胞膜上 β_2 受体的合成等。临床用于轻度至中度慢性哮喘的预防和治疗，β_2 受体激动剂的替代用药。尤其适用于阿司匹林敏感或有阿司匹林哮喘的患者，还可用于伴有鼻息肉、过敏性鼻炎的患者，但单用不适于治疗急性哮喘。成人及 12 岁以上儿童每次口服 20mg，每日 2 次，在餐前 1h 或餐后 2h 服用。

【不良反应与用药注意】 可有轻度头痛、咽炎、鼻炎、胃肠道反应及转氨酶增高，停药后可消失。妊娠期及哺乳期妇女慎用。

（三）抗炎平喘药

目前，糖皮质激素类药物是哮喘持续状态或危重发作的重要抢救药，是有效的抗炎平喘药物，其抗喘机理可能与其抗炎及抗过敏作用有关。糖皮质激素能抑制前列腺素和白三烯的生成；减少炎性介质的生成和反应；能使小血管收缩，渗出减少，能增加β受体的反应性。本类药物长期应用副作用多，仅适用于哮喘持续状态或其他药物难以控制的严重哮喘，属中效的抢救药物。近年采用气雾吸入给药，充分发挥了糖皮质激素对气道的抗炎作用，从而避免了全身不良反应。本类药物治疗哮喘时发挥作用较缓慢，即使大剂量也需要一定潜伏期。因此在危急发作的哮喘病例应用本类药物时开始必须合用其他平喘药或吸氧，以免发生窒息。

倍氯米松（beclomethasone，丙酸倍氯松）

【体内过程】吸入本药后，仅10%～20%进入肺内产生治疗作用，80%～90%的药物沉积在咽部而被吞咽。吞咽后大部分药物在肝脏被代谢，生物利用度低于20%，$t_{1/2}$约为15h。其代谢产物70%经胆汁排泄，10%～25%经尿排泄。

【作用与应用】糖皮质激素能进入靶细胞内与受体结合成复合物，然后进入细胞核内，调节炎症相关基因的转录，抑制某些炎症相关蛋白（如细胞因子类、诱生型-氧化氮合酶、磷脂酶A_2、环氧合酶等）的表达，还可以增强某些抗炎症蛋白（脂皮素、β_2受体等）的表达，进而表现抗炎效应。

【不良反应与用药注意】本药为地塞米松衍生物，是近年来合成的供局部应用的糖皮质激素类药物，具有强大的局部抗感染作用。气雾吸入后，直接作用于呼吸道发挥抗炎平喘作用。吸收很少，避免了全身性不良反应，长时间应用对肾上腺皮质功能无抑制作用，可长期低剂量或短期高剂量应用于中度或重度哮喘患者。起效慢，不宜用作哮喘急性发作和持续状态的抢救药物，可用作哮喘发作间歇期及慢性哮喘的治疗药。吸入给药药液易在咽部残留，长期吸入者，少数患者发生声音嘶哑和口腔、咽部白色念珠菌感染，气雾吸入后及时反复漱口，可明显降低发生率。妊娠早期者及婴儿慎用。

课堂互动

某患者有哮喘病史，今日到一新装修的房间后哮喘急性发作，给倍氯米松气雾吸入控制病情可以吗？为什么？

二、镇咳药

咳嗽是呼吸道受刺激后产生的一种保护性反射，有利于痰液和呼吸道异物的排出。剧烈的无痰干咳影响休息，消耗体力，甚至会加重病情，引起并发症。所以，在对因治疗的同时，适当给予镇咳药辅助治疗是必要的，可减轻病情。若咳嗽伴有黏痰难以咳出者，则应使用祛痰药，慎用镇咳药，防止发生呼吸道阻塞，导致窒息。

镇咳药是作用于咳嗽反射弧中的某一环节而发挥作用的药物。根据药物作用部位不同，镇咳药分为中枢性镇咳药和外周性镇咳药两类。

（一）中枢性镇咳药

中枢性镇咳药是一类通过直接抑制延髓咳嗽中枢而发挥止咳作用的药物。

1. 可待因（codeine，甲基吗啡）

【体内过程】口服后的生物利用度为40%～70%，达峰时间约为1h，$t_{1/2}$为3～4h；约15%经脱甲基转化为吗啡；在肝脏与葡萄糖醛酸结合，代谢产物经尿液排泄。

【作用与应用】为阿片生物碱之一，有一定的镇痛作用，镇痛强度是吗啡的1/10～1/7，强于一般解热镇痛药，临床主要用于其他药无效的剧烈无痰干咳和中等强度的疼痛，对于咳嗽伴有胸痛的胸膜炎患者尤为适宜；能选择性抑制延髓咳嗽中枢产生迅速而持久的镇咳作用，镇咳强度是吗啡的1/4，镇咳作用强大，治疗剂量无呼吸抑制作用。

【不良反应与用药注意】少数患者出现恶心、呕吐、便秘等不良反应，大剂量可致兴奋、烦躁不安；连续应用可产生耐受性和依赖性，不宜长期应用。呼吸功能不良、痰多患者和孕妇禁用，哺乳期女性慎用。

2. 右美沙芬（dextromethorphan，右甲吗喃）

【体内过程】本品为吗啡类左吗喃甲基醚的右旋异构体。口服后15～30min起效，作用持续3～6h。血浆中原型药物浓度很低。其主要活性代谢产物3－甲氧吗啡烷在血浆中浓度高，$t_{1/2}$为5h。

【作用与应用】右美沙芬主要通过抑制延髓咳嗽中枢而发挥中枢性镇咳作用。其镇咳强度与可待因相等或略强。无镇痛作用，长期应用未见耐受性和成瘾性。治疗剂量不抑制呼吸。适用于上呼吸道感染、急慢性支气管炎及肺结核等引起的无痰干咳。

【不良反应与用药注意】不良反应少，偶有头晕、轻度嗜睡、恶心、口干、便秘等不良反应。哮喘患者和孕妇慎用。

3. 喷托维林（pentoxyverine，咳必清，维静宁）

本药为人工合成非依赖性中枢性镇咳药，兼有外周性镇咳作用。能选择性抑制延髓咳嗽中枢，该药部分经呼吸道分泌排泄，大剂量应用时抑制呼吸道感受器，产生轻度局麻作用和松弛痉挛支气管平滑肌的阿托品样作用，呈现外周性镇咳作用，其镇咳强度为可待因的1/3。适用于呼吸道感染引起的无痰干咳、阵咳，尤其适用于小儿百日咳。偶有轻度头痛、头晕、口干、恶心、呕吐、腹胀、便秘等，痰多、青光眼和前列腺肥大患者禁用。心功能不全者慎用。

4. 氯哌斯汀（cloperastine，咳平）

本药为苯海拉明的衍生物，有中枢性和外周性双重镇咳作用，兼有 H_1 受体阻断和轻度松弛支气管平滑肌作用，能解除支气管痉挛，减轻黏膜充血和水肿。用于急性上呼吸道感染及急慢性支气管炎引起的干咳，偶有口干、嗜睡等。

（二）外周性镇咳药

外周性镇咳药是通过降低咳嗽反射弧中感受器的敏感性、抑制传入神经或传出神经的传导而发挥镇咳作用的药物。本类药大多有以下特点：①局麻作用，口服时勿嚼碎，否则引起口腔麻木感；②松弛支气管平滑肌作用。

1. 苯佐那酯（benzonatate，退嗽）

本药为局麻药丁卡因的衍生物，具有较强的局麻作用，可选择性抑制肺牵张感受器及感觉神经纤维，减少咳嗽冲动的传入而产生镇咳作用。口服10～20min 起效，作用维持 3～4h。临床主要用于刺激性干咳、镇咳，也可用于支气管镜检查或支气管造影前以预防检查时出现咳嗽。不良反应较轻，有嗜睡、头晕等，偶有过敏性皮炎。服用时不可咬碎药片，以免引起口腔麻木。

2. 苯丙哌林（benproperine，咳快好）

本药为非依赖性镇咳药，既能抑制咳嗽中枢，又有局麻作用，抑制肺及胸膜牵张感受器，阻断咳嗽冲动的传导，并能松弛支气管平滑肌作用，具有中枢性和外周性双重镇咳作用，其镇咳强度是可待因的 2～4 倍，无呼吸抑制作用，口服后 10～25min 起效，作用持续 3～7h，不引起便秘。适用于各种原因引起的刺激性干咳。不良反应较轻，偶见口干、头痛、头晕、嗜睡、乏力、腹部不适和药疹等。有局麻作用，不可嚼碎，以免引起口腔麻木感。孕妇慎用，对本药过敏者禁用。

三、祛痰药

祛痰药是能促进呼吸道腺体分泌，使痰液变稀；裂解痰中黏性成分，降低痰液黏稠度而利于痰液咳出；或加速呼吸道黏膜纤毛运动，改善痰液排出功能的药物。根据作用机制的不同，祛痰药可分为痰液稀释药、黏痰溶解药、黏痰调节药三类。

（一）痰液稀释药

痰液稀释药是可刺激消化道，引起轻度恶心，反射性增加呼吸道腺体分泌，使痰液稀释而易于咳出的药物。

1. 氯化铵（ammonium chloride）

【体内过程】口服后本品可完全被吸收，在体内几乎全部转化降解，仅极少量随粪便排出。氯化铵进入体内，部分铵离子迅速由肝脏代谢形成尿素，由尿排出。氯离子与氢结合成盐酸，从而纠正碱中毒，由于对黏膜的化学性刺激，反射性地增加痰量，使痰液易于排出，因此有利于不易咳出的少量黏痰的清除。

【作用与应用】

（1）祛痰作用　口服后直接刺激胃黏膜，兴奋迷走神经，引起轻度恶心，反射性地引起呼吸道腺体分泌增加，使痰液稀释，利于咳出；此外，氯化铵口服吸收后，少量经呼吸道黏膜排出，由于盐类的高渗作用而带出水分，痰液进一步被稀释而易于咳出。目前，本药很少单独应用，常与其他药物配伍制成复方制剂应用，临床用于急、慢性呼吸道炎症痰黏而不易咳出的患者。

（2）酸化血液和尿液　本药吸收后可酸化体液和尿液，用于治疗代谢性碱中毒和酸化尿液，促进碱性药物的排泄。

【不良反应与用药注意】大剂量服用易引起恶心、呕吐、胃痛等，餐后服用可减轻反应，过量可引起酸中毒。消化性溃疡病患者、代谢性酸血症及严重肝肾功能不全者禁用。

2. 愈甘醚（glyceryl guaiacolate）

本品为愈创木酚醚类衍生物，口服后对胃黏膜有刺激性，能反射性引起支气管腺体分泌增加，降低痰的黏度，使黏痰易于咳出。本品兼有轻度镇咳作用和消毒防腐作用，可减轻痰液的恶臭味。大剂量使用有平滑肌松弛作用。口服吸收不完全，大部分自肠道排出，少量被代谢成葡萄糖醛酸化合物从尿中快速排出。临床主要用于支气管炎、慢性化脓性气管炎、肺脓肿、支气管扩张等多痰的咳嗽。多与其他镇咳平喘药配成复方合用。不良反应有恶心、胃肠不适，偶有嗜睡。因有刺激和扩张血管作用，故肺出血、急性胃肠炎、肾炎患者忌用。

（二）黏痰溶解药

黏痰溶解药是能分解痰液中的黏性成分，降低痰液黏稠性而使之易于咳出的药物，主要用于呼吸道炎症引起的黏痰不易咳出者。

1. 乙酰半胱氨酸 （acetylcysteine， 痰易净）

【体内过程】喷雾吸入在1min内起效，最长作用时间为5～10min。吸收后在肝内脱去乙酰而成半胱氨酸。

【作用与应用】本药为半胱氨酸的N乙酰化物，其分子中所含的巯基（—SH），能使痰液中连接黏蛋白多肽链的二硫键（—S—S—）断裂，使黏蛋白降解为小分子的肽链，痰液的黏稠度降低而利于咳出；还能裂解脓痰中的DNA纤维，具有较强的黏痰溶解作用，使黏痰液化而易于排出，对白色黏痰和脓性痰均有效。临床用于大量黏痰阻塞气道引起呼吸困难的紧急情况，或因手术咳痰困难者，采用气管滴入或注入给药；非紧急情况的痰液黏稠、咳痰困难者，采用雾化吸入给药。

【不良反应与用药注意】本药有特殊的蒜臭味，可引起恶心、呕吐，且对呼吸道有刺激作用，易引起呛咳，甚至支气管痉挛。与异丙肾上腺素交替应用或合用可减少不良反应的发生，并提高疗效。哮喘患者禁用。本药直接注入或滴入气管，迅速产生大量稀痰，易阻塞气道，故滴入气管前需做好吸引排痰准备，及时配合吸引排痰，无吸痰器时不可直接向气管内滴入或注入，防止稀痰阻塞气道；本药不宜与青霉素类、头孢菌素类和四环素类抗生素合用，可降低这些抗生素的抗菌活性。

课堂互动

应用乙酰半胱氨酸化痰，为什么没有吸痰器时不可直接向气管内滴入或注入药液？

2. 溴己新 （bromhexine， 必嗽平）

本药能裂解痰中酸性黏多糖纤维素，并减少呼吸道黏液腺和杯状细胞合成酸性黏多糖，降低痰液黏稠度；兼有恶心性祛痰作用。即口服后刺激胃黏膜，反射性引起呼吸道腺体分泌增加，稀释痰液；加快呼吸道纤毛运动，促进排痰。主要用于急慢性支气管炎、肺气肿、支气管扩张、哮喘等伴痰黏不易咳出者。脓痰需加用抗菌药物。不良反应少，个别患者有恶心、胃部不适及转氨酶升高。

（三）黏痰调节药

黏痰调节药是能促进呼吸道黏滞性低的黏蛋白分泌，降低痰液黏度而利于排痰的药物。

羧甲司坦（carbocisteine，羧甲基半胱氨酸）

本药主要是调节支气管腺体分泌，增加低黏度的唾液黏蛋白的分泌，减少高黏度的岩藻黏蛋白合成。另外，也能裂解痰液中连接黏蛋白多肽链的二硫键，降低痰液黏滞性而利于痰液咳出。起效快，用于呼吸道疾病引起的痰黏难咳和术后咳痰困难者。偶有头晕、胃部不适、恶心、呕吐、胃肠出血等，有消化道溃疡病史者慎用。

知识拓展

“瘦肉精”及其危害

“瘦肉精”学名盐酸克仑特罗，是一种平喘药，又称咳喘素，本来是用来治疗人的哮喘病，有松弛支气管平滑肌的作用，但在饲料中添加适量盐酸克仑特罗后，可使饲料转化率、生长速度、酮体瘦肉率有一定的提高，该药可以增加蛋白质的合成，添加在生猪饲料中可以使猪的肥肉明显减少，瘦肉增加，所以有人干脆就称它为“瘦肉精”。

“瘦肉精”毒性较强，医学研究表明“瘦肉精”吸收快，人或动物服后 15 ~

20min 即起作用，2～3h 血浆浓度达峰值，作用维持时间持久，一般用 20μg 就可以出现症状。人食用过量后会出现两手发抖、心慌、心动过速、头晕、头痛、呕吐、腹泻等不良反应，严重的会危及生命，尤其对高血压、心脏病、甲亢、前列腺肥大等患者，其危害性更为严重。长期食用，有可能导致染色体畸变，会诱发恶性肿瘤。它是一种严重危害畜牧业健康发展和畜产品安全的“毒品”。

猪在吃了“瘦肉精”后，其毒性主要积蓄在猪肝、猪肺等处。人在吃了烧熟的猪肝、猪肺后，会出现中毒症状。

养殖户之所以用“瘦肉精”，是因为“瘦肉精”可以为他们带来更大的利润。用“瘦肉精”把一头普通猪催变成瘦肉型猪，前后只要 10～20d 的时间，且吃了药的猪毛色光亮，臀部肌肉饱满发达，生猪卖相非常抢眼；屠宰后的猪肉由于瘦肉精的蓄积，色泽鲜红诱人十分抢手，为消费者所青睐。

任务三 血液系统药

案例分析

患者，男，41 岁。因近 1 个月来出现头晕、心悸、乏力等症状入院。查体，T：36.5℃，P：86 次/分，R：18 次/分，BP：120/79mmHg，神情倦怠，皮肤黏膜苍白，无黄染和出血点，毛发稀疏无光泽，浅表淋巴结不大，舌质淡。心尖区闻及收缩期杂音，肝脾未触及，指端苍白，指甲脆裂成匙状。实验室检查：Hb50g/L，RBC 2.5 $\times 10^{12}$/L，WBC 9.8 $\times 10^{9}$/L，PLT 130 $\times 10^{9}$/L，红细胞呈小细胞低色素。骨髓检查：红系增生活跃，粒系、巨核细胞无变化，铁染色未见铁粒幼红细胞。血清铁 6.5μmol/L，血清总铁结合力 89.6μmol/L。诊断为缺铁性贫血。

为什么诊断为缺铁性贫血？其发病原因是什么？怎样治疗？

血液是机体赖以生存的最为重要的物质之一。血液流动性的正常、血细胞数量和功能的稳定，以及血容量的维持是发挥血液正常生理功能的重要条件。一旦这些条件发生改变，则会出现血液系统疾病。血液流动性的改变可导致血栓栓塞性疾病或出血性疾病；造血必需物质的缺乏或造血功能障碍则出现贫血；而各种原因引起大量失血造成的血容量降低，可导致休克，危及生命。

一、 抗贫血药

贫血（anemia）是指单位体积循环血液中红细胞数或血红蛋白量低于正常值的一种病理现象。根据病因和发病机制的不同分类如下。

（1）缺铁性贫血　系体内制造血红蛋白的铁缺乏、红细胞生成障碍造成的，在我国较多见。患者红细胞呈小细胞、低色素性，故又称小细胞低色素性贫血。

（2）巨幼细胞贫血　系叶酸和（或）维生素 B_{12} 缺乏引起 DNA 合成障碍所致一类贫血。患者红细胞呈大细胞、高色素性，故又称大细胞高色素性贫血。其中，恶性贫血是因患者胃黏膜萎缩、内因子分泌缺乏导致维生素 B_{12} 吸收障碍所致，在我国少见。

（3）再生障碍性贫血　系感染、药物、放疗等多种因素所致的骨髓造血功能障碍，临床以全血细胞减少为主要表现的综合征，较难治愈。

抗贫血药（antianemic drugs）主要用于贫血的补充治疗，应遵循“缺什么，补什么”的原则，根据贫血的类型选择适宜的抗贫血药。

（一）铁剂

临床上常用的口服铁剂有硫酸亚铁（ferrous sulfate）、富马酸亚铁（ferrous fumarate）和枸橼酸铁铵（ferric ammonium citrate）、葡萄糖酸亚铁（ferrous gluconate）；注射铁剂有右旋糖酐铁（iron dextran）和山梨醇铁（iron sorbitex）。

【体内过程】 口服的铁剂须以 Fe^{2+} 形式才能在十二指肠和空肠上段被吸收。而 Fe^{2+} 则很难吸收，进入血液的 Fe^{2+} 又被氧化成 Fe^{3+}，以铁蛋白形式储存在肝、脾、骨髓。铁的吸收率约为 10%，成人每天需补充 1mg，故食物中含铁 10～15mg 就能满足机体的需要。铁以肠道黏膜细胞和皮肤细胞脱落为主要排泄途径，少量经尿、胆汁、汗液、乳汁排泄。

【作用与应用】 铁是构成血红蛋白、肌红蛋白和某些组织酶的重要原料。Fe^{3+} 可进入骨髓参与血红蛋白的合成。缺铁时，血红蛋白的生成减少，红细胞颜色变浅，体积也较正常体积小，故称为低色素小细胞性贫血。铁剂主要用于缺铁性贫血的治疗。口服铁剂一般 4～5d 可见网织红细胞增多，10～14d 达高峰。血红蛋白于用药 2～4d 明显升高，但恢复至正常需 4～12 周。由于体内储存铁量恢复正常需要较长时间，故重度贫血患者需连续用药数月。

课堂互动

为什么胃部大切除后患者需服用铁剂？

【不良反应与用药注意】 约 20% 的患者口服后会出现胃部不适、恶心、呕吐、腹泻及腹痛。饭后服用或小量开始可减轻刺激；长期服用会出现便秘和黑便，是由于铁剂与肠内 H_2S 结合，生成黑色 FeS 沉淀物，大便呈黑色，并减轻 H_2S 对肠的刺激，肠蠕动减少所致，应注意与血便相区别；幼儿口服硫酸亚铁超过 1g 可引起急性中毒，超过 2g 可引起死亡，表现为胃肠黏膜凝固性坏死、急性循环衰竭和休克。急救时应迅速将特殊解毒剂去铁胺注入胃内，使其与 Fe^{3+} 结合成无毒物排出，也可采取催吐、洗胃和导泻等措施。

（二）维生素类

1. 叶酸（folic acid）

叶酸广泛存在于动植物体中，尤以酵母、肝及绿色植物中最多。动物细胞自身不能合成叶酸，人体所需叶酸只能从食物中摄取，人体每天最低需要量为 50～100μg。

【作用及应用】 叶酸在体内无活性，吸收后先被叶酸还原酶还原为二氢叶酸，进而被二氢叶酸还原酶还原为四氢叶酸。5－甲基四氢叶酸是四氢叶酸的体内储存形式，在维生素 B_{12} 的参与下脱去甲基转变为四氢叶酸，然后四氢叶酸与多种一碳单位结合，形成四氢叶酸类辅酶，起传递一碳基团的作用，参与了体内多种生化代谢，如嘌呤核苷酸与胸腺嘧啶脱氧核苷酸的合成。叶酸缺乏时，上述代谢过程受阻，导致红细胞内的 DNA 合成障碍，细胞分裂增殖速度下降，细胞停留在幼稚阶段，出现巨幼细胞贫血。

叶酸用于治疗各种原因所致叶酸缺乏引起的巨幼细胞贫血，其中尤其对营养性、妊娠期和婴儿期等巨幼细胞贫血疗效好，辅以维生素 B_{12}、维生素 B_6、维生素 C 可提高疗效。一般用药 2～3d 症状得到改善，骨髓内巨幼红细胞消失；网织红细胞数于用药 5～7d 达到高峰；血象和骨髓象完全恢复正常约需 4 周。对于叶酸对抗剂如甲氨蝶呤、乙胺嘧啶、甲氧苄啶等所致的巨幼细胞贫血，因二氢叶酸还原酶已被抑制，直接应用叶酸无效，需用亚叶酸钙（calcium folinate）治疗；对于恶性贫血、维生素 B_{12} 缺乏所致的巨幼细胞贫血，叶酸可改善血象，但不能改善甚至可加重神经症状。治疗时，应以维生素 B_{12} 为主，叶酸为辅助。

【不良反应与用药注意】 偶见过敏反应，长期服用时，有些患者可出现厌食、恶心、腹胀等胃肠道症状，大量服用时可导致尿液呈黄色。

2. 维生素 B_{12}（vitamin B_{12}）

维生素 B_{12} 是一类含钴复合物，有氰钴胺、羟钴胺和甲钴胺等多种形式。动物内脏、牛奶、蛋黄中含量丰富，而植物性食物中几乎不含。正常成人一日需要 1～2μg，必须从外界摄取。药用者为氰钴胺和羟钴胺，化学性质稳定。

【体内过程】 口服的维生素 B_{12} 必须与胃壁细胞分泌的糖蛋白即“内因子”结合成复合物，才能避免被胃液破坏，进入空肠与微绒毛膜上的特殊受体结合进入细胞内，释放出内因子和维生素 B_{12}，即转入血中。某些疾病可致胃黏膜萎缩，内因子分泌减少，影响维生素 B_{12} 吸收，引起“恶性贫血”。用维生素 B_{12} 治疗此种贫血时，必须注射给药。维生素 B_{12} 进入血液后由转钴蛋白 II 转运至肝脏，部分贮存在肝脏中，其余经胆汁排泄，形成肝肠循环。口服时主要从肠道排出，注射时则大部分从肾脏排泄。

【作用与应用】 维生素 B_{12} 作为细胞分裂和维持神经组织髓鞘完整所必需的辅酶，参与体内多种生化反应。细胞内的 5 - 甲基四氢叶酸在维生素 B_{12} 的参与下转化为四氢叶酸。维生素 B_{12} 缺乏时，该过程受阻，四氢叶酸的循环利用受到影响，患者出现与叶酸缺乏相似的巨幼细胞贫血；维生素 B_{12} 可促进甲基丙二酰辅酶 A 转化为琥珀酰辅酶 A，参与三羧酸循环，有助于神经髓鞘脂蛋白的形成，从而保持有髓神经纤维功能的完整性。维生素 B_{12} 缺乏时，有髓神经纤维功能发生紊乱，表现为感觉异常、运动失调等神经症状。临床主要用于治疗恶性贫血，也可辅助治疗巨幼细胞贫血。还可用于神经炎、神经萎缩、三叉神经痛、坐骨神经痛等神经系统疾病的辅助治疗。

【不良反应与用药注意】 不良反应较少。极少数患者可出现过敏性休克，故不宜滥用。

课堂互动

为什么慢性肾炎的患者需服用硫酸亚铁？

（三）基因重组类

促红细胞生成素（erythropoietin，EPO）

EPO 是由肾脏近曲小管管壁细胞分泌的糖蛋白激素，分子质量约为 20ku，含 165 个氨基酸。

【作用与应用】 EPO 与红系干细胞的受体结合，引起细胞内磷酸化和 Ca^{2+} 浓度升高，刺激红系干细胞增生和成熟，并促使网织红细胞从骨髓中释放入血，增加红细胞数量，提高血红蛋白含量。临床上主要用于 EPO 缺乏所致的贫血，尤其是慢性肾衰竭所致的贫血，对尿毒症血液透析所致的贫血有效率达 95% 以上。也可用于肿瘤化疗、艾滋病或药物治疗所致的贫血。

【不良反应与用药注意】 主要因为红细胞快速增加，血黏度升高而引起血压升高，偶可诱发脑血管意外或癫痫发作等，应用时需经常进行血液比容测定，此外还可有流感样症状发生。本品用前勿振摇，否则可使糖蛋白变性而降低效价。

二、止血药与抗凝血药

（一）止血药

止血药是一类能加速血液凝固过程或抑制纤溶过程，可达到止血目的的药物。

1. 促凝血因子活性药物

维生素 K（vitamin K）

维生素 K 的基本结构是甲萘醌。维生素 K_1 由植物合成，维生素 K_2 由肠道细菌产生，两者均为脂溶性，需胆汁协助吸收；维生素 K_3 和维生素 K_4 由人工合成，皆为水溶性，不需胆汁协助吸收。

【作用与应用】 维生素 K，发挥作用快，维持时间长，常需肌注，紧急情况下也可静脉注射。在肝脏中，维生素 K 可促进凝血因子Ⅱ、Ⅶ、Ⅸ、Ⅹ等的合成，呈现促凝血作用。当维生素 K 缺乏时，这些凝血因子的合成停留于无活性的前体状态，导致凝血酶原时间延长，引起出血；其中维生素 K_1 或维生素 K_3 肌内注射有缓解平滑肌痉挛作用。临床用于治疗维生素 K 缺乏所引起的出血，新生儿因维生素 K 产生不足所致的出血；还可缓解胃肠道平滑肌引起的疼痛，用于治疗胆石症、胆道蛔虫引起的绞痛。

【不良反应与用药注意】 维生素 K_1 静注过速可引起出汗、胸闷、心动过速、低血压等，故应注意控制注射速度。肌内注射可引起局部红肿和疼痛。维生素 K_3 对新生儿特别是早产儿容易引起高胆红素血症和溶血。

2. 凝血因子制剂

凝血因子制剂是从健康人或动物血液中提取、分离、纯化、冻干而制得，内含各种凝血因子，主要用于凝血因子缺乏时的替代或补充疗法。

凝血酶（thrombin）

本品是从牛、猪血提取和精制而成的凝血酶无菌制剂，可直接作用于血液中纤维蛋白原，使其转变为纤维蛋白，加速血液凝固而迅速发挥止血作用。此外，还能促进上皮细胞的有丝分裂，加速创伤愈合，局部应用 1 ~ 2min 即可止血。适用于结扎困难的小血管出血、毛细血管以及实质性脏器的出血；也用于外伤、手术、口腔、泌尿道以及消化道等部位的止血。

凝血酶原复合物（prothrombin complex，人凝血因子Ⅸ复合物）

该药是由健康人静脉血分离和浓缩制得的含有凝血因子Ⅱ、凝血因子Ⅶ、凝血因子Ⅸ、凝血因子Ⅹ等凝血因子的混合制剂。临床上主要用于治疗乙型血友病（先天性凝血因子Ⅸ缺乏）、严重肝脏疾病、口服香豆素类抗凝剂过量和维生素 K 依赖性凝血因子（凝血因子Ⅱ、凝血因子Ⅶ、凝血因子Ⅸ、凝血因子Ⅹ）缺乏等引起的出血。

抗血友病球蛋白（antihemophilic globulin，抗甲种血友病因子）

本品由新鲜冰冻健康人血浆或新鲜血浆制得，主要成分为凝血因子Ⅷ，主要用于甲型血友病（先天性凝血酶原Ⅷ缺乏症）的治疗，也可用于严重肝病、DIC（弥散性血管内凝血）和系统性红斑狼疮等引起的获得性凝血因子Ⅷ缺乏症。

3. 抗纤维蛋白溶解药

氨甲苯酸（P－aminomethyl benzoic acid，PAMBA，止血芳酸）

【作用与应用】能竞争性抑制纤溶酶原激活物的作用，阻止纤溶酶原被激活为纤溶酶，从而抑制纤维蛋白溶解达到止血效果。大剂量也可直接抑制纤溶酶的活性。临床主要用于防治纤溶过程功能亢进所引起的出血，如子宫、甲状腺、前列腺、肝、脾等器官手术后的异常出血。

【不良反应与用药注意】用量过大可引起血栓形成，诱发心肌梗死，故有血栓形成倾向或有血管栓塞性病史者禁用或慎用。

4. 作用于血管的促凝血药

垂体后叶素（pituitrin）

垂体后叶素是由动物垂体中提取所得，内含催产素和加压素。加压素可直接作用于血管，使小动脉、小静脉和毛细血管收缩，血流速度减慢，使凝血过程在血管破损处易于发生形成凝血块，发挥止血作用，主要用于肺咯血及肝门静脉高压所引起的上消化道出血。对冠心病、动脉粥样硬化、高血压、心力衰竭和肺源性心脏病者禁用。同时加压素又可促进肾脏远曲小管和集合管对水的重吸收，使尿量减少，用于治疗尿崩症。

酚磺乙胺（etamsylate，止血敏）

本品可增加毛细血管的抵抗力，降低其通透性，还能增加血小板的数量并增强血小板聚集和黏附性，促使凝血活性物质释放，缩短凝血时间，但止血作用较弱，主要用于防止毛细血管脆性增加所致出血、血小板功能不足等原因引起的出血，也可预防和治疗外科手术出血过多。可与其他类型止血药如维生素 K、氨甲苯酸并用。

（二）抗凝血药

抗凝血药（anticoagulants）是指能通过影响凝血过程的某些环节而阻止血液凝固的药物，临床主要用于防止血栓形成和已形成血栓的扩大。

1. 体内、体外抗凝血药

肝素（heparin）

肝素是由 Melean 在 1916 年从肝内发现的并由此而得名。药用制剂主要是从猪小肠黏膜或牛肺脏中提取的，是一种黏多糖硫酸酯，带有大量负电荷，呈强酸性。

【体内过程】肝素是大分子物质，不易通过细胞膜，口服无效。肌内注射易引起血肿，皮下注射血药浓度低，故常静脉给药，体内、体外均具有抗凝作用，作用迅速而强大。静注 10min 起效，维持 3～4h。主要在肝脏内经肝素酶代谢为低抗凝活性的尿肝素，部分可经肾脏排泄。

【作用与应用】肝素是通过增强抗凝血酶Ⅲ的抗凝作用而发挥作用的。ATⅢ是体内作用缓慢的生理性抗凝物质，可使以丝氨酸为活性中心的凝血因子Ⅱa、

Ⅸa、Ⅹa、Ⅺa 和Ⅻa 失去活性而呈现作用。随后，ATⅢ精氨酸反应中心构象发生变化，易与上述凝血因子活性中心丝氨酸残基结合，从而产生强大的抗凝作用；另外，研究显示肝素还具有调血脂、保护动脉内皮、抗平滑肌细胞增殖等功效。临床用于防治血栓栓塞性疾病如肺血栓、脑栓塞、心肌梗死及深部静脉血栓等，可防止血栓的形成和扩大，但对已形成的血栓无溶解作用；治疗弥散性血管内凝血（DIC）早期应用能避免纤维蛋白原和凝血因子的耗竭，可防止继发性出血。

【不良反应与用药注意】 静脉给药用药过量可引起黏膜出血、关节腔积血及伤口出血等。偶见过敏反应，如哮喘、荨麻疹等。长期应用可致脱发、骨质疏松和自发骨折。少数可见血小板减少症。对轻度的自发性出血，停药即可自行恢复，但严重出血需要缓慢静脉注射硫酸鱼精蛋白对抗，1mg 鱼精蛋白可中和 100U 的肝素，但一次用量不能超过 50mg。肝素过敏者，肝、肾功能不良，胃十二指肠溃疡、脑出血、严重高血压、先兆流产、血友病、亚急性细菌性心内膜炎、外科手术后等禁用。

2. 体内抗凝血药

香豆素类药物

常用药物有双香豆素（dicoumarol，bishydroxycoumarin）、醋硝香豆素（acenocoumarol，新抗凝）、新双香豆素（ethyl biscoumacetate，双香豆素乙酯）和华法林（warfarin，苄丙酮香豆素）等，它们的作用及用途基本相似，而且需口服后参与体内代谢才能发挥抗凝作用，故又称为口服抗凝药。

【体内过程】 双香豆素口服吸收不规则且不完全，吸收后与血浆蛋白结合率为 90% ~99%，$t_{1/2}$为 24 ~60h，主要经肝代谢。华法林口服吸收较快而完全，起效较快，口服后 12 ~24h 起效，1 ~3d 达高峰，持续时间较短，为 2 ~5d。醋硝香豆素介于两者之间，维持时间很短，为 1.5 ~2d。新双香豆素作用最快，维持时间最短。

【作用与应用】 香豆素类药物的结构与维生素 K 相似，能竞争性拮抗维生素 K 的作用，抑制Ⅱ、Ⅶ、Ⅸ、Ⅹ等因子的合成，从而产生抗凝作用。对已合成的凝血因子无作用，体外无抗凝作用。需待体内原有凝血因子耗竭后才能显效，停药后凝血因子的合成也需要一定的时间，作用缓慢而持久。主要用于防治血栓栓塞性疾病，如静脉血栓栓塞、肺栓塞等。因起效较慢，若需迅速发挥作用，一般可在开始服药的 3 ~4d 内与肝素合用，然后停用肝素，继续用华法林维持治疗。

【不良反应与用药注意】 口服过量易引起自发性出血，常见的有皮肤黏膜、胃肠道、泌尿生殖道出血，可用维生素 K 对抗，必要时输入新鲜血浆或全血。有致畸作用，早孕妇女禁用。

【药物相互作用】 肝药酶抑制剂（如氯霉素）、血浆蛋白结合率高的药物（如保泰松）、广谱抗生素，可增强香豆素类药物的抗凝作用。肝药酶诱导剂和口服避孕药，可减弱香豆素类药物的抗凝作用。

3. 体外抗凝血药

枸橼酸钠（sodium citrate）

枸橼酸钠可与血浆中的钙离子形成一种不易解离的可溶性络合物，降低血中钙离子浓度，可立即呈现抗凝作用，仅用于体外抗凝。用于保存新鲜血液时，一般每100mL血液中加入2.5%枸橼酸钠10mL。输入含有该药的血液过速或过量时，可引起低血钙，导致心功能不全的发生，必要时静注氯化钙纠正。

（三）抗血栓药

1. 抗血小板药

抗血小板药（antiplatelet drugs）是指能抑制血小板的黏附、聚集和释放功能，阻止血栓的形成，用于防治心脏或脑缺血性疾病、外周血栓栓塞性疾病的药物。应用最为广泛的抗血小板药是阿司匹林，在前面已详述，在此不再介绍。

双嘧达莫（dipyridamole，persantin，潘生丁）

双嘧达莫原为冠脉扩张药，20世纪60年代发现其不但可以抑制血小板磷酸二酯酶活性，减少cAMP水解为5-AMP，还可增加腺苷含量，激活腺苷环化酶，使血小板内cAMP的含量增加，而有较好的抗血小板聚集的作用。可与阿司匹林合用预防血栓性疾病，与华法林合用预防心脏手术后血栓形成。

前列环素（prostacyclin，PGI_2，依前列醇）

前列环素是迄今为止活性最强的血小板聚集内源性抑制剂。可通过激活血小板腺苷酸环化酶而增加cAMP含量，抑制血小板聚集，还能扩张血管，拮抗血栓素A_2。用于体外循环，防止血栓形成，但口服很不稳定，需静脉滴注。

噻氯匹定（ticlopidine）

口服后24~72h显效，作用较强，维持时间较长。噻氯匹定可抑制ADP、胶原、花生四烯酸等引起的血小板聚集。临床上主要用于动脉血栓栓塞性疾病，特别是不宜用阿司匹林治疗的患者。最常见的不良反应是胃肠道反应，约20%的患者发生腹泻。

阿昔单抗（abciximab，c7E3 Fab）

阿昔单抗系应用基因工程技术制备的重组鼠-人嵌合单克隆抗体，可竞争性、特异性地阻断纤维蛋白原与GpⅡb/Ⅲa结合，从而抑制血小板的聚集，发挥抗血栓作用。临床主要用于治疗不稳定型心绞痛、急性心肌梗死等严重患者。不良反应主要有出血危险，需严格把握剂量。

2. 纤维蛋白溶解药物

纤维蛋白溶解药物（fibrinolytic）是一类能增强纤溶过程功能的药物。对已形成的血栓有溶解作用，故又称为溶栓药。

链激酶（streptokinase，SK，溶栓酶）

链激酶是从β溶血性链球菌培养液中提取的一种蛋白质。现已可用基因重组方法制备，称为重组链激酶（recombinant streptokinase，r-SK）。

【作用与应用】可与纤溶酶原结合形成复合物，激活纤溶酶原转化为纤溶酶，促进纤维蛋白溶解。对新形成的血栓溶栓效果好，而对形成已久的血栓效果较差。临床主要用于急性血栓栓塞性疾病，如急性肺血栓、深部静脉栓塞及心肌梗死早期治疗等。需早期应用，以血栓形成不超过6h疗效为最佳。

【不良反应与用药注意】具有抗原性，可致过敏反应，如发热、头痛、寒战、过敏性休克等，与肾上腺皮质激素类药物或抗组胺药合用可预防。注射给药时注射部位会出现血肿。一般不需要停药，必要时可用氨甲苯酸等治疗。禁用于出血性疾病、胃十二指肠溃疡、严重高血压、手术后或分娩后及链球菌感染等。

尿激酶（urokinase，UK）

尿激酶是一种从人尿中提取的一种蛋白酶，现在可用基因重组方法制备。可直接激活纤溶酶原转变为纤溶酶，产生溶栓作用。用途与SK相似，但UK不具有抗原性，不会发生过敏反应。因价格昂贵，仅用于对SK过敏或耐受者。

阿尼普酶（anistreplase）

阿尼普酶是将SK进行了改良的第2代溶栓药，进入体内慢慢去酰基后才发挥作用，故其作用有一段潜伏期，应在短时间内一次给予全部剂量。常用于急性心肌梗死，可改善症状，降低病死率。最常见的不良反应为注射部位和胃肠道出血、一过性低血压和过敏反应。

瑞替普酶（reteplase）

瑞替普酶是第3代溶栓药。第3代溶栓药指应用基因重组技术，对天然溶栓药的结构进行改良，提高其溶栓的选择性，延长半衰期，减少用药剂量和不良反应的药物。优点：溶栓疗效高，见效快，耐受性好，生产成本低，给药方法简便。可用于急性心肌梗死患者。常见不良反应有出血，有出血倾向者慎用。

课堂互动

此处所涉及的抗血栓药的作用环节有何不同？

蛇毒溶栓剂

常用药物有蛇毒抗凝酶（ancrod）、蝮蛇抗栓酶（ahylysantinfarctase）等。有明显的抗凝血、抑制血栓形成和溶解血栓作用。治疗脑血栓形成的效果较好。少数患者可致出血及过敏等不良反应，一旦发生应立即停药或用抗蛇毒血清进行治疗。

三、促白细胞增生药

（一）基因重组类

1. 粒细胞集落刺激因子（granulocyte colony stimulating factor，G－CSF，非格司亭，filgrastim）

粒细胞集落刺激因子是由血管内皮细胞、单核细胞和成纤维细胞合成的糖蛋白。能促进中性粒细胞成熟和释出，增强中性粒细胞趋化性及吞噬功能。主要用于预防恶性肿瘤放疗、化疗引起的骨髓抑制，也可用于自体骨髓移植，以促进减少的中性粒细胞恢复。本品不能口服，仅能静脉注射或皮下注射给药。一般剂量患者耐受良好，略有轻度骨骼疼痛，长期静脉滴注可引起静脉炎。为避免骨髓对化疗药物敏感性增高，应在化疗药物应用前或后 24h 应用。对本品过敏者应禁用。

2. 粒细胞/巨噬细胞集落刺激因子（granulocyte－macrophage colony－stimulating factor，GM－CSF）

粒细胞/巨噬细胞集落刺激因子是由 T 淋巴细胞、单核细胞、成纤维细胞、血管内皮细胞合成的。它能刺激中性粒细胞、单核细胞、巨噬细胞等多种白细胞的分化、活化及生成，增强成熟中性粒细胞的吞噬功能，提高机体抗肿瘤、抗炎的免疫力，主要用于预防恶性肿瘤放疗、化疗引起的白细胞减少以及并发的感染等。不良反应有皮疹、发热、骨疼、肌痛以及皮下注射部位红斑。首次静脉滴注时可出现潮红、低血压等。严重的不良反应为心功能不全、支气管痉挛、室上性心动过速、颅内高压、肺水肿和晕厥等。

（二）其他促白细胞增生药

1. 维生素 B_4（vitamin B_4，磷酸腺嘌呤）

维生素 B_4 参与 RNA 和 DNA 的合成，是核酸的前体物质，可促进白细胞的增生。用药后 2～3 周，一般可见白细胞数明显增加。用于各种原因所致的白细胞减少症，如肿瘤放射治疗、化学治疗、抗甲状腺药物、氯霉素、解热镇痛药、苯中毒等。

2. 鲨肝醇（batilol）

本品对肿瘤放射治疗、化学治疗引起的骨髓抑制有拮抗作用，对苯中毒引起的白细胞减少也有一定的疗效。可用于放射线及其他原因引起的白细胞减少。

3. 利血生（leucogen）

本品可增强造血系统代谢，临床上用于防治各种原因引起的白细胞减少、血小板减少和再生障碍性贫血。

4. 肌苷（inosine，次黄嘌呤核苷）

肌苷参与体内核酸代谢、蛋白质合成和能量代谢，提高各种酶的活性，从而使细胞在缺氧状态下进行正常代谢，有助于受损细胞功能的恢复，为辅助用药，具有改善机体代谢作用。临床上可用于各种原因所致的白细胞减少和血小板减少、心力衰竭、心绞痛、肝炎等辅助治疗。

四、 血容量扩充药

大量失血或失血浆会引起血容量降低，导致休克，迅速补足血容量是防治低血容量性休克的基本疗法。等渗葡萄糖盐水维持时间短暂，血液制品如全血、血浆等来源受限，而人工合成的血容量扩充剂（血浆代用品）则具有作用持久、无毒、无抗原性等优点。

1. 右旋糖酐（dextran）

右旋糖酐是葡萄糖的高分子聚合物，根据其相对分子质量的大小，可分为中分子右旋糖酐70、低分子右旋糖酐40、小分子右旋糖酐10。

【作用与应用】

（1）扩充血容量　右旋糖酐静滴后不易渗出血管，可提高血浆渗透压，能保持血液中水分及将组织细胞外液中的水分吸收入血，迅速扩充血容量。作用强度随分子质量的减小而降低，维持时间也随着变短。中分子、低分子右旋糖酐用于低血容量性休克，如急性失血、创伤和灼伤性休克。

（2）改善微循环　右旋糖酐分子可覆盖于红细胞表面，使红细胞膜外的负电荷增加，进而产生红细胞的互相排斥现象而使其不易聚集，又加之可增加血容量及血液稀释作用，故可改善微循环。临床上可用于感染性休克的治疗，低分子和小分子右旋糖酐的疗效较明显。

（3）抗凝血　右旋糖酐分子可覆盖于血小板表面，使之互相排斥而使其不易聚集，防止血栓形成。临床可用于治疗血栓形成性疾病，如心肌梗死、脑血栓形成、视网膜动静脉血栓形成及弥漫性血管内凝血等。低分子和小分子右旋糖酐的抗凝效果较好。

（4）利尿作用　低分子和小分子右旋糖酐分子质量较小，可快速由肾小球滤过，在肾小管内不被重吸收，发挥渗透性利尿作用。临床上用于防治急性肾衰竭。小分子右旋糖酐作用更强。

【不良反应与用药注意】偶见过敏反应，如发热、荨麻疹等，极个别的有血压下降、呼吸困难等严重反应。用药前取0.1mL做皮内实验。静滴开始宜缓慢，可扩充血容量，增加心脏负担，对心功能不全患者要慎用。血小板减少症及有出血性疾病患者禁用。

2. 羟乙基淀粉（hetastarch）

羟乙基淀粉为高分子胶体物质。静注后可扩充血容量，改善血流动力学，作用可维持24h或以上。用于各种原因引起的血容量不足。少数患者可出现过敏反应，表现为眼睑水肿、荨麻疹及哮喘等。

知识拓展

尿激酶的生产现状

尿激酶系 20 世纪 70 年代发展的治疗血栓疾病的新药，是此类药物中安全度大和疗效好的品种，国外仅有少数国家有生产。其生产方法一般采用塑料桶收集新鲜男性尿液后迅速冷却，成桶运回工厂进行分离、提纯，制得高纯度静脉用制剂。此方法操作繁杂，耗费人力，设备要求高，收率低，药价十分昂贵。为了填补国内空白，寻找一个从人尿中简便而低成本地制备高纯度尿激酶的工业生产方法，上海医药工业研究院于 1974 年开始进行了本课题的研究。在研究中创造了尿激酶连续自动吸附装置，并研究选用了国产 724 树脂作吸附剂和特定的吸附洗脱条件。可在公共厕所就地吸附，避免了收集尿源的繁杂过程。研究成功高纯度尿激酶制取新工艺中发现了一种文献中从未报道过的尿激酶复合物，找出了该复合物的解离方法，从而，使尿激酶总收率提高到 50% 以上。高分子量尿激酶含量在 90% 以上，总收率超过 25%，纯度 35000 ~ 50000U/mg 蛋白。高盐浓度过滤除菌法突破了国外严格保密的技术关键，尿激酶回收达 100%。解决了尿激酶稳定性制剂的配方问题，达到国外同类产品的水平。临床用于各种血栓症，总有效率达 70%，与国外报道的相似。尿激酶的研究成功，填补了我国的空白，为我国心脑血管疾病提供了一个疗效确切的新药。

任务四 利尿药和脱水药

案例分析

患者，男，40 岁。5 年来，劳累后心悸、气短、水肿，2 周来上感后症状加重。检查：血压 16/9. 3kPa（127/70mmHg），心大，心尖区闻及舒张期雷鸣样杂音，心率 123 次/min，心律不齐，心音强弱不等，颈静脉怒张，双肺底闻及湿性罗音，肝肋下 4cm，压痛（+），脾未触及，下肢水肿（+），脉率 80 次/min。诊断为 1. 风湿性心脏病，二尖瓣狭窄。2. 全心功能不全。

根据目前患者的病情，应进行强心利尿治疗。1. 可选用哪些利尿药？并说明原因。2. 是否可选用甘露醇进行利尿？为什么？

一、 利尿药

利尿药（diuretics）是一类作用于肾脏，促进电解质和水的排出，增加尿量的药物。临床上主要用于治疗各种原因引起的水肿，也可用于高血压、心功能不全等疾病的治疗。

（一）利尿药的作用机制

尿液的生成过程包括肾小球滤过、肾小管和集合管的重吸收与分泌。利尿药主要通过影响肾小管和集合管的重吸收及分泌功能而发挥利尿作用（图5－3）。

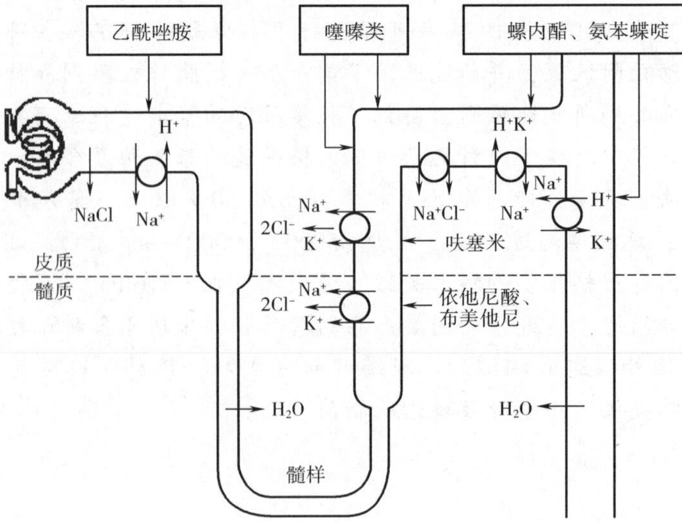

图5－3 肾小管各段功能及利尿药作用部位示意图

（二）利尿药的分类

按其利尿效能可分为三类。

（1）高效能利尿药 主要作用于髓袢升支粗段，减少 Na^+ 的重吸收15%～25%，利尿作用强大。

（2）中效能利尿药 主要作用于髓袢升支粗段皮质部和远曲小管始段，减少 Na^+ 的重吸收5%～10%，利尿作用中等。

（3）低效能利尿药 主要作用于远曲小管末段和集合管，减少 Na^+ 的重吸收1%～3%，利尿作用弱于上述两类药物。

（三）常用利尿药

1. 高效能利尿药

呋塞米（furosemide，速尿，呋喃苯胺酸）

【体内过程】 口服易吸收，30min显效，1～2h达高峰，维持4～6h。静注后

5min 显效，1h 血药浓度达高峰，维持 2 ~ 3h。与血浆蛋白结合率为 95% ~99%。药物大部分以原形从尿中排出。

【作用与应用】 呋塞米可抑制髓袢升支粗段 $Na^+ - K^+ - 2Cl^-$ 同向转运系统，妨碍 NaCl 的重吸收，使管腔液中 NaCl 的浓度增加，降低了肾脏的稀释功能。同时，降低肾髓质间隙渗透压梯度，使水的重吸收减少，降低了肾脏的浓缩功能，从而产生迅速强大的利尿作用；吸收进血后可扩张肾血管，增加肾血流量，静注可增加达 30% 以上。也能扩张全身静脉，降低前负荷和肺楔压。

临床用途如下。

（1）严重水肿　因利尿作用强大，易引起电解质和水的紊乱，对一般水肿不宜常规使用，主要用于其他利尿药无效的心、肝、肾性严重水肿。

（2）急性肺水肿和脑水肿　对于急性肺水肿，通过其强效利尿和扩张血管作用，减少回心血量，降低左心负荷。因其利尿作用，可使血液浓缩，血浆渗透压升高，脑组织脱水，从而降低颅内压，迅速减轻脑水肿。

（3）急性肾衰竭　对于少尿期患者，静注大量呋塞米，能降低肾血管阻力，增加肾血流量，改善肾脏缺血。强大的利尿作用，可使尿量增加，冲洗肾小管，从而防止肾小管的萎缩和坏死，起到保护肾脏的作用。可用于急性肾衰早期的防治，也可用于甘露醇无效的少尿患者，但禁用于无尿的肾衰患者。

（4）加速毒物排出　配合 10% 葡萄糖输液，强行利尿，可促进药物从尿中排出，主要用于苯巴比妥、水杨酸类等药物中毒的解救。

【不良反应与用药注意】

（1）水和电解质紊乱　用药过量或连续应用时，因过度利尿而引起低血容量、低血钾、低血钠及低血氯性碱中毒。其中以低钾血症最为常见，应注意补钾或加服留钾利尿药。对晚期肝硬化腹水病人可因血钾过低诱发肝性脑病，故肝硬化腹水患者应慎用或忌用。

（2）听力损害　大剂量呋塞米快速静注可引起眩晕、耳鸣、听力下降，多为暂时性，少数为不可逆性，肾功能减退者尤易发生。

（3）胃肠道反应　可见恶心、呕吐、上腹部不适等症状，重者可引起胃肠出血。

2. 中效能利尿药

氢氯噻嗪（hydrochlorothiazide）

【体内过程】 脂溶性较高，口服可迅速吸收。本类药物部分与血浆蛋白结合，大部分以原形从肾脏排出，少量经胆汁分泌。

【作用与应用】 氢氯噻嗪主要作用部位在远曲小管始段，抑制 $Na^+ - Cl^-$ 同向转运系统，减少 Na^+、Cl^- 重吸收，增加尿量；此外，也可轻度抑制碳酸酐酶，使 H^+ 分泌减少，减少 $H^+ - Na^+$ 交换，促进 $K^+ - Na^+$ 交换，实现降压。同时尿中 Mg^{2+}、HCO_3^- 排出也增多，促进 Na^+ 排泄，降低血浆渗透压，改善烦渴，有抗利尿作用。临床用于消除各种水肿。对轻、中度心性水肿疗效较好；对肾性水肿的疗效与肾功能损伤程度有关，严重肾功能不全者疗效较差；对轻度高血压和尿崩症患者有一定疗效。

【不良反应与用药注意】

（1）电解质紊乱　可引起低血钾、低血镁、低氯性碱血症等，其中以低钾血症最为常见，表现为恶心、呕吐、腹胀和肌无力等，用药时应注意补钾或与留钾利尿药合用。

（2）高尿酸血症　可使尿酸排出减少而引起高尿酸血症，痛风患者应慎用。

（3）高血糖症　可抑制胰岛素释放和葡萄糖的利用而使血糖升高，糖尿病患者慎用。

（4）脂肪代谢紊乱　可升高血浆低密度脂蛋白－胆固醇、总胆固醇、三酰甘油的水平，而降低高密度脂蛋白的水平。

此外，偶见过敏反应、胃肠道反应、粒细胞减少、血小板减少等。

3. 低效能利尿药

螺内酯（spironolactone，安体舒通）

【体内过程】 口服后能迅速吸收，起效较慢，维持时间较长。服后1d起效，2～3d血药浓度达高峰，维持5～6d。有首关消除和肝肠循环。主要在体内代谢物为有活性的坎利酮。

【作用与应用】 可与醛固酮竞争远曲小管和集合管细胞内的醛固酮受体，拮抗醛固酮的排钾保钠作用，促进钠和水的排出。由于本药仅作用于远曲小管和集合管，对肾小管其他各段无作用，故利尿作用较弱。利尿作用与体内醛固酮水平有关。主要用于与醛固酮升高有关的顽固性水肿，如充血性心力衰竭、肝硬化腹水及肾病综合征。常与排钾利尿药合用，可增强利尿效果并预防低钾血症。

【不良反应与用药注意】

（1）电解质紊乱　高钾血症最为常见，以心律失常为首发表现，用药期间必须密切注意血钾和心电图的变化。严重肾功能不全者禁用。

（2）内分泌紊乱　女性可致面部多毛、月经紊乱、乳房触痛、性功能下降等，男性可致乳房女性化、阳痿等，停药后可消失。

二、脱水药

脱水药又称渗透性利尿药（osmotic diuretics），是指能使组织脱水的药物。此类药物多是在体内不被代谢，经肾小球滤过后不被肾小管重吸收的小分子化合物。

1. 甘露醇（mannitol）

【作用与应用】 静脉给药后能迅速升高血浆渗透压，使组织间水分向血浆转移，引起组织脱水；药物从肾小球滤过后，不被肾小管重吸收，在肾小管腔内形成高渗，减少 Na^+ 和水的重吸收。也可扩张肾血管，增加肾血流量，提高肾小球滤过率。从而有较好的利尿和脱水作用。

临床应用于预防急性肾衰竭，急性肾衰早期及时应用甘露醇通过其脱水、利尿及增加肾血流量作用可迅速消除水肿和排出有毒物质，从而防止肾小管萎缩、坏死及改善肾缺血等；对脑水肿及青光眼疗效好，静脉给药后通过其脱水作用可降低颅内压，用于各种原因所致的颅内压升高，是安全有效的首选药。也可降低眼内压，用于青光眼手术前降眼压。

【不良反应与用药注意】 轻微，注射过快可引起一过性头痛、头晕和视力模糊等。心功能不全者慎用、活动性颅内出血者禁用。

2. 山梨醇 （sorbitol）

山梨醇为甘露醇的同分异构体，临床应用、不良反应与甘露醇相似。但本品水溶性较大，可制成25%的高渗溶液使用。在体内有一部分转化为果糖而失去高渗作用，故作用弱于甘露醇。心功能不全患者慎用。

3. 葡萄糖 （glucose）

临床用其50%的高渗溶液。静注时，可产生脱水和渗透性利尿作用。因部分葡萄糖可从血管扩散到组织中，且易被代谢利用，故作用较弱，持续时间较短。单独用于脑水肿时可有“反跳”现象，一般可与甘露醇交替使用，以巩固疗效。

知识拓展

抗利尿激素（antidiuretic hormone，ADH）

ADH是由下丘脑的视上核和室旁核的神经细胞分泌的9肽激素，经下丘脑－垂体束到达神经垂体后释放出来。其主要作用是提高远曲小管和集合管对水的通透性，促进水的吸收，是尿液浓缩和稀释的关键性调节激素。此外，该激素还能增强内髓部集合管对尿素的通透性。

ADH与远曲小管和集合管上皮细胞管周膜上的 V_2 受体结合后，激活膜内的腺苷酸化酶，使上皮细胞中cAMP的生成增加；cAMP生成增加激活上皮细胞中的蛋白激酶，蛋白激酶的激活，使位于管腔膜附近的含有水通道的小泡镶嵌在管腔膜上，增加管腔膜上的水通道，从而增加水的通透性。当ADH缺乏时，管腔膜上的水通道可在细胞膜的衣被凹陷处集中，后者形成吞饮小泡进入胞质，称为内移。因此，管腔膜上的水通道消失，对水就不通透。这些含水通道的小泡镶嵌在管腔膜或从管腔膜进入细胞内，就可调节管腔内膜对水的通透性。基侧膜对水可自由通过，因此，水通过管腔膜进入细胞后自由通过基侧膜进入毛细血管而被重吸收。

小结

助消化药多为消化液中成分或促进消化液分泌的药物，主要用于消化不良或病后增进食欲；抗消化性溃疡药包括抗酸药、抑制胃酸分泌药、胃黏膜保护剂、抗幽门螺杆菌药等，合理应用可以控制症状，减少并发症；甲氧氯普胺、多潘立酮、西沙必利分别是临床常用的止吐和功能性消化不良药物；便秘的药物治疗主要选用膨胀性泻药、渗透性泻药等，避免长期滥用刺激性泻药；腹泻是多种疾病的症状，应对因治疗，但为防剧烈持久腹泻而导致脱水和电解质紊乱，可适当用止泻药控制症状。

支气管哮喘的治疗包括解除支气管痉挛和消除气道炎症及高反应性。在哮喘急性发作时主要是以解痉药为主，常选用 β_2 受体激动药以迅速控制哮喘的临床症状；而在哮喘的慢性期则以抗炎为主，提倡糖皮质激素雾化吸入，是长期预防用药的首选，可以大大延长哮喘的缓解期，减少哮喘的发作。镇咳药和祛痰药是对症治疗药，用药期间应注意对因治疗，如抗感染的治疗。

维生素 K 促进凝血因子活性，氨甲苯酸抗纤溶酶活力发挥止血作用，肝素激活抗凝血酶，香豆素拮抗维生素 K，噻氯匹定抗血小板，链激酶激活纤溶酶发挥抗凝血和预防血栓性疾病。铁剂用于缺铁性贫血，叶酸和维生素 B_{12} 用于巨幼红细胞性贫血等。

利尿药分为强效、中效、低效三类，又分为排钾利尿药和留钾利尿药。呋塞米用于急性肺水肿等急重症，氢氯噻嗪用于肾性水肿等慢性疾病，螺内酯则用于高醛固酮性水肿，纠正低血钾等。利尿药共同的不良反应是电解质紊乱和血脂、血糖和尿酸等变化。脱水药甘露醇用于治疗脑水肿和预防肾衰等。

能力检测

一、单项选择题

1. 对组胺 H_2 受体具有阻断作用的药物是（　　）。

A. 哌仑西平　　B. 西咪替丁　　C. 雷贝拉唑　　D. 西沙必利

E. 以上都不是

2. 奥美拉唑属于（　　）。

A. 抗酸药　　B. 黏膜保护药　　C. H_2 受体阻断药　　D. M 受体阻断药

E. H^+-K^+-ATP 酶抑制剂

3. 有消化道黏膜保护作用的抗消化性溃疡药是（　　）。

A. 前列环素　　B. 米索前列醇　　C. 奥美拉唑　　D. 氢氧化镁

E. 哌仑西平

4. 西咪替丁或雷尼替丁可治疗（　　）。

A. 皮肤黏膜过敏性疾病　　B. 晕动病

C. 支气管哮喘　　D. 溃疡病

E. 失眠

5. 选择性作用于 β_2 受体又能皮下注射的平喘药是（　　）。

A. 异丙肾上腺素　B. 沙丁胺醇　C. 克仑特罗　D. 特布他林

E. 肾上腺素

6. 心血管系统不良反应较少的平喘药是（　　）。

A. 茶碱　B. 肾上腺素　C. 沙丁胺醇　D. 异丙肾上腺素

E. 麻黄碱

7. 预防支气管哮喘发作的首选药物是（　　）。

A. 肾上腺素　B. 异丙肾上腺素　C. 麻黄碱　D. 异丙基阿托品

E. 以上都不是

8. 用于平喘的 M 胆碱受体阻断药是（　　）。

A. 哌仑西平　B. 异丙基阿托品　C. 阿托品　D. 后马托品

E. 氨茶碱

9. 有利于铁剂的吸收可口服（　　）。

A. 维生素 C　B. 牛奶　C. 茶　D. 咖啡

E. 氢氧化铝

10. 缺铁性贫血的患者进行治疗可服用（　　）。

A. 叶酸　B. 维生素 B_{12}　C. 硫酸亚铁　D. 华法林

E. 肝素

11. 口服铁剂的主要不良反应是（　　）。

A. 体位性低血压　B. 休克　C. 胃肠道刺激　D. 过敏

E. 出血

12. 叶酸可治疗的疾病有（　　）。

A. 缺铁性贫血　　B. 巨幼红细胞性贫血

C. 再生障碍性贫血　　D. 脑出血

E. 高血压

13. 属于高效利尿药的是（　　）。

A. 乙酰唑胺　B. 阿米洛利　C. 依他尼酸　D. 螺内酯

E. 甘露醇

14. 长期用药会升高血脂的药物是（　　）。

A. 硝酸甘油　B. 强心苷　C. 维拉帕米　D. 氢氯噻嗪

E. 甘露醇

15. 排钠效能最高的利尿药是（　　）。

A. 氢氯噻嗪　B. 氨苯喋啶　C. 呋塞米　D. 环戊噻嗪

E. 甘露醇

二、多项选择题

1. 抗消化性溃疡药硫糖铝与枸橼酸铋钾的共同特点是（　　）。

A. 黏膜保护药　B. 抗酸药可干扰两者作用

C. 促进黏液分泌　D. 均为抗酸药

E. 均可以抗幽门螺杆菌

2. 关于西咪替丁，叙述正确的是（　　）。

A. 竞争性阻断 H_2受体

B. 能明显抑制基础胃酸和夜间胃酸分泌

C. 长期服用可引起阳痿、性欲消失

D. 对胃溃疡疗效较十二指肠溃疡发挥快

E. 能抑制细胞色素 P_{450}肝药酶活力

3. 雷尼替丁的作用特点有（　　）。

A. 竞争性阻断 H_2受体

B. 选择性阻断 M_1 受体

C. 抑制胃壁细胞 H^+-K^+-ATP 酶功能

D. 抑制胃酸分泌，促进溃疡愈合

E. 作用较西咪替丁强

4. 丙谷胺临床主要用于（　　）。

A. 十二指肠溃疡　B. 急性上消化道出血

C. 消化不良　D. 止泻

E. 治疗肝昏迷

5. 激活腺苷环化酶而产生平喘作用的药物是（　　）。

A. 肾上腺素　B. 特布他林　C. 氨茶碱　D. 异丙基阿托品

E. 色甘酸钠

6. 心血系统不良反应较少的平喘药是（　　）。

A. 沙丁胺醇　B. 克仑特罗　C. 异丙基阿托品　D. 氨茶碱

E. 异丙肾上腺素

7. 关于糖皮质激素的平喘作用，正确的是（　　）。

A. 主要用于支气管哮喘的预防　B. 平喘作用与抗炎和抗过敏作用有关

C. 减少炎症介质的产生和反应　D. 收缩小血管，减少渗出

E. 气雾吸入，避免了全身性不良反应

8. 关于肝素的正确说法有（　　）。

A. 抑制血小板聚集　B. 体外抗凝

C. 体内抗凝　　D. 降血脂作用

E. 带大量负电荷

9. 维生素 B_{12} 可用于治疗（　　）。

A. 恶性贫血　　B. 巨幼红细胞性贫血

C. 神经炎　　D. 哮喘

E. 神经痛

10. 具有耳毒性的药物包括（　　）。

A. 呋塞米　　B. 依他尼酸　　C. 链霉素　　D. 卡那霉素

E. 青霉素

三、思考题

1. 试述抗消化性溃疡药物的分类、各类代表药物及其作用机制。

2. 简述平喘药的分类及代表药物，各举一例。

3. 试比较肝素与香豆素抗凝血药在药理作用、作用机制、不良反应等方面的异同。

4. 简述呋塞米的作用机制、药理作用和临床应用。

实训九　小鼠氨水喷雾法观察药物的镇咳作用

【实训目的】 观察磷酸可待因的镇咳作用；学习用浓氨水引起小鼠咳嗽的方法。

【实训原理】 用化学物质 SO_2（亦可用 NH_3）刺激呼吸道黏膜上皮的感受器，制作成咳嗽模型，以观察药物的镇咳作用。可待因可抑制延脑咳嗽中枢，阻断咳嗽反射弧，产生强大的镇咳作用。

【实训材料】 小鼠 2 只，体重 18g ~ 22g；5g/L 磷酸可待因溶液、浓氨水（27% ~ 29%）、生理盐水；锥形瓶（50mL）、小薄木板（中心有圆孔，与锥形瓶口衔接）、烧杯（250mL）、三脚架、大漏斗、注射器（1mL）、针头（5 号）、秒表、鼠笼、天平、棉花。

【实训方法与步骤】

（1）取小鼠 2 只，称重标记。观察正常活动及呼吸情况。甲鼠皮下注射磷酸可待因 0.5mg/10g（按 0.1mL/10g 给药），乙鼠皮下注射等量生理盐水。

（2）将 1mL 氨水放入 50mL 锥形瓶内，并将锥形瓶放置在盛有 60℃ 热水的 250mL 烧杯中，以便氨水易于挥发，将锥形瓶颈放在薄木板中心的圆孔口内，立即用密闭大漏斗盖住。

（3）给药 30min 后，将小鼠分别放置漏斗下，立即观察并记录咳嗽潜伏期及 5min 内的咳嗽次数。

【实训结果】 综合全室实验结果，填入自行设计的表格内。

【注意事项】

（1）小鼠对氨水刺激引起的咳嗽敏感性差异很大，故需要分别测试。

（2）用过后的浓氨水必须密闭，以防挥发降低浓度，影响实验效果（最好用蜡封口）。

（3）此法亦可用小棉球悬吊于玻璃钟罩内，取浓氨水 1mL 倒在小棉球上，将小鼠放入钟罩内进行引咳实验。

实训十 呋塞米对小鼠的利尿作用

【实训目的】 观察呋塞米的利尿作用。

【实训原理】 呋塞米是高效利尿药，可抑制肾小管髓袢升支粗段 $Na^+-K^+-2Cl^-$ 同向转运系统，妨碍 NaCl 的重吸收，使管腔液中 NaCl 的浓度增加，降低了肾脏的稀释功能。同时，降低肾髓质间隙渗透压梯度，使水的重吸收减少，降低了肾脏的浓缩功能，从而产生迅速强大的利尿作用。

【实训材料】 小鼠 2 只，体重 18g ~ 20g；10g/L 呋塞米溶液、生理盐水；注射器（1mL）、针头（4 号）、灌胃针头、小鼠固定器、漏斗、量筒（10mL）、铁支架。

【实训方法与步骤】

（1）取小鼠 2 只、称重标记。实验前 40min 用水灌胃（按 0.3mL/10g 给药），给予水负荷。

（2）1 号小鼠尾静脉注射呋塞米 4mg/10g（按 0.4mL/10g 给药），2 号小鼠尾静脉注射等容量生理盐水。给药后立即压迫小鼠下腹部使膀胱排空，分别放在两个玻璃漏斗中，漏斗下面接 10mL 量筒。

（3）收集给药后 30min 尿液，比较两鼠尿量的多少。

【实训结果】 将实验结果填入自行设计的表格中。

【思考题】 呋塞米的利尿机制、作用特点、用途及不良反应。

【注意事项】

（1）动物实验前 24h 应供给充足的饮水量。

（2）小鼠体重不宜大，因为体重越大，尾静脉越难注射。

（3）本实验可采用腹腔注射呋塞米，对照组给予等量生理盐水的方法进行。

项目六 内分泌系统药物

知识目标

掌握甲状腺激素、硫脲类药物的药理作用及临床应用；掌握胰岛素、甲状腺激素类药物、口服降糖药磺酰脲类和双胍类代表药物的作用、用途、不良反应等。

熟悉放射性碘、β受体阻断药的作用及临床应用；其他口服降糖药的作用特点和用药注意事项；熟悉常用雌激素类药、抗雌激素类药、孕激素类药的临床应用及不良反应。

了解常用糖皮质激素类药物及其他抗甲状腺激素药物的作用特点；了解甲状腺激素的生物合成与调节的过程；了解雄激素类药和同化激素类药的临床应用；了解常用避孕药的种类及用法。

能力目标

在熟练掌握内分泌系统药物的应用原则基础上应用药物的基本理论和基本知识进行分析、解释涉及本单元药物处方的合理性，具备提供用药咨询服务的能力。

学习提示

内分泌系统由人体内分泌腺及一些具有内分泌功能的脏器、组织及细胞所组成的一个体液调节系统。内分泌系统主要通过它所分泌的激素在局部、邻近组织、体腔或经血液循环到达远端靶器官对人体生长发育、生殖、代谢、运动功能等生命现象进行调节，以维持人体内环境的平衡和稳定。内分泌系统疾病的发生，是由于内分泌腺及组织发生病理改变所致。许多疾病通过代谢紊乱也可影响内分泌系统的结构和功能。常见代谢紊乱性疾病有甲亢、甲低、糖尿病、痛风等。通过本项目的学习使学生在了解内分泌系统代谢紊乱性疾病的基础上掌握相关的临床治疗药物，为后续临床药物治疗学的学习和进一步合理用药，处方审核奠定基础。

任务一 肾上腺皮质激素类药

案例分析

患者，男，教师，46岁，因患顽固性皮肤疾病用地塞米松治疗，口服地塞米松0.75mg/次，3次/日，连续服药三年。后因患肺结核，应用异烟肼及链霉素等药物治疗，停用地塞米松一周后，患者突然高热、寒战、心率加快、尿量减少，血压下降，经抢救无效死亡，请分析死亡原因。

肾上腺皮质激素类药物具有与肾上腺皮质激素相同或相似的化学结构和生物活性，因其结构与胆固醇相似，又称为类固醇类激素或甾体激素（图6－1）。

肾上腺皮质激素按作用不同可分为3类。

（1）盐皮质激素　由球状带合成、分泌，有醛固酮和去氧皮质酮等，主要作用是调节水、电解质代谢。

（2）糖皮质激素　由束状带合成和分泌，有氢化可的松和可的松等。生理剂量的糖皮质激素具有调节物质代谢等重要作用，超生理剂量的糖皮质激素能提高机体对各种不良刺激的应变能力。

（3）性激素　由网状带合成和分泌。肾上腺皮质激素的合成和分泌受促肾上腺皮质素（corticotropin，ACTH）的调节，而ACTH又受到下丘脑分泌的促肾上腺皮质素释放激素（corticotropin releasing hormone，CRH）的调节。

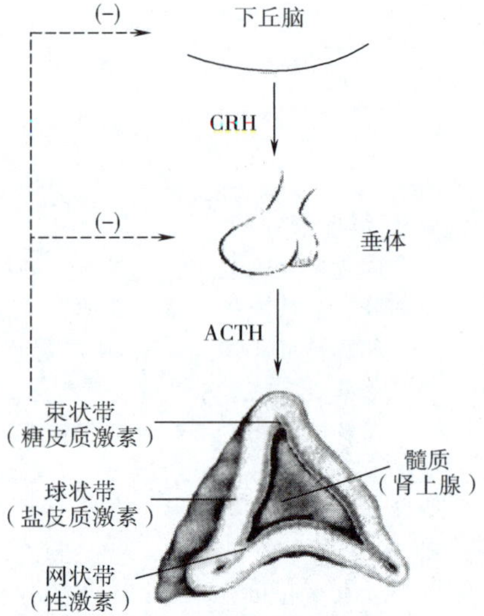

图6－1　肾上腺皮质激素的分泌与调节

一、糖皮质激素类药

临床上所用的肾上腺皮质激素类药物通常是指糖皮质激素。糖皮质激素的作用广泛而复杂，随剂量不同而异。生理情况下主要影响糖、脂肪、蛋白质、核酸等物质的代谢过程，对维持水－电解质平衡有重要作用。超生理剂量下机体通过分泌大量的糖皮质激素，可产生抑制炎症反应和免疫功能等作用，减轻机体对这些损害因素的过度反应，增强机体的耐受性，从而提高了机体的应激能力，有利于机体度过危险期，但高剂量下易出现高血糖、负氮平衡和骨质疏松等多种不良反应。临床上常用的糖皮质激素类药物包括全身用药的氢化可的松、泼尼松、地塞米松等，局部外用的氟轻松、氟氢可的松、吸入性用药的布地奈德、环索奈德。

【体内过程】糖皮质激素类药物均具有较好的脂溶性，口服易吸收，以被动扩散的形式吸收进入体内，口服吸收的快慢与其脂溶性大小成正比。注射给药的吸收快慢和作用时间的长短主要与其水溶性有关。肌内注射是最常用的给药方法，脂溶性高的糖皮质激素药物制成的混悬液肌内注射，吸收较慢，可延长药物作用的时间。一次肌内注射能维持药效12～24h。糖皮质激素可分布全身，以肝脏中含量最高，其次是血浆、脑脊液、胸腹水，肾脏与脾脏中含量甚少。吸收药物血浆蛋白结合率达90%，游离的糖皮质激素能够进入细胞产生生物效应，其余90%与血浆蛋白结合而成储存型，不具有生物活性。主要在肝脏代谢灭活。可的松和泼尼松须在肝内分别转化为氢化可的松和泼尼松龙才能生效，严重肝功能不全的患者只宜应用无须代谢活化的氢化可的松或泼尼松龙。多数糖皮质激素在肝脏与葡萄糖醛酸或硫酸结合，水溶性增大后从尿中排泄，极少以原型从尿中排出。糖皮质激素类药物生物活性的持续时间显著长于 $t_{1/2}$，根据其生物活性持续时间的长短，可以将其分为短效（8～12h）、中效（12～36h）和长效（36～72h）三类（表6－1）。

表6－1　常用糖皮质激素类药物比较

类型	药物	半衰期/min	持续时间/h	抗炎作用	糖代谢	水、电解质代谢
短效	氢化可的松	90	8～12	1.0	1.0	1.0
	可的松	90	8～12	0.8	0.8	0.8
中效	泼尼松	>200	12～36	3.5	3.5	0.6
	泼尼松龙	>200	12～36	4.0	4.0	0.6
	甲泼尼龙	>200	12～36	5.0	5.0	0.5
	曲安西龙	>200	12～36	5.0	5.0	0
长效	地塞米松	>300	36～72	30	30	0
	倍他米松	>300	36～72	25～35	30～35	0
外用	氟氢可的松	—	—	12	—	—
	氟轻松	—	—	40	—	—

注：与氢化可的松比较的相对活性高低。

【作用与应用】 糖皮质激素易通过细胞膜进入细胞，在胞质内与糖皮质激素受体结合，形成复合物后进入细胞核，作用于靶基因的启动子，对一系列相关的蛋白表达进行调控，继而产生相应的生物学效应。

1. 生理剂量糖皮质激素的作用

抑制外周组织对葡萄糖的摄取和利用，增加糖原异生，升高血糖；促进胸腺、淋巴组织、肌肉、皮肤和骨骼等组织的蛋白质分解，抑制蛋白质的合成，使血清氨基酸含量和尿氮排泄量增加；促进脂肪分解，抑制脂肪的合成，具有一定的保钠排钾作用。

2. 超生理剂量或大剂量糖皮质激素的作用

（1）抗炎作用　糖皮质激素对各种原因引起的急、慢性炎症反应均有很强的抗炎作用。在炎症早期，可减轻渗出、水肿、毛细血管扩张、白细胞的浸润及吞噬反应，从而改善红、肿、热、痛等症状；在炎症后期，可抑制毛细血管和成纤维细胞的增生，延缓肉芽组织生成和组织修复，减少因此带来的后遗症。但是，炎症反应是机体自身的重要防御功能，同时也是修复受损的组织所必需的。因此，糖皮质激素在抑制炎症、减轻症状的同时，也降低了机体的防御功能。可诱发或加重感染，阻碍创伤的愈合。

（2）免疫抑制作用　糖皮质激素对各种免疫反应的诸多环节都有抑制作用。例如，抑制巨噬细胞的功能，阻碍其对抗原的吞噬和处理；干扰淋巴组织在抗原作用下的分裂和增殖，并诱导淋巴细胞凋亡；减少巨噬细胞、淋巴细胞释放相关的细胞因子，抑制细胞免疫，以及抑制过敏介质的释放，减轻变态反应症状等。

（3）抗毒作用　糖皮质激素能稳定细胞的溶酶体膜，减少内源性致热原释放，并抑制体温中枢对致热原的反应，从而提高了机体对细菌内毒素的耐受性，能迅速退热和减轻中毒症状，减轻内毒素对机体的损害。

（4）抗休克作用　糖皮质激素的抗休克作用除与其抗炎、抗毒和免疫抑制作用有密切关系外，还可减少心肌抑制因子的形成，抑制血管收缩。这些作用有助于维持心血管系统的正常功能，改善机体的微循环，抑制休克反应的发生。

（5）对中枢神经系统的作用　糖皮质激素能提高中枢神经系统的兴奋性，有时可诱发癫痫和精神失常，大剂量对儿童可致惊厥。

（6）对血液与造血系统的作用　糖皮质激素能刺激骨髓造血功能，使红细胞、中性粒细胞及血小板增多。但糖皮质激素可引起血液中嗜酸性粒细胞和淋巴细胞减少，并对中性粒细胞的游走、吞噬等功能有抑制作用。

（7）对物质代谢的作用　超生理剂量的糖皮质激素长期使用，会对正常的物质代谢产生严重的影响，引起一系列的不良反应。对糖代谢，可降低机体的糖耐量和诱发糖尿病；对蛋白质代谢，可造成负氮平衡，出现生长减慢、皮肤变薄、骨质疏松、淋巴组织萎缩和伤口愈合延缓等；对脂肪代谢，可增加血中胆固醇和激活四肢皮下的脂酶，使四肢脂肪减少，促进脂肪重新分布在面部、上胸、颈、背及臀部，患者出现满月脸和向心性肥胖；对水、电解质平衡，可引起水、钠潴留和低血钙等。

【临床应用】

（1）局部应用　对接触性皮炎、湿疹、肛门瘙痒、银屑病等都有疗效，应使用氢化可的松、泼尼松龙或氟轻松。对天疱疮及剥脱性皮炎等严重病例则需全身用药。

（2）替代治疗　用生理剂量的糖皮质激素，治疗各种原因引起的急、慢性肾上腺皮质功能减退症、脑垂体前叶功能减退，以及用于肾上腺次全切除术后。

（3）严重感染或炎症　严重急性感染，如中毒性菌痢、暴发性流行性脑膜炎、中毒性肺炎、重症伤寒、急性粟粒性肺结核、猩红热及败血症等。在应用足量而有效的抗菌药物防治感染的同时，可在一段短时期内，应用大剂量糖皮质激素作辅助治疗，通过其抗炎、抗毒等药理作用，缓解严重的炎症反应和中毒症状，使患者度过危险期。

对于某些可能带来严重后遗症的炎症反应，如一些脑炎或脑膜炎、心包炎、风湿性心瓣膜炎、损伤性关节炎、睾丸炎及烧伤等，其炎症损伤和组织修复的异常可能带来癫痫、心包缩窄、瓣膜关闭不全、关节畸形、不育、瘢痕挛缩等严重后果，早期应用糖皮质激素可防止或减轻这些后遗症的发生。对于虹膜炎、角膜炎、视网膜炎和视神经炎等眼部疾病，应用糖皮质激素治疗，可迅速消除炎症，并防止角膜混浊和虹膜粘连的发生。

（4）自身免疫性疾病和过敏性疾病　过敏性疾病，如荨麻疹、花粉症、血管神经性水肿、过敏性皮炎、支气管哮喘和过敏性休克等，应用糖皮质激素治疗可有效地缓解症状；对风湿性心肌炎、风湿性及类风湿关节炎、系统性红斑狼疮、结节性动脉周围炎、自身免疫性贫血和肾病综合征等自身免疫性疾病也有效果。

（5）抗休克治疗　感染中毒性休克须与有效的抗菌药物联合应用，糖皮质激素的剂量要大，用药要早，短时间突击使用，产生控制或减轻炎症和毒性反应的效果后即可停药；对过敏性休克，本药为次选，可与首选药物肾上腺素联合使用；对心源性休克，须结合病因进行治疗。

（6）血液病　可用于急性淋巴细胞性白血病、再生障碍性贫血、粒细胞减少症、血小板减少症性紫癜的治疗，但停药后易复发。

【不良反应与用药注意】糖皮质激素类药物的作用广泛，超生理剂量应用必然会带来诸多的不良反应，使用时应谨慎。

（1）胃肠道反应　诱发或加重溃疡与胃酸、胃液分泌增加，胃黏膜保护物质（胃黏液）分泌减少有关。

（2）停药反应　肾上腺皮质功能不全长期大剂量使用糖皮质激素可反馈性抑制脑垂体促肾上腺皮质素的分泌，引起肾上腺皮质萎缩。长期给药后，减量过快或突然停药时，肾上腺皮质不能分泌足够的激素，可引起恶心、呕吐、乏力、低血压和休克等，需及时抢救。

（3）库欣综合征　与肾上腺皮质功能亢进类似，造成三大营养物质代谢和水、电解质代谢紊乱，表现为满月脸、水牛背、皮肤变薄、痤疮、多毛、水肿、高血压、低血钾、糖尿病等。

（4）代谢紊乱　骨质疏松、肌肉萎缩、伤口愈合迟缓等与蛋白质分解增加、合成受抑制，以及钙磷排泄增多等因素有关；高血压和动脉粥样硬化等心血管系统并发症由水、钠潴留和血脂升高等因素诱发。

（5）其他　引起胎儿畸形，诱发精神失常或癫痫等。

用药期间应给予低盐、低糖、高蛋白饮食，注意补充钾盐、钙和维生素 D 等。注意监测血压、体重、血糖、尿糖、血常规、血电解质及粪便潜血实验，观察有无不良反应发生。嘱患者严格按医嘱用药，不能自行减量或停药。

二、 盐皮质激素类药

盐皮质激素类药主要有醛固酮和去氧皮质酮两种。它们能促进肾脏远曲小管 Na^+、Cl^- 的重吸收和 K^+、H^+ 的排出，有明显的保钠排钾功能。它们的糖皮质激素样作用较弱，仅为可的松的1/3。主要用于慢性肾上腺皮质功能减退症，用于纠正失水、失钠和钾潴留等紊乱，恢复水和电解质的平衡。

醛固酮（aldosterone）

【体内过程】口服或肌肉注射均易吸收，易通过血－脑屏障和胎盘屏障，分布速度快慢取决于其自身脂溶性的高低，脂溶性高者，进入脑组织速度快，显效快，维持时间短，脂溶性低者则相反。主要经肝代谢，经肾排泄。

【作用与应用】醛固酮进入远曲小管和集合管上皮细胞后，与胞质内受体结合，形成激素－受体复合体，后者通过核膜，与核中DNA特异性结合位点相互作用，调节特异性mRNA转录，最终合成多种醛固酮诱导蛋白，进而使关节腔膜对 Na^+ 的通透性增大，线粒体内ATP合成和管周膜上钠泵的活动性增加。从而导致对 Na^+ 的重吸收增强，对水的重吸收增加，K^+ 的排出量增加。临床主要用于治疗慢性肾上腺皮质功能减退症，纠正水、电解质紊乱，恢复水、电解质的平衡。

【不良反应与用药注意】过量或长期使用容易引起水钠潴留、高血压、心脏扩大和低钾血症等。

三、 促肾上腺皮质素和皮质激素抑制药

（一）促肾上腺皮质素

促皮质素（adreno－cortico－tropic－hormone，ACTH）是维持肾上腺正常形态和功能的重要激素。其合成和分泌是在下丘脑促肾上腺皮质素释放激素（corticotropin－rclcasinghormone，CRH）的作用下，在垂体前叶的腺垂体内进行的。它的生理功能主要是促进皮质激素的分泌。后者对下丘脑及垂体前叶具有负反馈作用，抑制CRH及ACTH的分泌。在正常情况下，下丘脑、垂体和肾上腺三者处于相互调节的动态平衡中。ACTH缺乏会引起肾上腺皮质萎缩和分泌功能下降。

ACTH口服无效，只能注射给药。$t_{1/2}$约10min。在给药约2h后，肾上腺皮质开始分泌氢化可的松。临床用于诊断脑垂体前叶－肾上腺皮质功能状态，以及长期使用糖皮质激素的停药前后皮质功能水平，防止发生肾上腺皮质功能不全。

（二）皮质激素抑制药

皮质激素抑制药能阻断皮质激素的生物合成，临床上可用于垂体－肾上腺皮质的功能检查，或替代外科的肾上腺皮质切除，用于肾上腺皮质癌或瘤的治疗。常用的药物有米托坦、酮康唑等。

米托坦（mitotane）

米托坦为杀虫剂滴滴涕（DDT）一类化合物。选择性作用于肾上腺皮质束状带和网状带细胞，使其坏死、萎缩，但不影响球状带，故不影响醛固酮分泌，用于治疗不能手术切除的皮质癌，或皮质癌已发生转移及手术后复发者，也可作为皮质癌切除后的辅助治疗。主要不良反应有消化道反应、嗜睡、皮炎，以及头痛、眩晕、精神错乱、肌肉震颤等。过量会引起肾上腺皮质功能不全。

知识拓展

糖皮质激素在儿童、妊娠、哺乳期妇女中应用的基本原则

（1）儿童糖皮质激素的应用　儿童长期应用糖皮质激素更应严格掌握适应证和妥当选用治疗方法。应根据年龄、体重、疾病严重程度和患儿对治疗的反应确定糖皮质激素治疗方案。更应注意密切观察不良反应，以避免或降低糖皮质激素对患儿生长和发育的不良影响。

（2）妊娠期妇女糖皮质激素的应用　大剂量使用糖皮质激素者不宜怀孕。孕妇慎用糖皮质激素。特殊情况下临床医师可根据情况决定糖皮质激素的使用，例如慢性肾上腺皮质功能减退症及先天性肾上腺皮质增生症患者妊娠期应坚持糖皮质激素的替代治疗，严重的妊娠疱疹、妊娠性类天疱疮也可考虑使用糖皮质激素。

（3）哺乳期妇女糖皮质激素的应用　哺乳期妇女应用生理剂量或维持剂量的糖皮质激素对婴儿一般无明显不良影响。但若哺乳期妇女接受中等剂量以上治疗方案的糖皮质激素时不应哺乳，以避免经乳汁分泌的糖皮质激素对婴儿造成不良影响。

任务二　甲状腺激素和抗甲状腺药物

案例分析

小明是职业学校篮球队主力队员，身强体壮，一天他对同学林林夸口说自从来到学校从没生过病，一年多从没用过一次药物。林林一听马上反驳他说，就算你没生过病，但你一定用过药物。想一想小明可能用过哪些类药物？

甲状腺激素（thyroid hormone）是维持机体正常代谢和生长发育所必需的激素。甲状腺功能紊乱（功能降低或亢进）是临床常见的病症，会带来严重的后果，需应用甲状腺激素或抗甲状腺药物治疗。

一、甲状腺激素

甲状腺激素是体内唯一的含碘化合物，包括甲状腺素（thyroxine，T_4）和三碘甲状腺原氨酸（triiodothyronine，T_3），由甲状腺腺泡细胞合成和分泌。

（1）碘的摄取　甲状腺腺泡细胞通过碘泵，可主动摄取血液中的碘，在腺泡内浓集。摄碘率是衡量甲状腺功能的指标之一。患甲亢时，甲状腺摄碘能力显著增强。

（2）合成　摄入的碘化物在腺泡内的过氧化物酶（thyroid peroxidase，TPO）作用下，被氧化成活性碘（I^0），活性碘与甲状腺球蛋白（thyroglobulin，TG）上的酪氨酸残基结合，生成一碘酪氨酸（monoiodotyrosine，MIT）和二碘酪氨酸（diiodotyrosine，DIT）。在过氧化物酶作用下，两个 DIT 偶联生成 T_4，一个 DIT 和一个 MIT 偶联生成 T_3。合成的 T_4、T_3储存于腺泡腔内，正常时两者合成的比例 T_4∶T_3约为 5∶1，缺碘时则 T_3所占的比例增大。

（3）分泌　腺泡细胞将含有 T_4、T_3的甲状腺球蛋白摄取入细胞内，在蛋白水解酶作用下，将 T_4、T_3从甲状腺球蛋白水解下来，释放进入血液。T_3的生物活性约为 T_4的 5 倍，是甲状腺激素在外周组织起作用的主要方式。T_4可通过脱碘转化成 T_3，约 20% 的 T_3 直接由甲状腺分泌，其余 80% 由外周 T_4转化而来。

（4）调节　垂体分泌的促甲状腺激素（thyroid stimulating hormone，TSH）促进甲状腺激素的合成和分泌，而 TSH 的分泌又受下丘脑分泌的促甲状腺激素释放激素（thyrotropin releasing hormone，TRH）的调节。血中 T_4和 T_3的水平对 TSH 和 TRH 的释放有负反馈的调节作用（图 6－2）。应激状态和某些疾病因素等也可通过 TRH 影响甲状腺功能。

【体内过程】 口服易吸收，T_4、T_3生物利用度分别是 50%～70% 和 90%～95%。T_3吸收度高于 T_4，吸收速率也较 T_4 恒定。T_3亲和力低于 T_4。T_3作用快而强，维持时间短，用药后 6h 内起效，24h 作用达到高峰。T_4则作用慢而弱，维持时间较长，用药后 24h 内无明显作用，经 7～10d 作用达到高峰。T_4、T_3主要在肝、肾细胞线粒体内膜脱碘，并与葡萄糖醛酸、硫酸结合而经肾排泄。T_4、T_3可通过胎盘，也可进入乳汁。

【作用与应用】 甲状腺激素通过与细胞核的特异性受体结合，可以调节基因转录，进而影响蛋白质表达而发挥效应。T_4与核受体亲和力低，主要是经过脱碘形成 T_3后起效。

（1）维持正常生长发育　甲状腺激素能促进机体的蛋白质合成，对脑和骨

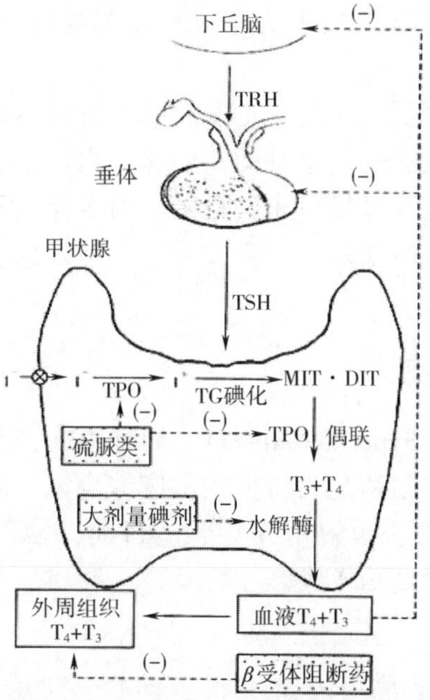

图6－2 甲状腺激素的合成、分泌与调节及抗甲状腺药物作用环节

骼发育尤为重要。成年人甲状腺功能减退，可引起黏液性水肿，表现为表情淡漠、记忆力下降等。婴幼儿甲状腺激素合成分泌不足可引起呆小病，出现智力障碍，身体矮小、肢体粗短等体征。

（2）神经系统及心血管系统效应 T_4、T_3能提高机体对儿茶酚胺类的反应性，兴奋心脏和扩张血管。在甲亢时，可出现神经过敏、焦躁、失眠、震颤，以及心率加快、血压升高、心律失常等。

（3）促进代谢 甲状腺激素是维持蛋白质、糖、脂肪正常代谢的重要激素，能促进物质氧化，使耗氧量增加，基础代谢率升高，产热量增多。

临床主要用于甲状腺功能减退症的替代治疗，主要应用如下。

（1）呆小病 甲状腺功能减退的胎儿或新生儿，如果及早用甲状腺激素治疗，智力和生长发育仍可正常，如果治疗过晚，躯体虽可发育正常，但智力仍然低下。

（2）黏液性水肿 一般可口服甲状腺片治疗，从小剂量开始，逐渐增加剂量，基础代谢率恢复正常后，再逐渐减量至维持量治疗。黏液性水肿伴有昏迷者，应立即大量静脉注射T_3，待患者苏醒后改为口服。

（3）单纯性甲状腺肿 由缺碘引起的应补碘；如果是内源性甲状腺激素合成、分泌不足造成的，可用甲状腺片作补充治疗。补充甲状腺激素可抑制 TSH 分泌，减轻腺体增生。

（4）T_3抑制实验　用于摄碘率高的患者的鉴别诊断。患者口服T_3，做^{131}I摄碘实验。摄碘抑制率超过50%以上为单纯性甲状腺肿患者，抑制率低于50%为甲亢患者。

【不良反应与用药注意】如果用量适当则无任何不良反应。使用过量引起甲亢的表现，用药过程中应注意观察脉搏、心律、血压等变化，以及有无震颤、兴奋、多汗等表现，防范药物过量带来的危险。对老年人和心脏病患者，甲状腺激素过量可诱发心绞痛和心肌梗死，一旦发生应立即停药，必要时用β受体阻断药对抗。

二、 抗甲状腺药物

甲状腺功能亢进症（hyperthyroidism），简称甲亢，是指由多种病因导致甲状腺激素分泌过多引起以代谢紊乱为特征的临床综合征，应用抗甲状腺药物能抑制甲状腺激素的合成和分泌，缓解甲亢症状。目前，常用的有硫脲类、碘和碘化物、放射性碘和β受体阻断药4类。

（一）硫脲类

硫脲类（thiourea）是常用的抗甲状腺药物，可分为两类：①硫氧嘧啶类（thiouracil），包括甲硫氧嘧啶（methylthiouracil）、丙硫氧嘧啶（propylthiouracil）；②咪唑类（imidazole），包括甲巯咪唑（methimazole，他巴唑）、卡比马唑（carbimazole，甲亢平）。

【体内过程】口服易吸收，分布于全身各组织，以甲状腺浓集最多。能通过胎盘，易进入乳汁。口服2h血药浓度达峰值，血浆蛋白结合率约75%，主要经肝代谢灭活。卡比马唑在体内转化成甲巯咪唑后才生效，作用缓慢。

【作用与应用】

（1）抗甲状腺激素的合成　本类药物主要通过抑制过氧化物酶，使碘离子不能氧化成活性碘，阻碍了酪氨酸的碘化及碘化酪氨酸的偶联，从而减少了T_4和T_3的合成。本类药物对碘的摄取、甲状腺激素的释放和产生的效应无抑制作用。起效较慢，只有等已合成的激素被消耗后才能生效。丙硫氧嘧啶在外周能抑制T_4脱碘生成T_3，迅速降低血浆中生物活性较强的T_3的水平，在甲状腺危象、重症甲亢、妊娠甲亢时可列为首选药。

（2）免疫抑制作用　硫脲类能轻度抑制免疫球蛋白的合成，使血液中甲状腺刺激性免疫球蛋白的水平下降。甲亢是与自身免疫性因素有关的疾病，因而硫脲类有一定的病因治疗作用。

临床应用有以下3个方面：

（1）甲亢的内科治疗　适用于轻度、不适于手术和放射性碘治疗的患者，也可作为放射性碘治疗的辅助疗法。

（2）甲亢手术术前准备　术前服用硫脲类药物可使甲状腺功能恢复正常，

可以减少麻醉和手术后的并发症，以及术后甲状腺危象的产生。但因用药后 TSH 分泌增多，可使甲状腺体增生，因此，需在手术前两周加服大剂量碘剂使甲状腺缩小、变硬，减少充血，便于手术实施。

（3）甲状腺危象的辅助治疗　甲状腺危象时，甲状腺激素大量释放入血，患者出现高热、心力衰竭、肺水肿、电解质紊乱等而危及生命。应立即使用大剂量碘剂阻止甲状腺激素的释放，同时合用大剂量硫脲类药物抑制甲状腺激素的合成。给予 β 受体阻断药作辅助治疗，则疗效更好。

【不良反应与用药注意】常见不良反应为胃肠道反应，表现为厌食、呕吐、腹痛、腹泻等；少数人有皮疹、发热、荨麻疹等较常见，停药后可自行消退；极少数人可发生剥脱性皮炎等严重过敏反应。长期应用硫脲类，血清中 T_4 和 T_3 的浓度显著降低，可促使 TSH 分泌增多，引起甲状腺血管增生和腺体充血、肿大。应嘱咐患者定期检查血象，发现咽痛、发热等前驱症状时应立即就诊检查。本类药物对胎儿和乳儿有不良影响，故孕妇与哺乳期妇女慎用。

（二）碘和碘化物

目前，常用的制剂有复方碘口服液（又称卢戈液，含碘 5%、碘化钾 10%），也可单用碘化钾或碘化钠。

【作用与应用】小剂量碘剂作为甲状腺激素合成的原料，促进甲状腺激素合成。大剂量的碘剂对甲状腺碘代谢有影响。其主要作用是抑制 T_4、T_3 从甲状腺球蛋白水解，迅速减少甲状腺激素的释放；细胞内高浓度的碘还可抑制酪氨酸碘化和碘化酪氨酸的偶联，减少 T_4、T_3 的合成；此外，大剂量的碘剂能抑制 TSH 的分泌，使甲状腺缩小。临床用于治疗单纯性甲状腺肿，在硫脲类药物控制症状的基础上，于术前 7～10d 加用碘剂，可纠正硫脲类引起的腺体增生、充血，有利于手术进行和减少出血。大剂量的碘剂可迅速有效地抑制甲状腺激素的释放而控制甲状腺危象的症状。

【不良反应与用药注意】常见不良反应为皮疹、药热、血管神经性水肿等，严重者因喉头水肿而窒息。长期应用可出现咽喉烧灼感、流涎、鼻炎和结膜刺激症状等。碘能进入乳汁并能通过胎盘，引起新生儿甲状腺肿或功能异常，孕妇与哺乳期妇女慎用。

（三）放射性碘

临床使用的是 ^{131}I，$t_{1/2}$ 为 8d。利用甲状腺高度的摄碘能力，^{131}I 可被甲状腺摄取浓集。^{131}I 释放出 β 射线（99%）和 γ 射线（1%）。β 射线在组织内的射程为 2mm 内，辐射损伤仅限于甲状腺本身，很少波及周围其他组织。γ 射线射程远，在体外进行检测，可用于测定甲状腺摄碘功能。临床可用于不宜手术、手术后复发以及其他药物无效或过敏的甲亢患者，小剂量 ^{131}I 可用于测定甲状腺摄碘功能。甲状腺功能亢进时，摄碘率高，摄碘高峰时间前移；甲状腺功能减退时，摄碘率低，摄碘高峰时间后延。剂量过大易致甲状腺功能减退。妊娠甲亢、儿童甲亢及重症甲亢患者禁用。

（四）β受体阻断药

β受体阻断药是甲亢、甲状腺危象及甲亢术前准备的辅助治疗药物。通过其阻断β受体，减轻甲亢患者交感系统兴奋症状。此外，β受体阻断药还可抑制甲状腺激素分泌，减少外周组织T_4脱碘成为T_3。甲亢患者用药后，可迅速减轻焦虑、震颤及心动过速等症状；甲亢手术前应用大剂量本类药物可减少甲状腺充血，有利于手术进行；静脉注射给药可帮助甲状腺危象患者度过危险期。与硫脲类等抗甲状腺药物一起合理使用，则疗效更佳。

知识拓展

治疗甲亢常用药物顺口溜

内科治疗甲亢病，常用药物是硫脲；
过氧化酶受抑制，治疗数周始生效。
药物减少白细胞，定期查血很重要；
甲亢危象及术前，大量碘剂可见效。
防治地甲碘小量，对抗甲亢大剂量；
超过两周碘失效，不良反应“碘感冒”。

任务三 胰岛素及口服降糖药

案例分析

李某，女，43岁。一年以来多饮、多尿，乏力，近来症状加重，来院就诊。检查：体重超重12%，空腹血糖和餐后血糖均高于正常，结合临床表现，诊断为Ⅱ型糖尿病。根据上述情况，可用哪些药物治疗？

糖尿病是以慢性血糖水平增高为主要症状的代谢性疾病。长期碳水化合物及蛋白质、脂肪代谢紊乱，引起多系统损害，导致重要器官如心脏、肾、神经、眼的病变。目前尚无根治糖尿病的方法。合理应用药物，可以在一定程度上控制血糖水平，减轻症状，预防并发症，提高生活质量。

一、 胰岛素

胰岛素（insulin）是由胰腺中胰岛 β 细胞合成和分泌的一个含 51 个氨基酸的小分子酸性蛋白质（相对分子质量约 6000）。药用胰岛素一般从猪、牛等胰腺中提取获得。目前可通过重组 DNA 技术生产出高纯度的人胰岛素，还可将猪胰岛素 β 链第 30 位的丙氨酸用苏氨酸代替而获得人胰岛素。胰岛素皮下注射吸收快但作用不持久，为延长胰岛素的作用时间，用碱性蛋白（珠蛋白、精蛋白）与之结合，并加微量锌使之稳定，制成中效及长效制剂。这类制剂经皮下及肌内注射后，在注射局部形成沉淀，再缓慢溶解、吸收，使作用时间延长。所有中、长效制剂均为混悬剂，不可静注。胰岛素制剂的分类及其特点如下（表 6－2）。

表 6－2　　胰岛素制剂分类及特点

分类	药物	注射途径	作用时间/h			给药时间
			开始	高峰	维持	
短效	普通胰岛素	静脉	立即	0.5	2	酮症昏迷急救时
		皮下	0.5～1	2～4	6～8	早、中、晚餐前 0.5h
中效	低精蛋白锌胰岛素	皮下	2～4	8～12	18～24	早、晚餐前 1h
	珠蛋白锌胰岛素	皮下	3～4	6～10	12～18	早、晚餐前 1h
长效	精蛋白锌胰岛素	皮下	4～6	16～18	24～36	早、晚餐前 1h

【体内过程】 胰岛素口服易被消化酶破坏，故口服无效，必须注射给药，皮下注射吸收迅速。与血浆蛋白结合率低于 10%，可迅速被组织摄取利用。$t_{1/2}$ 约 10min，但作用可维持数小时。主要在肝、肾经水解灭活，严重肝肾功能不良者能影响其灭活。

【作用与应用】 胰岛素对代谢过程具有广泛的影响。

（1）糖代谢　加速葡萄糖的有氧氧化和无氧酵解，促进糖原的合成和贮存，抑制糖原分解和异生，使血糖去路增加、来源减少，从而降低血糖。

（2）脂肪代谢　促进脂肪合成，抑制脂肪分解，能够减少游离脂肪酸及其代谢产物酮体的生成。

（3）蛋白质代谢　促进氨基酸转运到细胞内，加速蛋白质合成，抑制蛋白质分解，对人体生长过程有促进作用。

（4）促进 K^+ 转运　促进 K^+ 进入细胞内，增加细胞内 K^+ 浓度。

临床用于治疗糖尿病，注射用胰岛素制剂目前仍是治疗Ⅰ型糖尿病的最重要药物，对Ⅰ型糖尿病患者，经饮食控制和口服降血糖药治疗未能控制的Ⅱ型糖尿病患者；糖尿病发生各种急性或严重并发症者，如酮症酸中毒及非酮症性高渗性昏迷；糖尿病伴有并发症如合并重度感染、消耗性疾病、高热、妊娠、创伤以及手术等均有效。与氯化钾、葡萄糖组成极化液，用于防治心肌梗死或其他心脏病变时的心律失常。

【不良反应与用药注意】

(1) 低血糖症　多为胰岛素过量所致，胰岛素使血糖迅速降低，患者出现饥饿感、出汗、心跳加快、焦虑、震颤等症状，重者引起昏迷、惊厥及休克，甚至脑损伤及死亡。长效胰岛素降糖作用较慢，一般不出现上述症状，常以头痛和精神情绪、运动障碍为主要表现。一般症状轻者可饮糖水，重症者应立即静脉注射50%葡萄糖。

(2) 胰岛素抵抗　急性抵抗常由感染、创伤、手术、情绪激动等应激状态引起，此时需短时间增加胰岛素用量，诱因消除后可恢复常规治疗量。慢性抵抗原因较为复杂，可能是体内产生了胰岛素抗体，也可能与胰岛素受体数目减少等原因有关，可用糖皮质激素抑制抗体继续生成，换用抗原性小的高纯度的胰岛素或人胰岛素制剂，并对剂量进行适当调整。

(3) 过敏反应　一般反应轻微而短暂，如皮疹、血管神经性水肿，偶可引起过敏性休克。可用 H 受体阻断药处理，重症时也可用糖皮质激素。胰岛素较多见，高纯度制剂或人胰岛素可减少过敏反应的发生。

(4) 脂肪萎缩　女性多于男性，见于多次注射部位，因而注射部位应经常更换，应用高纯度制剂较少见。

二、口服降糖药

常用的有磺酰脲类、胰岛素增敏剂、α－葡萄糖苷酶抑制剂与餐时血糖调节剂、双胍类等，可口服，使用较胰岛素方便。

(一) 磺酰脲类

常用的有甲苯磺丁脲 (tolbutamide)、氯磺丙脲 (chlorpropamide)，格列本脲 (glibenclamide，优降糖)，格列齐特 (gliclazide，达美康) 等。

【体内过程】 口服吸收迅速而完全，血浆蛋白结合率高达90%以上，起效慢，作用维持时间长，多数药物经肝脏代谢，代谢产物由肾排出。磺酰脲类药物作用比较见表6－3。

表6－3　磺酰脲类药物作用比较

药物	降糖作用	血药达峰时间/h	作用持续时间/h	$t_{1/2}$/h	消除方式
甲苯磺丁脲	+	4～6	6～12	4～6	肝内代谢后由肾排出
氯磺丙脲	+++	10	40～72	25～40	原形由肾排出
格列本脲	++++	1.5	16～24	10～16	肝代谢，由肾及胆汁排出
格列齐特	++++	2～6	20～24	10～12	肝内代谢

注：+表示降糖作用的强弱。

【作用与应用】

（1）降血糖　可降低正常人及胰岛功能尚存的糖尿病患者的血糖，对Ⅰ型糖尿病患者及切除胰腺者则无作用，对严重糖尿病患者疗效差。其作用机制主要是刺激胰岛β细胞释放胰岛素，此外，还能降低胰岛素代谢、增加周围组织对胰岛素的敏感性、增加胰岛素与其受体的结合、抑制胰高血糖素的分泌。

（2）抗利尿　格列本脲、氯磺丙脲能够促进抗利尿激素的分泌并增强其作用，从而减少水的排泄，可用于尿崩症。

临床用于单用饮食治疗不能控制的胰岛功能尚存的Ⅱ型糖尿病患者的治疗；对胰岛素已产生耐受的患者用后可刺激内源性胰岛素的分泌，因而与胰岛素合用时可减少胰岛素的用量。用格列本脲、氯磺丙脲，可使患者尿量明显减少，与噻嗪类合用可提高疗效。

【不良反应与用药注意】常见有食欲下降、口苦、金属味、恶心、呕吐、腹泻等消化道反应。少数患者有粒细胞减少、血小板减少、黄疸及肝损害，一般在服药后1~2个月内发生，因此需定期检查血象和肝功能。少数人可发生低血糖，但格列本脲、格列齐特等新型磺酰脲类较少引起低血糖。大剂量氯磺丙脲可引起中枢神经系统症状，如精神错乱、嗜睡、眩晕、共济失调等。禁用于老年人及肾功能不良的糖尿病患者。

课堂互动

Ⅱ型糖尿病患者除了药物治疗外，日常生活起居还应该注意什么？

（二）胰岛素增敏剂

临床常用的是罗格列酮（rosiglitazone）和吡格列酮（pioglitazone），属噻唑烷酮类化合物，能增强靶组织对胰岛素的敏感性而改善胰岛素抵抗性，具有降低血糖，改善脂质代谢紊乱等作用。临床主要用于治疗其他降糖药疗效不佳的Ⅱ型糖尿病，尤其是有胰岛素抵抗的糖尿病患者。不良反应有贫血、体重增加、水肿、血容量扩张等。肾功能不全患者可以应用。活动性肝病患者和心脏病患者忌用，应用时常规检测肝功能。

（三）α-葡萄糖苷酶抑制剂与餐时血糖调节剂

1. 阿卡波糖（acarbose）

阿卡波糖为α-葡萄糖苷酶抑制剂。特点是：对餐后高血糖降低作用最明显，长期服用也可降低空腹血糖。口服很难吸收，与食物同服后，可竞争性地抑制葡萄糖苷酶的作用，从而使碳水化合物的水解及产生葡萄糖的速度减慢，延缓了葡萄糖的吸收，使餐后血糖降低。

临床上用于治疗Ⅱ型糖尿病，尤其适用空腹血糖正常，而餐后血糖明显增高的糖尿病患者。主要不良反应为胃肠道反应，可出现肠胀气、腹痛、腹泻等症状，个别患者亦可出现低血糖反应。

2. 瑞格列奈（repaglinide）

瑞格列奈为一种餐时血糖调节剂，它能促胰岛素分泌，优点是可模仿胰岛素的生理性分泌。口服后能够促进贮存的胰岛素分泌，并对功能受损的胰岛细胞能起到保护作用。主要适用Ⅱ型糖尿病、老年糖尿病及糖尿病肾病等，与双胍类药物合用可增强疗效。低血糖较磺酰脲类少见。

（四）双胍类

临床常用的有二甲双胍（metformin，甲福明）和苯乙双胍（phenformin，苯乙福明）。

【作用与应用】 对正常人血糖无影响，可明显降低糖尿病患者血糖。其作用机制可能是促进周围脂肪组织对葡萄糖的摄取和利用，抑制葡萄糖在肠道的吸收及糖原异生，抑制胰高血糖素释放。主要用于Ⅱ型糖尿病患者，尤其是肥胖、超重及单用饮食控制无效者。

【不良反应与用药注意】 有胃肠反应多见于服药初期，表现为食欲不振、腹部不适、恶心、呕吐、腹泻等。能增加糖的无氧酵解，使乳酸生成增多，患者可出现乳酸性酸血症或酮尿，可危及生命。肝肾功能不全、心力衰竭、低血容量性休克等缺氧情况下尤易发生，故此类患者禁用。糖尿病酮症酸中毒者禁用。

知识拓展

糖尿病的危害及预防措施

糖尿病被称为人类健康四大杀手之一，它的并发症如下：

（1）导致高血压，心脏病，肾动脉硬化。

（2）导致糖尿病性肠病，大便经常性不规律，一两天拉肚子，一两天便秘，交替出现。

（3）导致反复难愈的感染，如疥疮癣、毛囊炎、牙周炎、牙槽脓肿、肺炎、尿路感染。

（4）导致视网膜发生病变，并发白内障，眼底出血，严重时最终双目失明。

（5）导致末梢神经发炎，恶化时医生为了保住病人生命就会采取截肢手术。

糖尿病不可忽视，要做好预防保养和保健。

（1）饮食合理，对糖分摄入要严格控制。

（2）早餐重要，不要求好，要求天天吃。

（3）适量运动，促进新陈代谢。

(4) 冰冻饮料、冰冻食品、红茶、加糖咖啡要禁忌。
(5) 禁烟限酒。
(6) 油炸食品少吃。

任务四 性激素类药和避孕药

案例分析

张某，女，37岁，已婚未育，一直服用短效口服避孕药避孕，月经规律，近期打算要小孩，到社区申请办理生育服务证。计生干部陈丽华热情接待了他们，告知办理生育服务证需准备的相关资料，并建议张某因为年纪比较大，属于高危孕妇，应该在怀孕前做健康体检，改掉不良生活习惯，定期口服叶酸片等。为什么？

一、性激素类药

性激素（sex hormones）包括雌激素、孕激素和雄激素。目前，临床应用的大多是人工合成品及其衍生物。性激素的分泌受下丘脑-垂体前叶-性腺轴调控。

（一）雌激素类药和抗雌激素类药

1. 雌激素类药

卵巢分泌的天然雌激素有雌二醇（estradiol）、雌三醇（estriol）、雌酮（estrone），其中主要是雌二醇，其活性也最强。另外，以雌二醇为母体，人工合成了许多衍生物，如炔雌醇（ethinyloestradiol）、炔雌醚（quinestrol）、己烯雌酚（diethylstilbestrol）等。

【体内过程】雌二醇口服吸收后，易在肝内被破坏，故口服效果差，多采用肌内注射。炔雌醇、炔雌醚在体内可储存于脂肪组织，然后缓慢释出，又不易在肝内代谢，故口服疗效高，维持时间长。己烯雌酚口服后在肝内破坏较慢，故口服疗效好，作用持久。

【作用与应用】雌激素类药可使子宫内膜增生变厚，与孕激素共同形成月经周期，维持女性性征及促使女性性器官发育和成熟，雌激素还可刺激阴道上皮增生，并增强子宫平滑肌对缩宫素的敏感性。较大剂量雌激素，通过对下丘脑垂体的负反馈机制，抑制排卵，减少乳汁分泌。在代谢方面，有轻度的水、钠潴留作用；还可增加骨骼的钙盐沉积，加速骨骺闭合。

临床应用有以下 8 个方面。

（1）绝经期综合征 因雌激素水平下降而引起以自主神经功能紊乱、代谢障碍为主的一系列综合征。采用雌激素替代疗法可抑制垂体促性腺激素的分泌，减轻各种症状。

（2）卵巢功能不全与闭经 可用于卵巢功能低下患者的替代疗法。与孕激素合用可产生人工月经周期。

（3）功能性子宫出血 雌激素能促进子宫内膜增生，修复出血创面而止血。

（4）晚期乳腺癌 绝经期 5 年以上的乳腺癌患者可用雌激素治疗。

（5）前列腺癌 大剂量雌激素可抑制垂体促性腺激素的分泌，使睾丸萎缩，雄激素分泌减少。此外雌激素能对抗雄激素的作用。

（6）乳房胀痛 部分妇女停止哺乳后乳房胀痛，大剂量雌激素能使乳汁分泌减少，减轻胀痛。

（7）痤疮 雌激素能抑制雄激素分泌，因而可治疗雄激素分泌过多而引起的痤疮。

（8）避孕 与孕激素合用。

【不良反应与用药注意】清晨多见恶心、呕吐及头昏等。长期大量应用可引起子宫内膜过度增生及子宫出血，还可增加子宫癌的发生率。因此，长期使用者每年需做乳腺和盆腔检查，每 2 ~3 年须做子宫内膜活检。有子宫出血倾向及子宫内膜炎者、肝功能不良者慎用。妊娠期妇女禁用，以免致胎儿畸形。

2. 抗雌激素类药

氯米酚（clomiphene）

氯米酚与己烯雌酚的化学结构相似。它能竞争雌激素受体，阻断雌激素的负反馈作用，因而能促进腺垂体释放促性腺激素，诱发排卵。临床用于功能性子宫出血、月经不调、晚期乳腺癌及长期应用避孕药后发生的闭经等。大剂量长期应用可引起卵巢肥大。

他莫昔芬（tamoxifen）

他莫昔芬能拮抗雌激素受体，抑制依赖雌激素才能生长的肿瘤细胞。多用于绝经后晚期乳腺癌的治疗。不良反应有子宫内膜增生、阴道出血和子宫内膜癌、潮热等。

（二）孕激素类药

天然孕激素为黄体酮。人工合成孕激素类药有甲羟孕酮（medroxyprogesterone，安宫黄体酮）、甲地孕酮（megestrol）、炔诺酮（norethindrone）、炔诺孕酮（norgestrel）等。

【作用与应用】

（1）生殖系统 小剂量能促进子宫内膜由增殖期转化为分泌期，有利于孕卵的着床和胚胎发育，抑制子宫收缩使胎儿安全生长；大剂量可抑制垂体释放黄体生成素（LH），抑制排卵。

（2）对代谢的影响　竞争性对抗醛同酮，促进 Na^+、Cl^-、水的排出。

（3）体温升高　影响下丘脑体温调节中枢，使月经周期的黄体相基础体温轻度升高。

临床用于功能性子宫出血，尤其是黄体功能不足引起的子宫持续性的出血，应用孕激素可使子宫内膜一致地转为分泌期，停药3～5d发生撤退性出血。也可用于痛经、子宫内膜异位症、前列腺肥大、前列腺癌、先兆流产与习惯性流产等疾病的治疗。

【不良反应与用药注意】不良反应较少，偶见恶心、呕吐及头痛等。有时可致乳房胀痛。

（三）雄激素类药和同化激素类药

1. 雄激素类药

天然雄激素睾酮（testosterone）主要由睾丸间质细胞分泌。临床多用人工合成的睾酮衍生物，如甲睾酮（methyltestosterone）、丙酸睾酮（testosterone propionate）及苯乙酸睾酮（testosterone phenylacetate）等。

【作用与应用】

（1）生殖系统　促进男性性征及性器官发育和成熟，促进精子的生成。大剂量能负反馈抑制腺垂体分泌促性腺激素，抑制卵巢功能，产生抗雌激素作用。

（2）同化作用　能显著促进蛋白质合成，抑制其分解，从而促进肌肉增长，体重增加。

（3）刺激骨髓造血　大剂量雄激素直接刺激骨髓合成亚铁血红素，也能刺激肾脏分泌促红细胞生成素，促进红细胞生成。

临床应用有：

（1）睾丸功能不全　用于无睾症或睾丸功能不足的替代治疗。

（2）功能性子宫出血　由于其抗雌激素作用使子宫平滑肌及血管收缩，子宫内膜萎缩而止血。

（3）晚期乳腺癌及卵巢癌　通过抑制垂体促性腺激素的分泌使雌激素分泌减少。

（4）贫血。

【不良反应与用药注意】女性长期应用可引起痤疮、多毛、声音变粗、闭经等男性化现象。男性可引起性欲亢进，长期用药后睾丸萎缩，精子生成减少。孕妇及前列腺癌患者禁用。

2. 同化激素类

同化激素的雄激素活性较弱而蛋白质合成作用较强，如苯丙酸诺龙（nandrolone phenylpropionate）、美雄酮（metandienone）、司坦唑醇（stanozolol，康力龙）等。主要用于蛋白质分解亢进或损失过多的情况，如严重烧伤、手术后慢性消耗性疾病、营养不良、老年骨质疏松及恶性肿瘤晚期患者。长期应用可引起水、钠潴留，肝脏损害，女性患者男性化。高血压、前列腺增生、前列腺癌患者及孕妇禁用。

二、避孕药

避孕药是指阻碍受孕或防止妊娠的一类药物。生殖是一个复杂的生理过程，包括精子及卵子的形成、成熟、排放、受精、着床及胚胎发育等多个环节，阻断其中任何一个环节均可达到避孕或终止妊娠的目的。

（一）主要抑制排卵的避孕药

主要抑制排卵的避孕类药物多由不同类型的雌激素和孕激素配伍而成，是目前常用的口服避孕药。常用避孕药制剂的成分见表6－4。

表6－4　常用避孕药制剂的成分

制剂名称	成分/mg	
	孕激素	雌激素
短效口服避孕药		
复方炔诺酮片（口服避孕药片Ⅰ号）	炔诺酮0.6	炔雌醇0.035
复方甲地孕酮片（口服避孕药片Ⅱ号）	甲地孕酮1.0	炔雌醇0.035
长效口服避孕药		
复方氯地孕酮片	氯地孕酮12.0	炔雌醚3.0
复方次甲氯地孕酮片	次甲氯地孕酮12.0	炔雌醚3.0
长效注射避孕药		
复方己酸羟孕酮注射液（避孕针1号）	己酸羟孕酮250.0	戊酸雌二醇5.0
复方甲地孕酮注射液	甲地孕酮25.0	戊酸雌二醇5.0

【作用与应用】

（1）抑制排卵　外源性雌激素和孕激素通过反馈作用，使卵泡的成熟和排卵过程受到抑制，停药后可很快恢复。

（2）抗着床作用　孕激素使子宫内膜正常增生受到抑制，不利于孕卵着床。

（3）宫颈黏液变稠不利于精子进入子宫。

（4）其他　影响子宫和输卵管平滑肌的正常活动，使受精卵不能及时输送至子宫。

【不良反应与用药注意】在用药初期，少数妇女可出现头晕、恶心、择食、乳房胀痛等轻微的类早孕反应。如果发生子宫不规则出血、闭经、乳汁减少、凝血功能异常，连续2个月闭经应停药。

急慢性肝炎、肾炎、乳房肿块、宫颈癌患者禁用。充血性心力衰竭、糖尿病需用胰岛素者、高血压、子宫肌瘤者慎用。用药期间如果同时服用利福平、苯巴比妥、苯妥英钠、甲丙氨酯等肝药酶诱导剂时，可加速甾体避孕药在肝内的代谢，从而降低避孕效果。

（二）其他类

1. 抗着床避孕药

抗着床避孕药也称探亲避孕药。本类药物含大量孕激素，干扰子宫内膜正常发育，阻碍孕卵着床。其优点是避孕效果不受月经周期的限制，缺点是药物剂量偏大，不宜经常使用。常用的有甲地孕酮片（探亲避孕 1 号片）、炔诺酮片（探亲避孕片）。

2. 紧急避孕药

紧急避孕药有多种，常用的有米非司酮片、左炔诺孕酮片和雌孕激素的复方制剂。由于药物剂量偏大，不能代替常规的避孕方法。其不良反应主要有恶心、呕吐、头痛、头昏、腹痛、乳房胀痛，一般 24h 内消失。

知识拓展

什么是人工受孕

人工受孕是指将男性精液用人工方法注入女性子宫颈或宫腔内，以协助受孕的方法。人工授孕主要用于由男性原因造成的不孕，如严重的尿道下裂、逆行射精、勃起障碍、无精症、少精症、弱精症、精液不液化症。有些女性方面造成的不孕也能采用人工授精，如阴道痉挛、宫颈细小、宫颈黏液异常、性交后实验欠佳等。另外，有一些特殊情况，如免疫学原因的不孕，夫妇双方均是同一种常染色体隐性遗传病的杂合体或男性患常染色体显性遗传病，也可用人工授精的方法获孕和避免不健康后代出生。

人工受孕的详细流程：控制性超促排卵—监测卵泡—取卵—取精—体外受精—胚胎体外培养—胚胎移植—胚胎移植后补充黄体酮—胚胎移植后第 14 天验晨尿确定是否妊娠，妊娠后 14d，B 超检查胎儿数及胚胎着床部位。

小结

糖皮质激素分为短效、中效、长效和外用四类，具有抗炎、抗毒、抗免疫和兴奋中枢神经等作用，主要用于严重感染、休克和自身免疫病，不良反应除引起肾上腺皮质功能紊乱外，还可诱发或加重多种疾病，合理使用糖皮质激素非常重要。

甲状腺素主要治疗呆小症和黏液性水肿；抗甲状腺药物包括硫脲类、碘剂和放射碘以及β受体阻断药。合理的药物治疗可以控制甲亢症状，也是术前准备的基本手段。

胰岛素主要用于Ⅰ型糖尿病和出现严重并发症的糖尿病患者，正确选择给药时间、剂量和剂型对疗效有重要意义，低血糖反应是其最严重的不良反应。口服降血糖药有胰岛素促分泌药：磺酰脲类、格列奈类等，促进胰岛素分泌的药物对胰岛功能完全丧失的患者无效。胰岛素增敏药和双胍类是使胰岛素增效，大大减轻患者胰岛β细胞超常分泌胰岛素的工作负担，但无内源性胰岛素存在时无效。

性激素类药物包括雌激素类药和抗雌激素类药两类，孕激素类药中天然孕激素为黄体酮，人工合成孕激素类药有甲羟孕酮等。

能力检测

一、单项选择题

1. 糖皮质激素的停药反应是（　　）。

A. 严重精神障碍　　B. 消化道溃疡　　C. 骨质疏松　　D. 医源性皮质功能不全　　E. 糖尿病

2. 长期服用糖皮质激素不产生的副作用有（　　）。

A. 肾上腺皮质萎缩　B. 高血钾　C. 溃疡或出血穿孔　D. 满月脸　E. 糖尿

3. 糖皮质激素通过抑制下列哪种物质抑制白三烯的合成（　　）。

A. 磷脂酶 A_2　　B. 血管紧张素转化酶　　C. 脂皮素　　D. 前列腺素　　E. 白细胞介素

4. 甲状腺素的合成需要（　　）。

A. 碳酸酐酶　　B. 过氧化物酶　　C. 环氧化酶　　D. 蛋白水解酶　　E. 单胺氧化酶

5. 硫脲类抗甲状腺药物的主要药理作用是（　　）。

A. 影响碘的摄取　　B. 抑制甲状腺素的释放　　C. 干扰甲状腺素的作用　　D. 抑制甲状腺素的生物合成　　E. 干扰甲状腺素的分泌

6. 合并重度感染的糖尿病病人应选用（　　）。

A. 氯磺丙脲 B. 格列本脲 C. 格列吡嗪 D. 胰岛素
E. 精蛋白锌胰岛素

7. 糖尿病病人大手术时宜选用胰岛素治疗的理由是（　　）。
A. 改善糖代谢 B. 改善脂肪代谢
C. 改善蛋白质代谢 D. 避免胰岛素耐受性
E. 防止和纠正代谢紊乱恶化

8. 糖尿病酮症酸中毒时宜选用（　　）。
A. 精蛋白锌胰岛素 B. 低精蛋白锌胰岛素
C. 珠蛋白锌胰岛素 D. 氯磺丙脲
E. 大剂量胰岛素

9. 糖尿病酮症酸中毒病人宜选用大剂量胰岛素的原因是（　　）。
A. 慢性耐受性 B. 产生抗胰岛素受体
C. 靶细胞膜上葡萄糖转运系统失常 D. 胰岛素受体数量减少
E. 血中大量游离脂肪酸和酮体的存在妨碍了葡萄糖的摄取和利用

10. 合并肾功能不全的糖尿病病人易发生不良反应的药物是（　　）。
A. 格列吡嗪 B. 格列本脲 C. 甲苯磺丁脲 D. 氯磺丙脲
E. 格列齐特

11. 幼儿甲状腺素不足易患（　　）。
A. 侏儒症 B. 呆小病
C. 黏液性水肿 D. 单纯性甲状腺肿
E. 肢端肥大症

12. 对放射性碘应用的描述不正确的有（　　）。
A. 广泛用于检查甲状腺功能 B. 易致甲状腺功能减退
C. 不宜手术的甲亢治疗 D. 手术后复发应用硫脲类药物无效者
E. 用于治疗甲状腺功能减退

13. 关于硫脲类抗甲状腺药物的不良反应的描述错误的是（　　）。
A. 粒细胞缺乏 B. 药疹、瘙痒
C. 中毒性肝炎 D. 咽痛、发热
E. 肾功能减退

14. 关于大剂量碘的描述错误的是（　　）。
A. 抑制甲状腺激素的释放 B. 抑制甲状腺激素的合成
C. 甲亢术前应用 D. 治疗单纯性甲状腺肿
E. 甲状腺危象治疗

15. 甲亢病人术前服用丙硫氧嘧啶，出现甲状腺肿大时应如何处理（　　）。
A. 停服硫脲类药物 B. 减量加服甲状腺素
C. 停药改用甲巯咪唑 D. 加服大剂量碘剂

E. 加用放射性碘

16. 碘剂不能长期单独用于甲亢治疗的原因是（　　）。

A. 为甲状腺素合成提供原料

B. 失去抑制甲状腺激素合成的效应，诱发甲亢

C. 使 T_4 转化为 T_3

D. 使腺体血管增生，腺体增大

E. 引起慢性碘中毒

17. 禁用碘制剂的疾病有（　　）。

A. 甲亢危象　　B. 甲亢病人术前准备

C. 单纯性甲状腺肿　　D. 甲状腺炎

E. 粒细胞缺乏症

18. 抑制甲状腺球蛋白水解而减少甲状腺激素分泌的药物是（　　）。

A. 甲硫氧嘧啶　　B. ^{131}I　　C. 甲巯咪唑　　D. 碘化钾

E. 甲状腺素

二、多项选择题

1. 糖皮质激素突然停药产生反跳现象的原因是（　　）。

A. 产生了依赖性　　B. ACTH 分泌减少

C. 病情尚未完全控制　　D. 心理作用

E. 肾上腺皮质萎缩

2. 禁用糖皮质激素的疾病是（　　）。

A. 肾病综合征　　B. 骨折　　C. 精神病患者　　D. 孕妇

E. 过敏性紫癜

3. 甲状腺功能亢进的治疗药物是（　　）。

A. 丙硫氧嘧啶　　B. 甲巯咪唑　　C. 甲状腺素　　D. 放射性碘

E. 碘化物

4. 甲状腺素主要用于治疗（　　）。

A. 甲状腺癌　　B. 呆小症　　C. 侏儒症　　D. 黏液性水肿

E. 单纯性甲状腺肿

5. 口服降血糖的药物有（　　）。

A. 精蛋白锌胰岛素　　B. 格列本脲　　C. 格列齐特　　D. 苯乙双胍

E. 阿卡波糖

6. 磺酰脲类降血糖的机制有（　　）。

A. 触发胞吐作用，刺激胰岛素释放　　B. 抑制胰高血糖素的分泌

C. 降低食物吸收及糖原异生　　D. 延缓葡萄糖的吸收

E. 提高靶细胞膜上胰岛素受体的数目和亲和力

7. 胰岛素的不良反应有（　　）。

A. 嗜睡、眩晕等中枢神经系统症状　B. 粒细胞减少
C. 肝损害　D. 急性耐受性
E. 慢性耐受性

8. 磺酰脲类的不良反应有（　　）。
A. 变态反应　B. 慢性耐受性
C. 粒细胞减少　D. 胆汁淤积性黄疸及肝损害
E. 嗜睡、眩晕等中枢神经系统症状

9. 竞争与血浆蛋白结合，可使磺酰脲类游离药物浓度升高的药物是（　　）。
A. 氯丙嗪　B. 水杨酸钠　C. 青霉素　D. 糖皮质激素
E. 噻嗪类利尿药

10. 可降低磺酰脲类药物降血糖作用的药物是（　　）。
A. 保泰松　B. 氯丙嗪　C. 双香豆素　D. 口服避孕药
E. 青霉素

11. 短效口服避孕药的作用机制是（　　）。
A. 通过负反馈机制抑制下丘脑 - 垂体 - 卵巢轴，使排卵过程受抑
B. 可能抑制子宫内膜的正常增殖，干扰孕卵着床
C. 可能影响输卵管的正常活动，使受精卵不能适时到达子宫
D. 通过负反馈机制抑制下丘脑 - 垂体 - 卵巢轴，使受精过程受抑
E. 子宫颈黏液变得黏稠，使精子不易进入子宫腔

12. 有水钠潴留作用的药物是（　　）。
A. 雌激素　B. 雄激素　C. 孕激素　D. 同化激素
E. 糖皮质激素

三、思考题

1. 长期使用糖皮质激素后突然停药时，为什么会出现肾上腺皮质功能减退？防治措施有哪些？

2. 抗甲状腺药物有哪几类？各类药物的药理作用和临床应用有哪些？

3. 简述胰岛素的临床应用、主要不良反应和注意事项。

4. 举例说明常用口服降糖药的分类及代表药。

5. 治疗功能性子宫出血可用哪种激素，其作用机制是怎样的？

实训十一　地塞米松的抗炎作用

【实训目的】 观察地塞米松的抗炎作用并分析其作用机制。

【实训原理】 二甲苯是一种具有强烈化学刺激性的有机溶剂，涂擦在动物皮肤上，能损伤所接触组织，引起局部组织释放组胺、缓激肽等致炎物质，使毛细

血管通透性增加、白细胞浸润，产生急性炎症反应。地塞米松属非特异性激素类抗炎药，可抑制各种原因所致的炎症反应。本实验采用二甲苯刺激小鼠耳部皮肤，作为急性炎症的病理模型，观察地塞米松对炎性水肿的阻抑作用。

【实训材料】 雄性小鼠2只，体重25～30g；二甲苯、5g/L地塞米松溶液、生理盐水；天平、打孔器（直径9mm）、粗剪刀、注射器（1mL）、针头（5号）。

【实训方法与步骤】

（1）取体重25～30g雄性小鼠2只，称重、标号。

（2）每只小鼠约用0.1mL的二甲苯涂擦右耳前后两面皮肤，30min后，1号鼠腹腔注射地塞米松0.05mg/10g（按0.1mL/10g给药）；2号鼠腹腔注射等量生理盐水。

（3）给药后2h将小鼠脱颈椎处死，沿耳廓基线剪下左右两耳，用打孔器在同一部位打下圆耳片，分别称重并做记录。用每只鼠的右耳片（致炎一侧）重量减去左耳片（对照一侧）重量即可算得右耳的肿胀程度。最后将二鼠所取的圆耳片进行对应比较。

【实训结果】 将实验记录填入表6－5内。

表6－5　　地塞米松对抗小鼠耳肿胀作用

鼠号	致炎物	治疗药物	耳片重量		肿胀程度
1	二甲苯	地塞米松	右	左	
2	二甲苯	生理盐水			

【思考题】 糖皮质激素的抗炎机制及临床用药时的注意事项。

【注意事项】

（1）所取耳片应与涂二甲苯的部位一致。

（2）应使用锋利的打孔器。

实训十二　胰岛素过量反应及其解救

【实训目的】 观察胰岛素过量引起的低血糖反应及葡萄糖救治效果。

【实训原理】 胰岛素是由胰岛β细胞分泌的主要激素，通过促进组织对葡萄糖的摄取和利用，减少葡萄糖的生成这两条途径降低血糖。脑组织贮存的糖原量极少，必须靠源源不断地从血中摄取葡萄糖，来供给脑细胞正常活动所需要的能量。因此，脑组织对血糖浓度的改变极为敏感，胰岛素过量导致血糖过低，可使脑组织能量供给不足而致脑功能失调，重者会出现惊厥，甚至昏迷。

【实训材料】 小鼠2只，体重18～22g；胰岛素注射液（5U/mL）、250g/L葡萄糖注射液；大烧杯（1000mL）、注射器（1mL）、针头（5 号）、恒温水浴锅、有孔玻板。

【实训方法与步骤】

（1）取禁食（不禁水）24h 小鼠 2 只，称重编号。将装有小鼠的烧杯放入水温为 37～38℃的水浴锅中，观察并记录每只小鼠的正常活动情况。

（2）2 只鼠分别腹腔注射胰岛素液 5U/10g，置于水浴锅中的大烧杯内，盖以有孔玻板，观察小鼠行为有何改变；当小鼠发生惊厥时，迅速取出一只，将预先备好的 250g/L 葡萄糖注射液 0.5～1.0mL 即刻腹腔注射（能够尾静脉注射更好）；另一只腹腔注射等量的生理盐水，比较 2 只小鼠的结果有何不同。

【实训结果】 自行设计表格，将实验结果记入其内。

【思考题】

（1）胰岛素过量所致的低血糖反应有哪些临床表现？如何防治？

（2）低血糖反应的发生机制是什么？

【注意事项】

（1）实验小鼠一定要禁食 24h，否则将影响胰岛素过量反应的表现。

（2）恒温水浴锅的水温应保持在 37～38℃，水温过高小鼠足趾不能忍受热刺激疼痛而上跳，难以观察低血糖反应；水温过低时低血糖反应出现延缓甚至不出现。

（3）胰岛素过量的低血糖反应以躺倒或抽搐的出现为救治指征。

（4）抢救用的高渗葡萄糖液应事先抽好备用。

项目七 抗菌抗病毒药物

知识目标

掌握抗菌药作用机制；掌握β-内酰胺类、大环内酯类、氨基糖苷类、人工合成抗菌药、抗真菌药、抗病毒药的作用机制和作用特点；掌握各类代表性药物的作用机制、临床用途、不良反应及注意事项。

熟悉细菌耐药性及产生机制；熟悉克林霉素与万古霉素、四环素和氯霉素的药理作用、作用机制、临床用途及不良反应等。

了解结核病的治疗原则；了解抗结核病药的抗菌作用、临床应用及不良反应；了解消毒防腐药的概念和作用机制。

能力目标

熟练掌握各类抗菌抗病毒药物的药理作用、临床应用、不良反应和用药监护，达到合理使用药物的目的。学会分析、解释涉及本单元药物处方的合理性，具备提供用药咨询服务的能力。

学习提示

90年前人类发现了抗生素，它挽救了全世界许多人的生命。同时，我们也是抗生素的受害者，是由于人类对其使用过于频繁，甚至达到了滥用的程度，我国在2017年8月25日，发布《遏制细菌耐药国家计划（2016—2020）》，进一步提升我国对细菌耐药的防控水平。我们在应用抗生素药物过程中，正确地认识抗生素药物，评估其疗效，观察其不良反应等，掌握其作用规律，才能了解临床上多种药物的应用情况，从而为患者提供相关的科学服务。

任务一 抗菌药物的机制与分类

案例分析

最近，据黑龙江省食品药品监督管理局药品不良反应监测中心的统计分析显示，该省48.1%的药物不良反应病例与应用抗生素有关。就此，抗感染科副主任医师王进指出：只要控制了“交叉过敏”这个关键环节，很多抗生素的过敏性不良反应完全可以避免。如何才能正确使用抗生素而又避免不良反应的发生呢？

抗微生物药物是指能杀灭或抑制病原微生物的药物，是防治感染性疾病的一类重要药物，包括天然抗生素、人工合成抗菌药物及抗病毒药。

化学治疗（chemotherapy）是指应用化学药物对病原体和肿瘤所致疾病进行预防或治疗，简称化疗。用于化疗的药物称化疗药物，包括抗病原微生物药、抗寄生虫药和抗肿瘤药。

化疗药物与前面我们所学的许多药物如抗糖尿病药、降血脂药、抗痛风药等有明显的不同：①化疗药物主要不是针对机体的，而是针对病原体和肿瘤细胞的；②化疗药物是通过抑制或杀灭病原体和肿瘤细胞发挥治疗作用的。

机体、药物、病原体三者之间的相互关系应可用图 7－1 来表示。

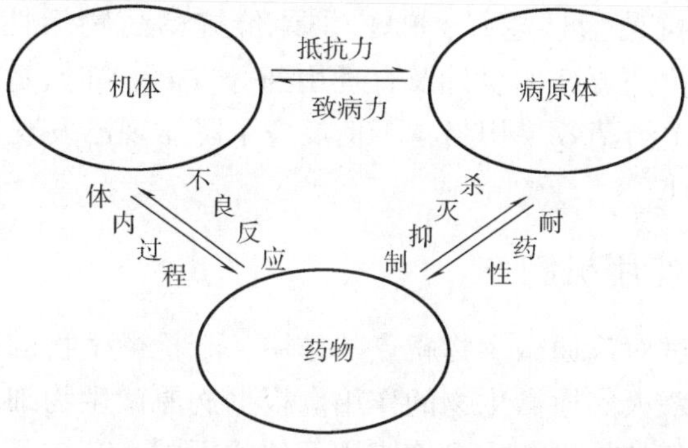

图 7－1 机体、药物、病原体相互作用关系

在微生物感染性疾病的治疗过程中，既要发挥抗微生物药物抑制或杀灭病原体的作用，又要充分发挥机体免疫力和防御功能。理想的抗微生物药应具备干扰微生物的重要功能而不影响人的机体细胞的特性。因此，抗微生物药品应以微生物所特有的结构或功能作为药物治疗疾病的作用的靶点，充分发挥抗微生物药品的治疗作用，防止微生物耐药性的产生，同时也应尽量避免和降低抗微生物药品的不良反应。

一、 常用术语

（1）抗菌谱（antibacterial spectrum） 抗菌药抑制或杀灭病原微生物的范围。抗菌范围小的药物属窄谱抗菌药，如利福平仅对结核杆菌有效。广谱抗菌药对多数细菌，甚至包括衣原体、支原体等病原体均有效。

（2）抗菌活性（antibacterial activity） 是指药物抑制或杀灭细菌的能力。常用的评价指标有最低抑菌浓度和最低杀菌浓度。

(3) 最低抑菌浓度 (minimal inhibitory concentration, MIC) 是指在体外实验中，药物能够抑制培养基内细菌生长的最低浓度。仅能抑制细菌生长和繁殖的药物称抑菌药 (bacteriostatic)，如甲氧苄啶和多西环素类等。

(4) 最低杀菌浓度 (minimal bactericidal concentration, MBC) 是指在体外实验中，药物能够杀灭培养基内细菌的最低浓度。不仅能抑制细菌生长，而且能杀灭细菌的药物称杀菌药 (bactericide)，如青霉素类、氨基苷类和喹诺酮类等。

(5) 化疗指数 (chemotherapeutic index) 一般可用动物实验的 LD_{50}/ED_{50} 或 LD_5/ED_{95} 的比值表示。是衡量化疗药物临床应用价值和安全性评价的重要参数。有时并不可靠，如青霉素的化疗指数很大，但可引起过敏性休克甚至死亡。

(6) 抗菌后效应 (post - antibiotic effect, PAE) 是指抗菌药物作用于细菌并产生抑制作用后，抗菌药浓度降至最低抑菌浓度以下或消失，对细菌的抑制作用依然存在一段时间，这种现象称为抗菌后效应或抗生素后效应。一般而言，PAE 时间越长，其抗菌活性越强，PAE 是评价抗菌药物活性的重要指标之一。PAE 可应用于临床给药方案的设计及合理用药等方面。如氨基糖苷类一天给药一次的疗法与每天分次给药效果相当，不良反应下降。现已发现几乎所有的抗生素都有不同程度的 PAE。

二、 抗菌药作用机制

抗微生物药通过对病原微生物靶点的作用，干扰微生物的正常生理生化功能表达，达到抑制和杀灭病原微生物的作用。根据病原微生物细胞结构或生理代谢的特征，抗微生物药品作用微生物细胞靶部位的不同，其抗微生物的作用机制可分为以下几种 (图 7 - 2)。

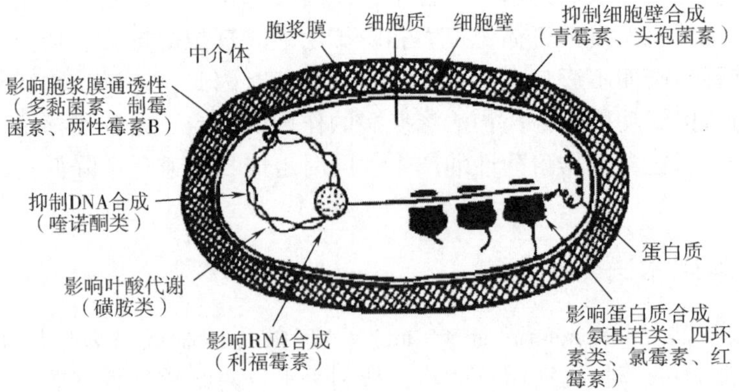

图 7 - 2 细菌细胞结构与抗菌药物作用部位示意图

（1）抑制细菌细胞壁的合成　抑制细菌细胞壁的合成抗菌药物有：青霉素类和头孢菌素类，能与细菌胞浆膜上的青霉素结合蛋白（PBPs）结合，使转肽酶失去活性，阻止肽聚糖的形成，造成细胞壁缺损，水分渗入到细胞内，导致菌体膨胀、裂解而死亡；万古霉素、杆菌肽、磷霉素、环丝氨酸等分别作用于细胞壁合成的不同阶段，抑制细菌细胞壁的合成。细菌细胞壁缺损，菌体内的高渗透压将导致水分不断渗入菌体内，致使细菌膨胀变形，加上自溶酶的激活，从而引起细菌破裂溶解死亡。

课堂互动

从青霉素抗菌作用机制，分析为什么青霉素对革兰阴性菌作用差？对人体毒性小？

（2）抑制细菌蛋白质合成　细菌细胞为原核细胞，其核糖体由30S和50S二个亚基组成，结合后为70S。氯霉素、林可霉素类和大环内酯类抗生素能可逆性与核50S亚基结合，抑制蛋白质合成。四环素类和氨基糖苷类抗生素与核糖体30S亚基结合，抑制蛋白质合成。

（3）影响细菌核酸代谢　喹诺酮类抗菌药作用于DNA回旋酶，抑制阻碍了敏感菌的DNA复制而导致细菌死亡。利福平作用于敏感菌的DNA依赖的RNA多聚酶的β－亚单位结合，阻碍抑制细菌的RNA合成的起始阶段，阻碍mRNA合成蛋白质而产生杀菌作用。

课堂互动

氯霉素、四环素、氨基糖苷类和大环内酯类的抗生素的抗菌机制是抑制蛋白质合成，试分析讨论，这些抗生素用药之后，会不会抑制人的蛋白质合成？

（4）影响细菌叶酸代谢　磺胺类抗菌药抑制二氢叶酸合成酶，妨碍了二氢叶酸合成。甲氧苄啶可逆抑制细菌二氢叶酸还原酶。分别干扰叶酸代谢不同环节，抑制细菌生长繁殖。

（5）影响细菌胞浆膜通透性　细菌胞浆膜是由类脂质和蛋白质分子构成的一种半透膜，具有渗透屏障和运输物质的功能。影响细菌胞浆膜通透性的抗菌药有多烯类抗真菌药（两性霉素B等）和多黏菌素类。多黏菌素类药物具有表面活性的双极性分子，能与胞浆膜中磷脂的磷酸基形成复合物，使胞浆膜的通透性增加。多烯类抗真菌药与真菌胞浆膜上的麦角固醇结合，使胞浆膜的通透性增加，引起菌体内氨基酸、核苷酸、蛋白质、糖和盐类等重要生命物质内容物外漏，使细菌死亡。

三、 细菌的耐药性及其机制

（一）细菌耐药性

细菌耐药性（resistance，抗药性）分为固有耐药性与获得耐药性两种。前者是由染色体介导的代代相传的天然耐药性，是基于药物作用机制的一种内在的耐药性，如肠道革兰阴性杆菌对青霉素耐药。后者多由质粒介导，也可由染色体介导，当细菌与药物多次接触后，细菌通过改变自身的代谢途径，对药物的敏感性下降甚至消失。获得耐药性是最主要、最多见的耐药方式，是抗菌药物临床应用中遇到的一个相当严重问题。

对药物产生耐药的病原菌称为耐药菌。有些耐药菌可同时对几种作用机制不同的抗菌药产生耐药，称为多药耐药性。有些耐药菌对一种抗菌药产生耐药以后，对其他作用机制类似的抗菌药也产生耐药，称为交叉耐药性。

（二）耐药性产生的机制

（1）产生失活酶和钝化酶　耐药细菌通过产生失活酶或钝化酶来破坏抗生素或使之失去抗菌作用：①对 β - 内酰胺类抗生素耐药菌株（如耐药的金黄色葡萄球菌）主要是由于产生了 β - 内酰胺酶，使抗生素的 β - 内酰胺环的酰胺链断裂而失去抗菌活性；②细菌对氨基糖苷类药物耐药的最重要原因是产生氨基糖苷类钝化酶，如乙酰转移酶、磷酸转移酶、核苷转移酶等；③红霉素酯化酶可水解红霉素结构中的内酯环而使之失去抗菌活性；④氯霉素乙酰转移酶，能使氯霉素转化为无抗菌活性的代谢物。

（2）细胞膜通透性改变　由于细菌细胞壁的障碍或细胞膜通透性的改变，使药物无法进入菌体内发挥效能。如革兰阴性菌细胞壁黏肽层外存在的类脂双层组成的外膜，能阻碍抗菌药进入菌体内。

（3）靶位的改变　细菌通过靶位的改变，使抗生素失去作用点，从而不易发挥作用。如细菌可通过降低体内二氢蝶酸合成酶与磺胺药的亲和力而对磺胺药产生耐药性。

（4）产生代谢拮抗物　细菌通过增加代谢拮抗物使抗菌药物失效。对磺胺耐药的细菌可通过产生较多的对氨基苯甲酸导致其失效。

（5）加强主动外排系统　已经发现，某些细菌能将进入菌体的药物排出体外，称为主动外排系统。大肠埃希菌、金黄色葡萄球菌、表皮葡萄球菌、铜绿假单胞菌等均有主动外排系统。因此机制引起细菌耐药的药物有四环素、氟喹诺酮、大环内酯类、氯霉素和 β - 内酰胺类抗生素等。

四、 抗菌药物的合理应用

由于抗菌药物滥用给感染性疾病的治疗带来了日益严重的问题，如二重感染、耐药性、过敏反应、药物毒性等，因此，临床必须合理使用抗菌药物。在应用抗菌药物治疗感染性疾病时，要充分考虑机体、病原微生物和药物三者之间的关系，注重调动机体的防御功能，减少或避免药物的不良反应，有效控制病原微生物的耐药性。在临床应用中，要注意以下7个方面。

（1）严格掌握适应证　不同的致病菌对药物的敏感性不同，各种抗菌药都有特定的抗菌谱与适应证，要根据临床诊断、细菌学诊断、药物的药效学及药动学特点，选择有效的抗菌药物。

（2）注意治疗方案个体化　应依据患者的年龄、性别、生理病理状态、免疫及肝、肾功能、经济承受力等不同情况，制订恰当的给药方案。对妊娠及哺乳期妇女要避免使用致畸药物和影响婴儿生长发育的药物；新生儿肝肾功能尚未发育完全、老年患者肝肾功能减退，要减少或避免使用对肝肾有毒害作用的药物；肝肾功能不良患者，可致血药浓度增高及 $t_{1/2}$ 延长，应注意减量或延长给药间隔时间，避免药物蓄积中毒。同时应根据药物经济学知识，确定合理的药效价格比，减轻患者的经济负担。

（3）剂量和疗程合理　剂量过小不但疗效欠佳还易诱导细菌产生耐药性；剂量过大不仅造成浪费还会带来严重的毒副作用。疗程过短会使疾病复发或转为慢性。对于一般性感染，抗生素应用至体温正常、症状消退后3～4d。

（4）尽量避免局部用药，严格控制预防用药　除主要供局部应用的磺胺米隆等药物外，其他抗菌药应尽量避免局部应用，以减少耐药和过敏反应的发生。对于病毒性感染或发热原因不明者，除非有细菌感染的较大可能者，一般不宜应用抗菌药，以免掩盖症状和使病原菌不易被检出。

（5）注意联合用药的指征　单一药物能控制的感染原则上不联合用药，对疾病的治疗并非用药越多越好，联合用药要有明确的指征：病因未明并危及患者生命的感染；单一抗菌药不能控制的混合感染或严重感染；易产生耐药性的感染；抗菌药物不易渗入部位的感染；为减少毒性反应或增强疗效的必要联合等。

（6）防止二重感染　二重感染是指长期应用广谱抗菌药，使敏感菌受到抑制，而不敏感菌乘机大量繁殖，造成新的感染。临床上主要以继发真菌感染和耐药菌感染最常见，给治疗带来困难。因此，抗菌药应首选对敏感菌有高度选择性的窄谱抗菌药，对混合感染需用广谱抗菌药时，应注意疗程并采取相应的预防措施。

（7）树立综合治疗观念　在应用抗菌药治疗细菌感染的过程中，要注重人体内在因素尤其是机体免疫力的提高，单纯依赖抗菌药的功效往往力不能及。因此，在抗感染治疗的同时要尽力改善全身状况，采取综合性措施，如改善微循环、补充血容量、纠正酸碱平衡及水、电解质紊乱、处理局部病灶和原发疾病等。

知识拓展

青霉素的发现

青霉素是从青霉菌培养液中提取出来的第一种抗生素。1928 年的一天，弗莱明发现他培养金黄色葡萄球菌的培养皿被青霉菌污染了，并且青霉菌周围出现了明显的抑菌圈，这一发现令弗莱明非常惊喜，于是他通过研究青霉菌的发酵液获得了世界上最早的粗制青霉素。十年后一名德裔英籍生物化学家钱恩根据弗莱明的研究笔记采用冷冻干燥技术将青霉素分离纯化，并应用于临床。1944 年，青霉素被美国制药厂大量生产，拯救了千百万肺炎、脑膜炎、脓肿、败血症患者的生命，在第二次世界大战期间也救治了许多伤病员。青霉素的出现曾轰动全世界。为了表彰这一造福人类的贡献，弗莱明、钱恩、弗洛里于 1945 年共同获得诺贝尔医学和生理学奖。青霉素与原子弹、雷达被并列为第二次世界大战中的三大发明。从青霉素的发现历程，我们可以认识到万事万物是相互联系、相互依存的，从事科学研究必须坚持系统性思维和创新性精神。要有基本的职业素养、敏锐的洞察力和寻根究底的探索精神，同时还要有严谨的作风和团队协作意识。

任务二 抗生素

案例分析

男性患者，1 年前患急性扁桃体炎，经采用青霉素钠治疗，80 万 U，2 次/日，肌内注射的治疗方案，1 周后痊愈。近日，因感冒扁桃体炎复发，并有发热症状，采取原治疗方案未见明显效果，请分析本次治疗效果不好的原因？

抗生素（antibiotics）是指某些微生物（如细菌、真菌、放线菌等）产生的具有抗病原体作用和其他活性的一类物质。它的生产除了从微生物的培养液中提取之外，还可用半合成方法或合成方法获得。从第一个抗生素青霉素问世以来，已发现数千种抗生素。

一、 β－内酰胺类抗生素

β－内酰胺类抗生素（β－lactam antibiotics）的化学结构中都具有 β－内酰胺

环。临床最常用的是青霉素类和头孢菌素类，新型β－内酰胺类，如碳青霉烯类，头霉素类、氧头孢烯类及单环β－内酰胺类等临床也较为常用，β－内酰胺酶抑制剂常与青霉素类或头孢菌素类药物合用，提高其临床疗效。

（一）青霉素类抗生素

青霉素类（penicillins）基本结构是由母核－6－氨基青霉烷酸（6－APA）和侧链（—CO—R）组成。其母核由噻唑环（B）和β－内酰胺环（A）连接而成，β－内酰胺环为抗菌活性重要部分，是由四个碳原子组成，分子张力较大，化学性质不稳定，破坏后抗菌活性即消失。侧链上的R基团经化学结构改造可得到各种半合成青霉素类。这些半合成新品种药物的抗菌谱、耐酸、耐酶等药理特性有很大的变化（图7－3）。

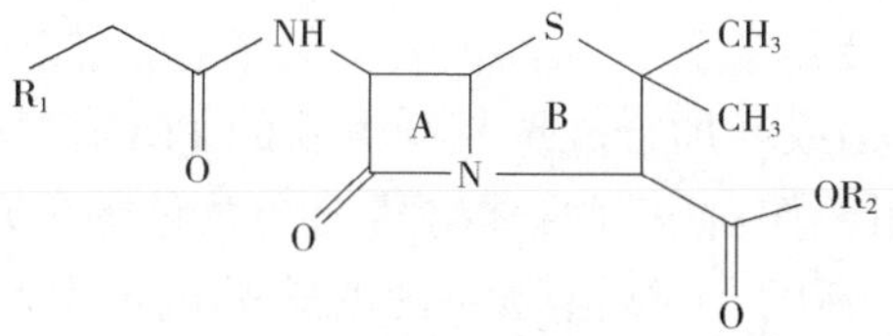

图7－3　青霉素类的基本结构

1. 天然青霉素

青霉素G（penicillin G，benzylpenicillin，苄青霉素）

青霉素G钠或钾盐的干燥粉末在室温中保存数年仍然有抗菌活性，但溶于水后则很不稳定，在室温下4h效价已开始下降，24h后抗菌效力可损失大半，还可生成具有抗原性的降解产物，容易引起过敏反应。因此，应在临用前新鲜配制，并立即使用，应避免与各种制剂配伍使用。

【体内过程】 口服易被胃酸破坏，吸收少且不规则，故不宜口服。肌内注射吸收迅速且完全，注射后约0.5h血药浓度达峰值。由于青霉素脂溶性低，主要分布于细胞外液，并能广泛分布于全身各组织，肝、胆、肾、肠道、精液、关节液及淋巴液中均有大量分布。脑脊液中浓度较低，但炎症时药物较易进入脑脊液中。绝大部分以原形迅速经肾排泄，约10%经肾小球滤过排出，90%经肾小管分泌排出，$t_{1/2}$为0.5～1h。

为了延长作用时间，可采用复合混悬剂如普鲁卡因青霉素（procaine benzylpenicillin，双效西林）和苄星青霉素（benzathine benzylpenicillin，长效西林），两者肌注后在注射部位缓慢溶解吸收。前者一次肌注80万U可维持24h，后者一次肌注120万U可维持15d。由于两种制剂的血药浓度均很低，故不适用于急性或重症感染，仅用于轻症患者或风湿病患者预防感染。

【作用与应用】

（1）抗菌谱　青霉素对革兰阳性菌作用强，对革兰阴性菌作用弱，是繁殖期杀菌药。主要的敏感病原体包括：①革兰阳性球菌，如溶血性链球菌、草绿色链球菌、肺炎链球菌、敏感葡萄球菌等；②革兰阳性杆菌，如白喉棒状杆菌、炭疽芽孢杆菌、破伤风梭菌、产气荚膜梭菌等；③革兰阴性球菌，如脑膜炎奈瑟菌、敏感淋病奈瑟菌等；④革兰阴性杆菌，如百日咳鲍特菌等；⑤螺旋体和放线菌，如梅毒螺旋体、钩端螺旋体、衣氏放线菌等。大多数革兰阴性杆菌不敏感，对肠球菌作用较差，对真菌、立克次体、原虫、病毒等几无作用。金黄色葡萄球菌、淋病奈瑟菌对青霉素 G 基本耐药，肺炎链球菌耐药株也日益增多。

(2) 抗菌机制　主要是与细菌青霉素结合蛋白（PBPs）结合，抑制细菌细胞壁黏肽合成酶，导致细菌胞壁缺损，菌体失去渗透屏障而膨胀、破裂，同时使细菌的自溶酶活化，从而使细菌发生裂解。青霉素 G 对处于繁殖期的细菌作用强，对已合成的细胞壁无影响，故对静止期作用较弱。哺乳动物细胞因无细胞壁，所以β-内酰胺类抗生素对人和动物的毒性很小。

(3) 耐药机制　①产生水解酶，如某些耐药菌株产生青霉素酶，使青霉素结构中的β-内酰胺环水解裂开，从而失去抗菌活性。②改变 PBPs，某些耐药菌株可通过改变 PBPs 结构或增加合成量或产生新的 PBPs，从而导致和青霉素亲和力下降，失去抗菌作用。如对甲氧西林耐药的金黄色葡萄球菌（MRSA）具有多重耐药性，是通过产生新的、对所有β-内酰胺类抗生素亲和力都很低的高分子量 PBPs 从而获得耐药性。③药物不能到达靶位而耐药。

临床用途如下。

(1) 链球菌感染　如 A 组溶血性链球菌引起的咽炎、扁桃体炎、蜂窝织炎、猩红热、肺炎、心内膜炎等，草绿色链球菌引起的心内膜炎，青霉素为首选药。

(2) 肺炎链球菌感染　敏感肺炎链球菌引起的肺炎、脑膜炎可作为首选药。

(3) 脑膜炎奈瑟菌感染　脑膜炎奈瑟菌引起的流行性脑脊髓膜炎可作为首选药，一般宜与磺胺嘧啶（SD）合用。但青霉素 G 不能清除脑膜炎奈瑟菌的携带状态，所以预防给药无效。

(4) 钩端螺旋体病和梅毒　治疗首选药，必须早期、大剂量。

(5) 放线菌病　治疗首选药，宜大剂量、长疗程。

(6) 其他　可用于白喉、破伤风、气性坏疽、炭疽病的治疗，需加用抗毒血清，以对抗细菌产生的外毒素。

(7) 预防应用　风湿热患者应用苄星青霉素可降低风湿热复发率；心脏瓣膜疾病患者外科术前应用预防感染。

【不良反应与用药注意】

(1) 过敏反应　是青霉素类最常见的不良反应，发生率为 0.7% ~10%。过敏反应的类型有多种，按出现频率渐减的次序排列如下：斑丘疹 > 荨麻疹 > 发热 > 支气管痉挛 > 血清病 > 剥脱性皮炎 > 过敏性休克。其中最严重的为过敏性休克，发生率占用药人数的 0.004% ~0.04%，死亡率约为 0.001%。

防治措施主要有：①详细询问患者的过敏史和用药史是最可行的措施，对青霉素过敏者禁用；②第一次使用、用药间隔 3d 以上或更换不同批号药物，必须做皮肤过敏实验，反应阳性者禁用，应特别警惕个别患者皮试中也会发生过敏性休克；③备好急救药品（如肾上腺素）和抢救设备；④避免滥用和局部用药；⑤每次用药完毕需观察30min；⑥一旦发生过敏性休克，立即皮下或肌内注射肾上腺素0.5～1.0mg，必要时加入地塞米松等，同时使用呼吸机等其他急救措施。

发生过敏反应的原因是青霉素及其分解产物与蛋白质结合起半抗原作用，机体接触后可在5～8d内产生抗体，当再次接触时即产生过敏反应。这些产物主要有青霉噻唑、青霉烯酸、6－APA高分子聚合物。多数用药者在接触药物后立即发生，少数人亦可在数日后发生。

（2）赫氏反应（herxheimer reaction）　应用青霉素治疗梅毒、钩端螺旋体、鼠咬热或炭疽等疾病时，有时会出现症状加剧现象，表现为全身不适、寒战、发热、肌痛、咽痛、心率加快等症状。其机制可能与大量病原体被杀死后释放的物质有关。这种反应持续时间不会超过24h，一般不会引起严重后果。

（3）其他　肌注时可产生局部疼痛和无菌性炎症反应；钾盐大量静注易致高钾血症；普鲁卡因青霉素大剂量应用时因快速释出普鲁卡因可引起头晕、头痛等；青霉素在正常情况下很难进入中枢神经系统，但在脑膜炎、鞘内注射、快速大量静脉注射、患者肾功能严重受损等情况下，脑脊液中浓度过高，超过10mg/L时，可导致肌肉痉挛、癫痫发作、青霉素脑病，甚至昏迷或死亡。青霉素类药物过敏史或青霉素皮肤实验阳性患者禁用。

【药物相互作用】

（1）氯霉素、红霉素、四环素类、磺胺类药可干扰本品的活性，故本品不宜与这些药物合用。

（2）丙磺舒、阿司匹林、吲哚美辛、保泰松和磺胺药减少青霉素的肾小管分泌而延长本品的血清半衰期；青霉素可增强华法林的抗凝作用。

（3）本品与重金属，特别是铜、锌、汞呈配伍禁忌。

（4）青霉素静脉输液中加入头孢噻吩、林可霉素、四环素、万古霉素、两性霉素B、去甲肾上腺素、间羟胺、苯妥英钠、盐酸羟嗪、丙氯拉嗪、异丙嗪、维生素B族、维生素C等后将出现浑浊。

（5）本品与氨基糖苷类抗生素同瓶滴注可导致两者抗菌活性降低，因此不能置同一容器内给药。

2. 半合成青霉素

青霉素对敏感菌杀菌力强，毒性很小，使用方便，价格低廉，这些优点使其至今仍然是敏感细菌感染的首选治疗药。另一方面，人们希望通过结构改造，来克服青霉素不耐酸、不耐酶、抗菌谱窄、容易过敏等不足。1959年以来，人们在青霉素母核6－APA基础上，在R位连接不同侧链，研究出了具有耐酸、耐酶、广谱、抗铜绿假单胞菌、抗革兰阴性菌等特点的半合成青霉素，其分类、主要药物与作用特点见表7－1。

表 7－1　半合成青霉素的作用特点比较

分类	药物	作用特点	应用	主要不良反应
—	青霉素 G	对革兰阴性菌、革兰阳性球菌、螺旋体作用强	敏感菌所致的感染	过敏反应、局部刺激等
耐酸	青霉素 V	对革兰阴性菌、革兰阳性球菌、螺旋体作用强，抗菌活性小于青霉素	轻度感染（现少见）	过敏反应、局部刺激等
耐酶耐酸	苯唑西林	对产酶的金黄色葡萄球菌有杀灭作用	耐药金黄色葡萄球菌感染及其他敏感菌引起的感染	胃肠道反应、皮疹、药热等
	甲氧西林	对产酶的金黄色葡萄球菌有杀灭作用，对酸不稳定	耐药金黄色葡萄球菌感染及其他敏感菌引起的感染	胃肠道反应、皮疹、药热等
	氯唑西林	对产酶金黄色葡萄球菌的作用比苯唑西林强，不易通过血脑屏障	耐药金黄色葡萄球菌感染及其他敏感菌引起的感染	胃肠道反应、皮疹、药热等
	氟氯西林	对产酶金黄色葡萄球菌的作用比氯唑西林强	耐药金黄色葡萄球菌感染及其他敏感菌引起的感染	胃肠道反应、皮疹、药热等
	双氯西林	对产酶金黄色葡萄球菌在同类中作用最强	耐药金黄色葡萄球菌感染及其他敏感菌引起的感染	胃肠道反应、皮疹、药热等
广谱（耐酸）	氨苄西林（氨苄青霉素）	对 G^+ 和 G^-（包括厌氧菌）均有作用。对 G^+ 的作用比青霉素 G 弱，对肠球菌作用比青霉素 G 强	敏感菌引起的呼吸道、泌尿道、肠道及胆道感染、前列腺炎、脑膜炎、软组织炎、白血病及心内膜炎等	胃肠道反应、皮疹、药热等
	巴氨西林	氨苄西林的酶制剂，口服吸收好，血和尿中药物浓度均较等剂量的氨苄西林高	敏感菌引起的呼吸道、泌尿道、肠道及胆道感染、前列腺炎、脑膜炎、软组织炎、白血病及心内膜炎等	胃肠道反应、皮疹、药热等
	匹氨西林	氨苄西林的酶制剂，口服吸收好，血和尿中药物浓度均较等剂量的氨苄西林高	敏感菌引起的呼吸道、泌尿道、肠道及胆道感染、前列腺炎、脑膜炎、软组织炎、白血病及心内膜炎等，还可用于伤寒	—

续表

分类	药物	作用特点	应用	主要不良反应
广谱（耐酸）	酞氨西林	氨苄西林肽酯体内水解释放出氨苄西林，血药浓度高	敏感菌引起的呼吸道、泌尿道、肠道及胆道感染、前列腺炎、脑膜炎、软组织炎、白血病及心内膜炎等	胃肠道反应、皮疹、药热等
	阿莫西林	与酞氨西林相同，对肺炎链球菌及变形杆菌作用强而快	敏感菌引起的呼吸道、泌尿道、肠道及胆道感染、前列腺炎、脑膜炎、软组织炎、白血病及心内膜炎等	胃肠道反应、皮疹、药热等
抗铜绿假单胞菌（广谱）	羧苄西林	抗菌谱同氨苄西林，对铜绿假单胞菌、变形杆菌有效，对厌氧菌也有一定作用	铜绿假单胞菌感染及敏感菌所致的各种感染如大肠杆菌感染	偶见粒细胞缺乏、皮疹及出血
	替卡西林	抗菌活性较羧苄西林强，铜绿假单胞菌对其易产生耐药性	铜绿假单胞菌感染及敏感菌所致的各种感染如大肠杆菌感染	胃肠道反应、皮疹、药热等
	磺苄西林	抗菌谱同羧苄西林，但抗菌活性较后者强，尿中浓度高	铜绿假单胞菌感染及敏感菌所致的各种感染如大肠杆菌感染	胃肠道反应、皮疹、药热等
	呋苄西林	抗菌谱同羧苄西林，对铜绿假单胞菌的作用较磺苄西林强，对金黄色葡萄球菌、链球菌、痢疾志贺菌作用强	铜绿假单胞菌感染及敏感菌所致的各种感染如大肠杆菌感染	同羧苄西林，局部刺激性，不宜肌内注射
	阿洛西林	抗菌谱同呋苄西林，对耐羧苄西林铜绿假单胞菌仍有效	铜绿假单胞菌感染及敏感菌所致的各种感染如大肠杆菌感染	同替卡西林，粒细胞增多症
	哌拉西林	同羧苄西林，且作用强，对厌氧菌有效	铜绿假单胞菌和各种敏感菌所致的各种感染	不良反应少，个别出现胆汁淤积性黄疸
	美洛西林	同哌拉西林，对耐替卡西林和羧苄西林的细菌有效	铜绿假单胞菌和各种敏感菌所致的各种感染	胃肠道反应、皮疹、药热等

续表

分类	药物	作用特点	应用	主要不良反应
抗革兰阴性菌	美西林	对部分G^-如大肠埃希氏菌、沙门菌、痢疾志贺菌、克雷伯杆菌等作用强	敏感菌所致的尿路感染。严重感染时常与氨苄西林或羧苄西林等合用	胃肠道反应、皮疹、药热等
	匹美西林	美西林的酶制剂，口服吸收好	敏感菌所致的尿路感染。严重感染时常与氨苄西林或羧苄西林等合用	胃肠道反应、皮疹、药热等
	替莫西林	同匹美西林，对产酶耐药的肠杆菌科细菌有效	敏感菌所致的尿路和软组织感染	胃肠道反应、皮疹、药热等

（二）头孢菌素类抗生素

头孢菌素药物（图7-4）具有抗菌谱广，杀菌力强、耐酸、耐酶、疗效高、毒性低、过敏反应少（与青霉素仅有部分交叉过敏现象）等优点，发展很快，日益受到临床重视。根据抗菌谱、抗菌活性、对β-内酰胺酶的稳定性以及肾毒性的不同，目前将头孢菌素类抗菌药物分为五代。

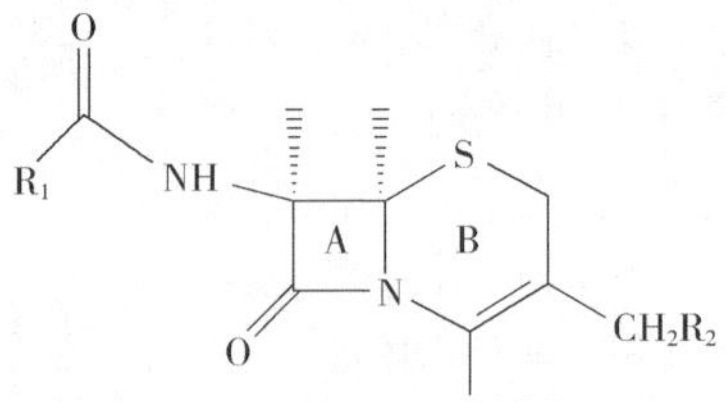

图7-4　头孢菌素类的基本结构

【体内过程】 多数品种需注射给药；口服品种（头孢氨苄、头孢噻啶、头孢羟氨苄、头孢克洛）胃肠道吸收好。吸收后能透入各种组织，且易透过胎盘。在滑囊液、心包积液中可达较高浓度。第三代头孢菌素能分布至房水和胆汁中，头孢呋辛、头孢噻肟、头孢曲松可透过血-脑脊液屏障，在脑脊液中达到有效浓度。主要通过肾脏排泄，肾功能不全患者应调整剂量。头孢哌酮主要经胆汁排泄。多数头孢菌素的$t_{1/2}$较短（0.5~2.0h），但头孢曲松的$t_{1/2}$可达8h。

【作用与应用】

（1）作用特点　抗菌作用机制与青霉素类相似，与PBPs结合，抑制细菌细胞壁黏肽的合成，为繁殖期杀菌药，与青霉素类、氨基糖苷类抗生素之间有协同作用。与青霉素类之间有部分交叉耐药性。

（2）第一代头孢菌素　主要品种有头孢噻吩（cephalothin）、头孢唑林（cefazolin）、头孢氨苄（cefalexin）、头孢羟氨苄（cefadroxil）、头孢拉定（cefradine）等。对革兰阳性菌包括对青霉素 G 敏感和对青霉素 G 耐药的产酶金黄色葡萄球菌抗菌作用优于第二、三、四代；对金黄色葡萄球菌产生的 β - 内酰胺酶稳定性大于第二、三、四代；对革兰阴性杆菌产生的 β - 内酰胺酶不稳定，抗革兰阴性杆菌作用弱；对铜绿假单胞菌和厌氧菌无效。注射品种头孢唑林可用于敏感细菌引起的呼吸道、尿路、皮肤等中度感染；口服品种头孢拉定、头孢氨苄和头孢羟氨苄可用于敏感菌引起的轻度感染。

（3）第二代头孢菌素　主要品种有头孢孟多（cefamandole）、头孢呋辛（cefuroxime）、头孢呋辛酯（cefuroxime axetil）、头孢尼西（cefonicid）、头孢克洛（cefaclor）等。对革兰阴性杆菌 β - 内酰胺酶的稳定性提高，抗革兰阴性杆菌作用加强；对革兰阳性球菌包括产酶耐药金黄色葡萄球菌仍保留较好抗菌活性，作用比第三、四代强；对厌氧菌有一定作用，个别品种有较强作用；对铜绿假单胞菌无效。主要用于一般产酶耐药革兰阴性杆菌和其他敏感菌引起的胆道感染、肺炎、菌血症、尿路感染等，可作为一般革兰阴性杆菌感染的首选药物。肾毒性比第一代低。

（4）第三代头孢菌素　主要品种有头孢噻肟（cefotaxime）、头孢唑肟（ceftizoxime）、头孢曲松（ceftriaxone）、头孢他啶（ceftazidime）、头孢哌酮（cefoperazone）、头孢克肟（cefixime）等。对革兰阴性杆菌产生的广谱 β - 内酰胺酶高度稳定，抗革兰阴性杆菌作用强大，明显超过第一、二代；抗菌谱扩大，对铜绿假单胞菌和厌氧菌有不同程度抗菌作用；对革兰阳性球菌抗菌作用不如第一、二代；体内分布广，多数品种组织通透性较好。首选用于治疗由肠杆菌、克雷伯菌、变形杆菌、嗜血杆菌等引起的严重感染；还能有效控制严重的铜绿假单胞菌感染。头孢曲松可作为治疗各种性病的首选药物。

（5）第四代头孢菌素　主要品种有头孢吡肟（cefepime）、头孢匹罗（cefpirome）等。比第三代头孢菌素抗菌谱更广；增加了对质粒和染色体介导的 β - 内酰胺酶的稳定性；治疗对第三代头孢菌素耐药的需氧革兰阳性杆菌感染。对第三代头孢菌素耐药的菌株对第四代头孢菌素仍然敏感。临床用于耐第三代头孢菌素细菌感染的治疗。

（6）第五代头孢菌素　主要品种有头孢洛林酯、头孢托罗、头孢吡普等。为超广谱抗生素，对大多数耐药革兰阳性、阴性厌氧菌具有较强的抗菌活性，对 β - 酰胺酶尤其超广谱 β - 内酰胺酶稳定，血浆半衰期间长，无肾毒性。

【不良反应与用药注意】

（1）过敏反应　头孢菌素类毒性较低，不良反应较少，常见的过敏反应，多为皮疹、荨麻疹等，偶见过敏性休克、骨髓抑制；与青霉素类有交叉过敏现象，青霉素过敏者有 5% ~10% 对头孢菌素类引起过敏。

课堂互动

李某，38 岁，平常酒量较大。近期患呼吸道感染，口服头孢氨苄治疗 3 天，晚餐与朋友聚会，喝白酒，不到三两，出现头痛、恶心、心跳加快、胸闷、精神恍惚、呼吸困难等，友人急将其送医院。请分析上述情况的可能原因，应如何避免？

(2) 肾毒性　第一代头孢菌素大剂量使用时有一定肾脏毒性，不宜与氨基糖苷类抗生素、利尿药合用，尤多见于 60 岁以上的老年人。

(3) 双硫仑样反应　服药期间饮酒及含酒精的饮料可出现此反应，表现为面红、头痛、恶心、呕吐、视力模糊、精神恍惚、血压下降、心跳加快、胸闷、呼吸困难等症状。

(4) 凝血障碍　头孢孟多、头孢哌酮大剂量可能出现低凝血酶原症或血小板减少，严重者可导致出血。

头孢氨苄 (cephalexin)

【体内过程】 口服易吸收，$t_{1/2}$ 为 0.5 ~2h，1h 血药浓度达最高。与食物同服，吸收延缓，但对总吸收量无显著影响。分布广泛，可通过胎盘屏障，血脑屏障通过率低。服药后 80% 进入尿液，丙磺舒可抑制本品的尿排泄而增加胆汁排泄，并可由乳汁分泌，妊娠及哺乳期妇女须权衡利弊后应用。

【作用与应用】 主要用于葡萄球菌、链球菌、肺炎球菌等革兰氏阳性菌以及大肠杆菌、变形杆菌等敏感菌株所致的急性扁桃体炎、咽炎、中耳炎、鼻窦炎、支气管炎、肺炎、皮肤软组织及尿路感染等。

【不良反应与用药注意】 常见不良反应有恶心、呕吐、腹泻等；少数患者有皮疹、药热等过敏反应；大剂量或长时间用药会出现头晕、复视、耳鸣、抽搐等神经系统反应；应用本品期间偶可出现一过性肾损害。偶有溶血性贫血等血液系统症状。对头孢菌素过敏者及有青霉素过敏性休克的患者禁用。

【用法与用量】 口服，片剂、颗粒剂、干混悬剂、胶囊剂：①成人剂量一次 250 ~500mg，一日 4 次，日最大剂量 4g。用于单纯性膀胱炎、皮肤软组织感染及链球菌咽峡炎，每隔 12h 给予 500mg。②儿童一日 25 ~50mg/kg，分 4 次给予；用于皮肤软组织感染及链球菌咽峡炎患者，一次 12.5 ~50mg/kg，一日 2 次。肾功能不全者应根据肾功能减退的程度，酌减剂量。

缓释胶囊：①成年人及体重 20kg 以上儿童，常用量一日 1 ~2g，分 2 次于早、晚餐后口服。②体重 20kg 以下儿童，一日 40 ~60mg/kg，分 2 次于早、晚餐后口服。

【制剂与规格】 片剂：①0.125g；②0.25g。胶囊剂：①0.125g；②0.25g。干混悬剂：1.5g。颗粒剂：①50mg；②125mg。缓释胶囊剂：0.25g。泡腾片剂：0.125g。

（三）新型 β-内酰胺类抗生素

近年来为了提高抗菌药物的疗效，降低抗菌药物的耐药性和不良反应，出现了一类保护抗菌药效能，增强机体防御功能的药物。这类药物与β-内酰胺抗生素并用可使其对耐甲氧西林金黄色葡萄球菌（MRSA）的最小抑菌浓度（MIC）下降，对其他抗生素如万古霉素与喹诺酮等无显著增效作用，将这类药物称为β-内酰胺酶增效剂。本类药物包括单环β-内酰胺类、碳青霉烯类、氧头孢烯类、头霉素类、β-内酰胺酶抑制剂。

1. 单环 β-内酰胺类

已用于临床的品种有氨曲南（aztreonam）与卡芦莫南（carumonam），对需氧革兰阴性菌有强大的抗菌作用，并且还具有低毒、耐酶、与青霉素等无交叉过敏性等优点。可用于产酶耐药阴性杆菌包括铜绿假单胞菌引起的各种感染。

2. 碳青霉烯类

有亚胺培南（imipenem）和美罗培南（meropenem）。本类药物抗菌谱广、抗菌作用强，对β-内酰胺酶高度稳定，且具有抑酶作用。缺点是易被肾脏脱氢肽酶水解，故常与肾脏脱氢肽酶抑制剂西司他丁（cilastatin）合用。西司他丁本身无抗菌作用和β-内酰胺酶抑制作用，它可通过抑制肾脱氢肽酶活性，减少亚胺培南降解，并能减轻亚胺培南代谢产生的毒性。临床使用的是亚胺培南与西司他丁按1∶1组成的复方制剂亚胺培南/西司他丁（泰能）。美罗培南对肾脱氢酶稳定，可单用。临床主要用于多重耐药菌引起的严重感染、严重需氧菌和厌氧菌混合感染。

3. 氧头孢烯类

已用于临床的有拉氧头孢（latamoxef）与氟氧头孢（flomoxef）。抗菌谱和抗菌活性与第三代头孢菌素相似。对厌氧菌尤其是脆弱类杆菌的作用甚至超过第三代头孢菌素，临床主要用于治疗尿路、呼吸道、妇科、胆道感染及脑膜炎、败血症。

4. 头霉素类

头孢西丁（cefoxitin）是该类的代表药，与第二代头孢菌素相似，抗菌谱广，对革兰阳性和阴性菌均有较强的杀菌作用，对β-内酰胺酶稳定，用于治疗由革兰阴性菌和厌氧菌引起的盆腔、腹腔、妇科等的混合感染。

5. β-内酰胺酶抑制剂

克拉维酸（clavulanic acid，棒酸）

由链霉菌产生，为广谱β-内酰胺酶抑制剂，抗菌活性很弱，与多种β-内酰胺类抗生素合用可增强抗菌作用。已上市的复方制剂有克拉维酸/阿莫西林

（奥格门汀）、替门汀（克拉维酸/替卡西林）。临床主要用于耐药金黄色葡萄球菌引起的感染。

舒巴坦（sulbactam，青霉烷砜）

舒巴坦为半合成β－内酰胺酶抑制剂，已上市的复方注射制剂有舒巴坦/氨苄西林（优立新），口服有舒巴坦/氨苄西林（舒他西林），另外还有舒巴坦/头孢哌酮复方制剂（1:1）。这些制剂已被有效地用于治疗混合性腹内和盆腔感染。

他唑巴坦（tazobactam，三唑巴坦）

他唑巴坦为舒巴坦衍生物，已上市的制剂有他唑巴坦/哌拉西林（他唑星）联合制剂。

二、大环内酯类、林可霉素类及万古霉素

（一）大环内酯类抗生素

大环内酯类（macrolides）因分子中含有一个大环内酯结构而得名，按内酯环上碳原子数量可分14～16元环类。它是由链霉素菌产生的一类弱碱性抗生素。1952年问世的红霉素是第一代大环内酯类抗生素代表。20世纪70年代发展了16元环大环内酯类，包括麦迪霉素、乙酰螺旋霉素、吉他霉素、交沙霉素、螺旋霉素等。20世纪90年代后上市的第二代大环内酯类抗生素，包括克拉霉素、罗红霉素和阿奇霉素。第三代大环内酯类抗生素为酮基内酯类抗生素，如泰利霉素，特点是可治疗耐红霉素类的肺炎链球菌引起的感染，克服了与红霉素交叉耐药的问题。本类药物作用机制是作用于50S核糖体而抑制细菌蛋白质的合成，从而抗菌。

1. 红霉素（erythromycin）

红霉素是由链霉菌培养液中提取获得的14元大环内酯类抗生素，为白色或微红色的结晶性粉末。在中性水溶液中稳定，呈碱性。在酸性（pH <5.0）溶液中不稳定，易降解。

课堂互动

医生为某患者开具处方使用红霉素，患者去药店自行选购，此药店红霉素脱销，驻店医师推荐患者购买罗红霉素代替。可以吗？

【体内过程】不耐酸，口服易被胃酸破坏，一般为肠溶片制剂或酯化物。可广泛分布于各组织和体液中，不易透过血－脑脊液屏障，能透过胎盘和进入乳汁中。体内药物大部分在肝脏代谢，胆汁中浓度高，$t_{1/2}$约为2h。

【作用与应用】

(1) 抗菌谱　与青霉素相似，对革兰阳性球菌包括表皮葡萄球菌、耐药金黄色葡萄球菌、各组链球菌和革兰阳性杆菌等均有较强的抗菌作用。对部分革兰

阴性菌，如流感杆菌、脑膜炎奈瑟菌、淋病奈瑟菌、百日咳鲍特菌、军团菌等高度敏感。红霉素对某些螺旋体、肺炎支原体和立克次体也有抑制作用。

（2）抗菌机制　大环内酯类抗生素结合到细菌核糖体50S亚基的靶位上，阻断肽酰基t－RNA移位以及抑制肽酰基的转移反应，抑制细菌蛋白质合成。为快速抑菌剂，应避免与β－内酰胺类合用，以免发生拮抗作用。

（3）耐药性　一般细菌对红霉素易产生耐药性，不能连续用药一周。但停用数月后，可恢复敏感性。

（4）临床用途　红霉素是治疗支原体肺炎、军团菌病、白喉、百日咳的临床上首选药，也常用于治疗耐青霉素的金黄色葡萄球菌的感染和对青霉素过敏患者的替代药物，还可用于治疗革兰阳性菌包括金黄色葡萄球菌、肺炎链球菌和其他链球菌属引起的各种感染，如扁桃体炎、丹毒、肺炎、猩红热和眼耳鼻喉科感染。

【不良反应与用药注意】 大剂量口服或静脉注射可出现胃肠道反应，如恶心、呕吐、腹泻等。不宜肌内注射，静脉滴注药物浓度不应超过1mg/mL，以防止发生血栓性静脉炎。长期可造成肝毒性，表现有转氨酶升高、肝大、胆汁淤积性黄疸。依托红霉素（无味红霉素）、琥乙红霉素肝损害较红霉素强。少数患者可出现过敏性药疹、耳鸣、药热、暂时性耳聋等。

2. 阿奇霉素（azithromycin）

阿奇霉素为第二代大环内酯类药物，口服吸收迅速。2～3h血药浓度达峰值，每日仅需要给药一次。主要特点是抗菌谱较广，敏感细菌包括革兰阳性菌、多数革兰阴性菌、厌氧菌及支原体、衣原体、螺旋体等。对淋病奈瑟菌、流感嗜血杆菌有强大的抗菌作用。对革兰阴性菌作用明显强于红霉素。主要用于病情较重的患者，如敏感细胞引起的呼吸道、皮肤、软组织及泌尿道感染。不良反应轻，主要是轻度的恶心、呕吐、腹泻等胃肠反应，绝大多数患者均能耐受。食物影响阿奇霉素吸收，一般空腹给药。对轻、中度肝、肾功能不良者可以应用。

3. 泰利霉素（telithromycin）

泰利霉素是第三代大环内酯药物。抗肺炎链球菌的活性为红霉素的100倍。泰利霉素对引起呼吸道感染的多重耐药菌，如肺炎链球菌、葡萄球菌、链球菌和流感嗜血杆菌有显著活性。可用于治疗耐大环内酯类的肺炎链球菌的感染，克服了其他大环内酯类药物与红霉素存在的交叉耐药问题。

（二）林可霉素类抗生素

1. 林可霉素（lincomycin，洁霉素）

【体内过程】 口服吸收较红霉素完全，生物利用度较低，为20%～35%，且易受食物影响。$t_{1/2}$为4～4.5h。在扁桃体、肺及皮肤等组织中有较高的浓度。广泛分布到全身组织和体液并达到有效治疗水平，特别是骨组织可达到更高浓度，能透过胎盘屏障，不易透过正常血－脑脊液屏障，但炎症时脑组织可达有效治疗浓度。

【作用与应用】抗菌谱与红霉素相似。主要抑制细菌蛋白质的合成。主要作用于革兰阳性球菌如金黄色葡萄球菌和链球菌属，对革兰阴性需氧菌基本无效，最主要的特点是对各类厌氧菌作用强大。对人型支原体和沙眼衣原体也有一定抑制作用。大多数细菌对林可霉素类之间存在完全交叉耐药性，因耐药机制相同，与大环内酯类也存在交叉耐药性。不宜与红霉素类药物合用。

林可霉素对金黄色葡萄球菌引起的骨髓炎为首选药物。主要用于厌氧菌，包括放线杆菌、脆弱类杆菌、产气荚膜梭菌等引起的口腔、妇科及腹腔感染；也可用于需氧革兰阳性球菌引起的呼吸道感染、软组织感染、败血症、心内膜炎、胆道感染等。

【不良反应与用药注意】主要表现胃肠道反应为恶心、腹泻、呕吐等，口服给药多见。严重者可引起假膜性肠炎，用万古霉素或甲硝唑可以防治。有轻度皮疹、瘙痒或药热等过敏反应，也可出现一过性中性粒细胞减少和血小板减少。偶见黄疸及肝损伤。肝功能不全者慎用。

2. 克林霉素 （clindamycin，氯洁霉素）

它是林可霉素分子中第 7 位的羟基以氯离子取代的半合成抗生素。抗菌谱和抗菌机制与林可霉素相同。临床上口服吸收完全，抗菌活性更强，不良反应少，尤其是假膜性肠炎发生率较低。

（三） 万古霉素类

本类抗生素包括万古霉素（vancomycin）、去甲万古霉素（norvancomycin）和替考拉宁（teicoplanin）。属于糖肽类抗生素，化学性质稳定。但近年发现本类药物能够杀灭 MRSA 和耐甲氧西林表皮葡萄球菌（MRSE）而得到广泛应用。

【体内过程】本类药物口服不吸收，肌注可引起局部剧烈疼痛和组织坏死，一般应稀释后静脉给药。替考拉宁肌注吸收良好，与静脉注射几乎相当。$t_{1/2}$ 约 6h。可分布到机体各组织和体液，也可透过胎盘，但难透过血－脑脊液屏障，炎症时透过增加。主要经肾脏排泄。

【作用与应用】万古霉素作用机制是与细菌细胞壁前体肽聚糖结合，阻断细菌细胞壁的合成，对正在分裂增殖的细菌呈现快速杀菌作用。万古霉素类仅对革兰阳性球菌、表皮葡萄球菌、化脓性链球菌、草绿色链球菌、肺炎链球菌及大多数肠链球菌高度敏感，有强大杀菌作用。与其他抗生素之间无交叉耐药性。

本类药物仅用于耐药的革兰阳性球菌严重感染，特别是对其他抗生素耐药或疗效差的耐 MRSA、MRSE 和肠球菌属所致感染。对心内膜炎、肺部感染、败血症、骨髓炎等均具有良好的疗效，治愈率可达 70% 以上。与氨基糖苷类抗生素合用疗效更佳。口服可用于治疗其他抗生素尤其是林可霉素类引起的假膜性肠炎。

【不良反应与用药注意】大剂量长期使用主要表现为耳毒性、肾毒性。其他不良反应有恶心、呕吐、金属异味感和眩晕，静注时偶发疼痛和血栓性静脉炎及过敏反应，偶可引起斑块皮疹和过敏性休克。

三、氨基糖苷类及多黏菌素类抗生素

（一）氨基糖苷类

氨基糖苷类（aminoglycosides）抗生素是由氨基环醇环和氨基糖分子结合而成的一类抗生素，为有机碱，制剂均为硫酸盐，其水溶液性质稳定（除链霉素外）。分为两大类：一类为天然来源（主要由链霉菌和小单孢菌产生），如链霉素、庆大霉素、卡那霉素、妥布霉素、巴龙霉素、大观霉素、新霉素、小诺米星、西索米星、阿司米星等；另一类为半合成药物，如奈替米星、依替米星、异帕米星、卡那霉素 B、阿米卡星、地贝卡星等。

1. 氨基糖苷类共性

【体内过程】

（1）吸收　本类药物化学结构中有多个氨基或胍基，可与酸形成盐，体内解离度大，口服难吸收，几乎全部从粪便排出，可用于胃肠道消毒和胃肠道感染的治疗。肌内注射吸收迅速而完全，为避免血药浓度过高而导致不良反应，通常不主张静脉注射给药。在体内以原型排出，尿液中浓度高，用于尿路感染的治疗。

（2）分布　主要分布于细胞外液，在肾皮质和内耳内、外淋巴液中有高浓度蓄积，且在内耳外淋巴液中浓度下降缓慢，因而易引起肾脏毒性和耳毒性。可透过胎盘屏障并聚集在胎儿血浆和羊水中。

（3）代谢与排泄　在体内主要以原形经肾小球滤过，除奈替米星外，其他均无肾小管重吸收过程，可迅速排泄到尿中，其肾清除率等于肌酐清除率，$t_{1/2}$ 一般为 2～3h。但肾衰竭患者可延长 2～30 倍以上，因此肾衰竭患者应减小剂量或延长给药间隔时间。

【作用与应用】

（1）抗菌谱　对各种需氧革兰阴性菌，包括克雷伯菌属、大肠埃希菌、变形杆菌属、肠杆菌属、志贺菌属和枸橼酸杆菌属具有强大抗菌活性；对沙门菌属、沙雷菌属、产碱杆菌属、不动杆菌属和嗜血杆菌属也有一定抗菌作用；但对淋病奈瑟菌、脑膜炎奈瑟菌等革兰阴性球菌作用较差；另外，链霉素、卡那霉素还对结核分枝杆菌有效；庆大霉素、阿米卡星、妥布霉素、奈替米星等对铜绿假单胞菌有效。其抗菌作用在碱性条件下增强，与 β－内酰胺类抗生素合用可产生协同作用，但不能混合于同一容器，否则易使氨基糖苷类抗生素失活。

（2）抗菌机制　主要是抑制细菌蛋白质合成，作用于细菌蛋白质合成的三个阶段。起始肽链阶段，抑制 70S 亚基。肽链延长阶段，与 30S 亚基结合。终止阶段，阻碍已经合成的肽链不能释放，从多个环节均有抑制作用；还可通过吸附作用与菌体胞浆膜结合，使细菌通透性增加，导致胞质内大量重要物质外漏。

（3）耐药性 细菌产生耐药的机制主要是细菌产生修饰氨基糖苷类的钝化酶，使药物失活。氨基糖苷类为静止期杀菌药，其抗菌作用特点包括：①杀菌速率与杀菌持续时间呈浓度依赖性；②仅对需氧菌有效，对需氧革兰阴性杆菌作用强；③具有较长时间的抗菌后效应（PAE），呈浓度依赖性；④在碱性环境中，抗菌活性增强。

（4）临床应用 主要用于敏感需氧革兰阴性杆菌所致的全身感染。如泌尿道感染、脑膜炎、呼吸道感染、胃肠道感染、皮肤软组织感染、烧伤、创伤及骨关节感染等。治疗败血症、肺炎、脑膜炎等革兰阴性杆菌引起的严重感染，单独应用氨基糖苷类抗生素疗效欠佳，此时需联合应用其他抗革兰阴性杆菌的抗菌药，如广谱半合成青霉素、第三代头孢菌素及氟喹诺酮类等。链霉素、卡那霉素还分别是治疗结核病的一线药物和二线药物。

【不良反应与用药注意】

（1）耳毒性 卡那霉素、链霉素、西索米星、阿米卡星、庆大霉素等可引起前庭神经功能损伤，表现为眩晕并伴有头昏、视力减退、眼球震颤、恶心、呕吐和共济失调。新霉素、卡那霉素、阿米卡星、西索米星、庆大霉素、妥布霉素等可引起耳蜗听神经损伤，临床症状有耳鸣、听力下降甚至永久性耳聋。该类药物还会对子宫内胎儿造成毒性。与其他具有耳毒性药物（如高效利尿剂）合用则可明显加重耳毒性。氨基糖苷类均有不同程度的耳毒性，直接与其在内耳淋巴液中浓度较高有关，可影响内耳柯蒂器内、外毛细胞的能量产生及利用，引起细胞膜上 Na^+-K^+-ATP 酶功能障碍，造成毛细胞损伤。耳毒性包括前庭神经和耳蜗听神经损伤。

（2）肾毒性 肾毒性通常表现为蛋白尿、管型尿、血尿等，严重时可导致无尿、氮质血症和肾衰。本类药物对肾组织的亲和力极高，可大量积聚在肾皮质和髓质，导致肾小管，尤其是近曲小管上皮细胞溶酶体破裂，线粒体损害，钙调节转运过程受阻，轻则引起肾小管肿胀，重则产生急性坏死。肾毒性强弱取决于各药物在肾皮质中的聚积量和对肾小管的损伤能力，肾毒性为新霉素最强，其次是妥布霉素、卡那霉素、庆大霉素、阿米卡星、奈替米星，链霉素的肾毒性相对最轻。

为防止和减少肾毒性的发生，有条件时应做血药浓度监测。应定期检查肾功能，如出现管型尿、蛋白尿、血清尿素氮、肌酐升高，尿量每 8h 少于 240mL 等现象应立即停药。肾功能减退时可使药物排泄减慢，血药浓度升高，可进一步加重肾损伤、耳毒性，故肾功能减退患者应慎用或调整给药方案。

（3）神经肌肉阻滞 其原因可能是由于药物与突触前膜钙通道结合抑制神经末梢 Ach 释放，造成神经肌肉接头处传递阻断，引起呼吸肌麻痹。药物的作用强度与给药剂量和给药途径有关，常见于大剂量腹膜内或胸膜内应用后或静脉滴注速度过快。神经肌肉阻滞作用可引起心肌抑制、血压下降、肢体瘫痪和外周性呼吸衰竭。一旦发生，可用新斯的明和葡萄糖酸钙抢救。

(4) 过敏反应　临床上常见症状有皮疹、发热、血管神经性水肿、口周麻木等。接触性皮炎是局部应用新霉素最常见的反应。偶见过敏性休克，其中链霉素过敏性休克发生率仅次于青霉素，但死亡率较高，故药物使用前应询问过敏史，也应做皮试，对链霉素过敏者禁用。用后应注意观察。一旦发生应立即缓慢静脉注射10%葡萄糖酸钙20mL，同时注射肾上腺素进行抢救。

【药物相互作用】

(1) 与β-内酰胺类混合时可致相互灭活，故联合用药时应在不同部位给药，两类药不能混入同一容器。

(2) 本类药物之间联合应用时，可增加其产生耳毒性、肾毒性及神经肌肉阻滞作用的可能性。

(3) 氨基糖苷类与神经肌肉阻滞剂合用时，可加重神经肌肉软弱、呼吸抑制或呼吸麻痹等症状。

(4) 与卷曲霉素、顺铂、依他尼酸、呋塞米或万古霉素等有肾毒性、耳毒性药联合应用，可能增加耳毒性与肾毒性。

2. 常用氨基糖苷类抗生素

庆大霉素（gentamicin）

【作用与应用】抗菌谱广。对各种革兰阳性和阴性菌均有良好的抗菌作用。其特点有：①对革兰阴性杆菌如变形杆菌、产气杆菌、肺炎克菌、大肠埃希菌、志贺菌属、沙门菌属、嗜肺军团菌、胎儿弯曲杆菌等杀菌作用强大；②对铜绿假单胞菌有良好的抗菌作用；③在革兰阳性菌中对金黄色葡萄球菌的作用较强，对炭疽芽孢杆菌、白喉棒状杆菌也有较强的抗菌活性，对肺炎支原体有一定作用。细菌对庆大霉素耐药性产生较慢且不稳定，多属暂时性，停药一段时间，可恢复其敏感性。

庆大霉素目前是治疗各种革兰阴性杆菌感染的主要抗菌药，其适用于革兰阴性杆菌引起的败血症、骨髓炎、肺炎、胆道及烧伤感染；其与羧苄西林等广谱半合成青霉素或头孢菌素联合应用，以提高抗铜绿假单胞菌的疗效；针对不同病原菌引起的心内膜炎，与青霉素联合治疗肠球菌引起的心内膜炎，与羧苄西林、氯霉素联合治疗革兰阴性杆菌心内膜炎；庆大霉素口服用于肠道感染或作结肠手术前准备，结肠手术前与克林霉素、甲硝唑合用可降低结肠手术后的感染率。

课堂互动

赵某，女，45岁，经诊断为急性肺水肿并发铜绿假单胞菌引起的肺炎，拟用呋塞米和庆大霉素治疗，请分析是否合理？会加重哪种不良反应？

【不良反应与用药注意】肾毒性最严重且多见，耳毒性也是庆大霉素最主要的不良反应。肾功能不良者宜减量使用。不宜与依他尼酸和呋塞米等利尿药合用，以免增加毒性。

链霉素（streptomycin）

临床主要首选用于土拉菌病（兔热菌）和鼠疫，特别是与四环素联合用药已成为目前治疗鼠疫最有效手段；与其他抗结核药联合应用治疗各型结核病；与青霉素合用治疗草绿色链球菌引起的心内膜炎。

奈替米星（netilmicin，乙基西梭霉素）

抗菌谱与庆大霉素相似，具有疗效高、毒性低、对钝化酶稳定等特点。临床主要用于治疗各种敏感菌引起的严重感染；与β－内酰胺类合用治疗粒细胞减少伴发热患者和病因未明的发热患者。奈替米星耳毒性和肾毒性的发生率在氨基糖苷类中最低。

（二）多黏菌素类

多黏菌素类（polymyxins）是从多黏杆菌培养液中获得的一组抗生素，临床使用的为多黏菌素 B（polymyxin B）和多黏菌素 E（polymyxin E，抗敌素）。

【作用与应用】多黏菌素类属窄谱抗生素，只对某些革兰阴性杆菌具有强大抗菌活性，如沙门菌、大肠埃希菌、克雷伯菌属、百日咳杆菌、志贺菌，尤其是对铜绿假单胞菌作用显著。对革兰阴性球菌、革兰阳性菌和真菌无抗菌作用。本类药能与革兰阴性菌细胞膜的磷脂结合，使细菌细胞膜通透性增加，胞内营养物外漏，导致细菌死亡。对生长繁殖期和静止期的细菌均有杀菌作用。

临床应用如下。

（1）铜绿假单胞菌感染　可用于对其他抗生素耐药而难以控制的铜绿假单胞菌所致的败血症、泌尿道感染。

（2）革兰阴性杆菌感染　对其他抗菌药耐药的大肠埃希菌、克雷伯菌属等革兰阴性杆菌引起的脑膜炎、败血症等。

（3）局部应用　本类药口服不吸收，可口服用于治疗肠炎和肠道手术前准备；也局部用于五官、皮肤、黏膜等铜绿假单胞菌感染。

【不良反应与用药注意】毒性较大，对肾及神经系统毒性较大。静脉注射和快速滴注时可因神经肌肉阻滞而导致呼吸抑制。另外，还可出现皮疹、瘙痒、药热等变态反应。

四、四环素类及氯霉素

四环素类（tetracyclines）及氯霉素类（chloramphenicols）属广谱抗生素。对多数革兰阳性菌和革兰阴性菌、立克次体、支原体和衣原体等都具有较强的抑制作用，其中四环素类对某些螺旋体和原虫尚有抑制作用。

（一）四环素类

根据来源的不同，四环素类药物可分为天然和半合成两大类。天然品有四环素、土霉素、金霉素和地美环素。半合成品有美他环素、多西环素和米诺环素。

抗菌活性强弱依次为：米诺环素 > 多西环素 > 美他环素 > 地美环素 > 四环素 > 土霉素。临床上由于耐药菌株日益增多，四环素已不再作为首选药物。土霉素治疗阿米巴痢疾疗效优于其他四环素类药物。金霉素外用可治疗结膜炎和沙眼等疾患。

1. 四环素（tetracycline）

【体内过程】 口服吸收不完全，血药浓度 2 ~ 4h 达高峰，维持 6 ~ 8h。食物中的 Fe^{2+}、Ca^{2+}、Mg^{2+}、Al^{3+} 等金属离子可与药物络合而减少其吸收；抗酸药、碱性药以及 H_2 受体阻断药可降低四环素的溶解度，使吸收减少；酸性药物可促进四环素吸收。吸收后广泛分布于各组织及体液中，并可沉积于新形成的牙齿和骨骼中，也可进入胎儿血液循环以及乳汁。大部分还以原型排入胆汁，进入小肠再吸收，形成肝肠循环。胆汁中的药物浓度为血药浓度的 10 ~ 20 倍，$t_{1/2}$ 为 6 ~ 12h。主要以原形经肾脏排泄，碱化尿液可增加药物排泄。

知识拓展

记忆小诀窍——四环素类抗菌谱

四体三菌一虫灵，基本无效伤、绿、结。

注：四体：立克次体、支原体、衣原体、螺旋体；三菌：革兰阳性菌、阴性菌、放线菌；一虫：阿米巴原虫。伤：伤寒沙门菌；绿：铜绿假单胞菌；结：结核分枝杆菌。

【作用与应用】 抗菌谱广，对革兰阳性菌的抑制作用强于阴性菌，但不如 β - 内酰胺类的青霉素和头孢霉素，对革兰阴性菌的作用不如氨基糖苷类及氯霉素类。极高浓度具有杀菌作用。对伤寒、副伤寒杆菌、铜绿假单胞菌、结核分枝杆菌、真菌和病毒无效。

四环素类抗菌药能与核糖体 30S 亚单位的 A 位结合，阻止氨基酰 tRNA 进入 A 位，从而阻碍肽链延长，最终导致细菌蛋白质的合成受阻。细菌对四环素类抗生素的耐药一般产生缓慢。四环素、土霉素、金霉素之间存在完全交叉耐药，但对天然四环素耐药的细菌对半合成四环素仍敏感。

四环素临床主要用于立克次体引起的斑疹。支原体引起的肺炎、衣原体引起的沙眼和螺旋体病引起的消化性溃疡的治疗，一般不作首选。

【不良反应与用药注意】

（1）胃肠道反应　可引起恶心、呕吐、上腹不适、腹胀、腹泻等，偶可引起胰腺炎、食管炎和食管溃疡，多发于服药后立即卧床的患者。

（2）二重感染　又称菌群交替症。常见的有：①真菌感染，临床表现为鹅口疮、肠炎；②对四环素耐药的难辨梭状芽孢杆菌感染引起的假膜性肠炎，临床表现为剧烈的腹泻、发热、肠壁坏死、体液渗出甚至休克死亡，可选用口服万古霉素或甲硝唑治疗。

（3）肝毒性　通常为脂肪肝变性，妊娠期妇女、原有肾功能损害的患者易发生肝毒性。四环素所致胰腺炎也可与肝毒性同时发生，患者并不伴有原发肝病。

（4）影响骨骼和牙的生长　儿童应用四环素治疗时，四环素与新形成的牙和骨组织中沉积的钙离子结合，造成恒齿永久性棕黄色色素沉着和婴儿骨骼发育不全。故孕妇、哺乳期妇女及 8 岁以下儿童禁用。

（5）变态反应　多为斑丘疹和红斑，少数患者可出现荨麻疹、血管神经性水肿、过敏性紫癜、心包炎以及系统性红斑狼疮加重，表皮剥脱性皮炎并不常见。偶有过敏性休克和哮喘发生。少数患者日晒时有光敏现象。应建议患者服用本品期间不可直接暴露于阳光或紫外线下，一旦皮肤出现红斑应立即停药。

【药物相互作用】

（1）与抗酸药如碳酸氢钠合用时，由于胃内 pH 增高，可使本品吸收减少，活性降低，故服用本品后 1～3h 内不应服用抑酸药。

（2）含钙、镁、铁等金属离子的药物，可与本品形成不溶性络合物，使本品吸收减少。

（3）与全身麻醉药甲氧氟烷合用时，可增强其肾毒性。

（4）与强利尿药如呋塞米等药物合用时可加重肾功能损害。

（5）与其他肝毒性药物（如抗肿瘤化疗药物）合用时可加重肝损害。

（6）降血脂药考来烯胺或考来替泊可影响本品的吸收，必须间隔数小时分开服用。

（7）本品可降低避孕药效果，增加经期外出血的可能。

（8）本品可抑制血浆凝血酶原的活性，所以接受抗凝治疗的患者需要调整抗凝药的剂量。

2. 多西环素（doxycycline，强力霉素）

口服吸收迅速而完全，不易受食物影响。大部分药物随胆汁进入肠腔后被再吸收，形成肝肠循环。少量药物经肾脏排泄，肾功能减退时粪便中药物的排泄增多，故肾衰竭时也可使用。$t_{1/2}$长达 20h，为长效四环素类药。

抗菌谱与四环素相似，但抗菌活性是四环素的 2～10 倍，具有强效、速效、长效的特点。对土霉素或四环素耐药的金黄色葡萄球菌对本药仍然敏感，偶与其他四环素类药物有交叉耐药。

临床应用与四环素相同，对斑疹伤寒、Q 热和恙虫病等感染，对支原体肺炎和泌尿生殖系统感染，对鹦鹉热、沙眼和性病性淋巴肉芽肿等以及某些螺旋体感染可首选多西环素。还可首选用于鼠疫、布鲁菌病、霍乱、幽门螺杆菌感染引起的消化性溃疡、肉芽肿鞘杆菌感染引起的腹股沟肉芽肿。特别适用于治疗肾外感染伴肾衰竭患者（其他四环素类药物可能加重肾衰竭）以及胆道感染。也适用于酒糟鼻、痤疮、前列腺炎和慢性气管炎、肺炎的治疗。

常见不良反应以及舌炎、口腔炎和肛门炎，有胃肠道刺激症状如恶心、呕吐、腹泻等，应饭后服。静脉注射时，可能出现舌麻木及口腔异味感。易致光敏反应，很少引起二重感染。

3. 米诺环素（minocycline，二甲胺四环素）

抗菌谱与四环素相似，属于高效、长效的四环素类抗菌药。口服吸收率接近100%，且不受食物的影响，但抗酸药或重金属离子仍可影响其吸收。米诺环素的脂溶性高于多西环素，组织穿透力强，分布广泛，在脑脊液中的浓度高于其他四环素类。$t_{1/2}$为16～18h。抗菌活性是四环素的2～4倍。对四环素或青霉素类耐药的菌株仍然敏感。适用于治疗上述耐药菌感染以及酒糟鼻、痤疮、沙眼衣原体感染。因极易穿透皮肤，特别适合于痤疮的治疗。米诺环素除具有四环素类共有的不良反应外，还具有前庭反应，表现为恶心、呕吐、眩晕、运动失调等症状，用药治疗期间不宜从事高空作业、驾驶和机器操作等。

（二）氯霉素

氯霉素（chloramphenicol），由链丝菌培养液中获得的，现在也可以用化学方法合成药用左旋体。

【体内过程】 口服吸收迅速，生物利用度高。$t_{1/2}$约2.5h，有效血药浓度可维持6～8h，肝肾功能不全时$t_{1/2}$延长。广泛分布于各组织与体液中，脑脊液中的浓度达血药浓度的45%～99%，大部分药物在肝脏与葡萄糖醛酸结合，经肾排泄，尿中原形药物只有5%～15%，有利于泌尿系统感染的治疗。

【作用与应用】 为广谱和速效抑菌药。氯霉素与细菌70S核糖体中的50S亚基结合，阻止氨基酰tRNA进入A位，阻止肽链延伸，使蛋白质合成受阻。各种细菌对氯霉素均可产生耐药性，但产生耐药性较缓慢。对革兰阴性菌的作用强于阳性菌，特别是对伤寒沙门菌、副伤寒沙门菌、流感嗜血杆菌、脑膜炎奈瑟菌、肺炎链球菌有杀菌作用。对革兰阳性菌的抗菌活性不如青霉素类和四环素类；对立克次体、衣原体、支原体也有抑制作用；对结核分枝杆菌、真菌、原虫和病毒无效。

氯霉素可能引起严重的造血系统毒性反应，临床仅用于治疗威胁生命的感染。如无法使用青霉素类药物的脑膜炎、多药耐药的流感嗜血杆菌感染及立克次体感染。凡有合适的其他抗菌药物替代者，不主张使用氯霉素。如成人伤寒沙门菌感染的治疗以氟喹诺酮类为首选，当患者不宜使用这些药物时，氯霉素仍可用于敏感伤寒沙门菌所致伤寒的治疗。

【不良反应与用药注意】

（1）抑制骨髓造血功能　是氯霉素最严重的不良反应，临床表现：①可逆性血细胞减少较为常见，发生率和严重程度与剂量、疗程呈正相关；②再生障碍性贫血发病率与剂量、疗程无关，但死亡率很高。在治疗前、后及疗程中，应系统监护血象，如发现血象异常应立即停药。及时给予大量叶酸、维生素 B_1、维生素 B_2等治疗。

（2）灰婴综合征　特别是早产及新生儿，由于肝、肾发育不完善，肝内缺乏葡萄糖醛酸转移酶，对氯霉素解毒能力差，肾排泄功能较弱。大量使用氯霉素后易致体内蓄积中毒症状，临床表现为循环衰竭、呼吸急促、皮肤苍白、发绀，故称灰婴综合征。

（3）其他　口服时临床可出现胃肠道反应如恶心、呕吐、腹泻等，还有皮疹、药热、血管神经性水肿、二重感染等症状。偶见视神经炎、视力障碍、幻视、幻听等。对葡萄糖－6－磷酸脱氢酶缺陷患者，可见溶血性贫血。肝肾功能减退、葡萄糖－6－磷酸脱氢酶缺陷者、婴儿、孕妇、哺乳期妇女慎用。

【药物相互作用】

氯霉素可抑制肝药酶的活性，从而可减少华法林、甲苯磺丁脲、苯妥英钠和氯磺丙脲等药物的代谢，使其血药浓度增高，甚至造成中毒。利福平或长期使用苯巴比妥则可促进氯霉素代谢，降低后者的疗效。

知识拓展

抗菌药物的不合理应用情况和对策

中国是抗菌药物生产和使用大国，抗菌药物不合理使用现象较为严重，WHO 对世界不同地区的监测报告指出，中国全国医院抗菌药物使用率高达 74%，联合使用超过 2 种抗菌药物的比率占抗菌药物使用的 58%，远远高于 30% 的国际水平。就整个国家来说，有 50% 的人患病时使用抗菌药物，但事实上，只有 25% 的患者患病时需要使用。近年来，滥用抗生素导致的细菌耐药率上升、新的多重耐药菌的不断出现，我国卫生部为了进一步规范抗菌药物的使用，先后发布了《抗菌药物临床应用指导原则》《抗菌药物临床应用管理办法》《卫生部办公厅关于抗菌药物临床应用管理有关问题的通知》等文件，2011 年至 2013 年连续 3 年的全国抗菌药物临床应用专项整治活动方案的出台，更是掀起了督查医院不合理应用抗菌药物的热潮。目前，我国抗菌药物不合理应用的主要表现是：①使用抗菌药物以及药物更换过频；②抗菌药物选择不当；③抗菌药物联合应用不当；④用药方法和剂量不当；⑤细菌送检率和药敏实验率较低。解决对策是：①加强医院的管理制度；②加强抗菌药物专项检查工作；③减少耐药性的产生。

任务三 合成抗菌药

案例分析

患者李某，57岁，女性，因腹泻医生给开了每日两片的环丙沙星（12片装，500mg）处方，从李某的用药记录发现她正在进行雌激素治疗，并为防治骨质疏松同时服用补钙制剂。问题：医生应该为李某提供何种注意事项，理由是什么？

一、喹诺酮类药物

（一）喹诺酮类药物共性

本类药物共同基本活性母核是4-喹诺酮。在4-喹诺酮母核中引入不同的基团，就产生了各具特点的喹诺酮类药物，喹诺酮按发明先后及其抗菌性能的不同，分为一代、二代、三代、四代。1962年合成了第一代喹诺酮类，对痢疾杆菌、大肠杆菌、克雷伯杆菌、少部分变形杆菌有抗菌作用。具体临床应用的品种有萘啶酸和吡咯酸等，因临床上疗效不佳，现在已经少用。1973年合成了第二代喹诺酮类，在抗菌谱方面有所扩大，对肠杆菌属、绿脓杆菌、枸橼酸杆菌、沙雷杆菌也有一定抗菌作用。口服易吸收，尿液中药物浓度高，主要治疗泌尿道和肠道感染。吡哌酸是国内主要应用品种。20世纪80年代合成了第三代喹诺酮类药物，其抗菌谱进一步扩大，因药物的分子中均有氟原子，因此称为氟喹诺酮。该类药物抗菌谱进一步扩大，临床应用广泛。本类药物中，临床应用主要是诺氟沙星。尚有氧氟沙星、培氟沙星、依诺沙星、环丙沙星等。20世纪90年代合成了第四代喹诺酮类，与前三代药物相比在结构上修饰，结构中引入8-甲氧基，有助于加强抗厌氧菌活性，而C-7位上的氮双氧环结构则加强抗革兰阳性菌活性并保持原有的抗革兰阴性菌的活性，不良反应更小，对革兰阳性菌抗菌活性增强，对厌氧菌包括脆弱拟杆菌的作用增强，对典型病原体如肺炎支原体、肺炎衣原体、军团菌以及结核分枝杆菌的作用增强。多数产品半衰期延长，如加替沙星与莫西沙星。

【体内过程】 口服易吸收，食物不影响药物的吸收，但与含有Fe^{2+}、Ca^{2+}、Mg^{2+}的食物同服可降低其生物利用度。血浆蛋白结合率一般低于40%，组织穿透力强，体内分布广，在肺脏、前列腺组织、尿液、肾脏、胆汁药物浓度均高于血浆。可经肝脏代谢，70%部分以原形从肾脏排泄。

【作用与应用】

（1）抗菌谱　喹诺酮类不仅口服易吸收、分布广，且抗菌谱增宽、抗菌活性加强，是目前临床广泛使用的抗菌药物。其中第三代的氟喹诺酮类属于广谱抗菌药，对大多数革兰阳性菌和革兰阴性菌有良好抗菌活性。20 世纪 90 年代后期研制的第四代药物莫西沙星、吉米沙星、加替沙星等，进一步增强了对革兰阳性菌的作用，如结核分枝杆菌、嗜肺军团菌、支原体及衣原体的杀灭作用也进一步增强；特别是提高了对厌氧菌如脆弱类杆菌、梭杆菌属、消化链球菌属和厌氧芽孢杆菌属等的抗菌活性。

（2）抗菌机制　主要包括以下两方面。

①DNA 回旋酶：它是喹诺酮类抗革兰阴性菌的重要靶点，在 DNA 转录或复制过程中，双螺旋结构要打开（解旋），这就使得解旋附近的双螺旋结构过度缠绕，形成正超螺旋，阻碍双螺旋结构的进一步打开（复制叉移动），从而使转录或复制受阻。喹诺酮类药物通过影响 DNA 回旋酶，阻碍细菌 DNA 复制而产生杀菌作用。

②拓扑异构酶Ⅳ：它是抗革兰阳性菌的重要靶点，该酶具有解环连活性，在 DNA 复制过程中，将环连的子代 DNA 解环连。喹诺酮类药物通过抑制拓扑异构酶Ⅳ，干扰环连的子代 DNA 解环连，从而抑制细菌 DNA 复制产生抗菌作用。

（3）耐药性　细菌产生耐药性的机制：①耐药菌株 DNA 回旋酶与药物的亲和力下降，使药物失去靶位；②膜通道关闭，药物难以进入菌体；③金黄色葡萄球菌可将药物从菌体内泵出。临床上常见的耐药菌有金黄色葡萄球菌、肠球菌、大肠埃希氏菌和铜绿假单胞菌等。喹诺酮类抗菌药物之间有交叉耐药。

【不良反应与用药注意】不良反应少，统计为 3% ~5%，耐受良好。

（1）胃肠道反应　常见如恶心、胃部腹泻、呕吐、食欲减退、不适等。

（2）中枢神经系统毒性　轻者表现为失眠、头昏、头痛。患者用药剂量过大、有精神病或癫痫病史或与氨茶碱合用时更易出现。

（3）皮肤反应及光敏反应　一般表现为皮肤光照部位出现瘙痒性红斑，严重者出现皮肤糜烂、脱落，停药可恢复。

（4）软骨损害　儿童用氟喹诺酮类药物后可出现关节痛和关节水肿。

案例分析

患者陈某，男，25 岁，农民，持续高热和腹泻 8d，大便每天 5 ~6 次，偶尔有黏液，右下腹隐痛，伴畏寒、精神萎靡、头痛、食欲不振、腹胀、皮肤可出现玫瑰疹、脾大、相对缓脉。血液检查：末梢血白细胞和嗜酸性粒细胞减少。大便检查：见少许白细胞及脓细胞，粪便培养分离到伤寒杆菌。临床诊断为伤寒。思考如何治疗？应该选用什么药物？

（二）常用喹诺酮类药物

1. 诺氟沙星 （norfloxacin，氟哌酸）

诺氟沙星是临床应用的第一个氟喹诺酮类药，抗菌谱广，抗菌活性强。口服吸收好。对多数革兰阴性菌包括铜绿假单胞菌抗菌活性较强；对革兰阳性菌如金黄色葡萄球菌、肺炎球菌、溶血性链球菌以及厌氧脆弱杆菌也有效。临床用于敏感菌所致的泌尿生殖道、胃肠道感染和淋病。不良反应主要有胃肠道反应、过敏反应，偶见转氨酶升高。肾功能不良者慎用。

2. 环丙沙星（ciprofloxacin）

环丙沙星对铜绿假单胞菌、淋病奈瑟菌、流感嗜血杆菌、金黄色葡萄球菌、肠球菌、肺炎链球菌、嗜肺军团菌的抗菌活性强。对氨基糖苷类或第 3 代头孢菌素类耐药的革兰阴性及革兰阳性菌环丙沙星仍敏感，但对多数厌氧菌不敏感。

临床上应用于对其他抗菌药耐药的革兰阴性杆菌所致的呼吸道、泌尿生殖道、胃肠道感染。也用于治疗口腔、皮肤软组织、骨与关节等部位的感染。

不良反应为静脉滴注时对局部血管有刺激反应。口服可见呕吐、头痛、腹痛、腹泻、失眠、皮疹等不良反应。可诱发跟腱炎和跟腱撕裂，老年人和运动员慎用。

3. 左氧氟沙星（levofloxacin）

左氧氟沙星为氧氟沙星的左旋体。因除去了抗菌活性很弱的右旋体，抗菌活性约为氧氟沙星的 2 倍。口服生物利用度接近 100%，临床用于呼吸道、泌尿生殖道、胃肠道感染等。也用于治疗口腔、皮肤软组织、骨与关节等部位的感染。

4. 司帕沙星 （sparfloxacin，司氟沙星）

司帕沙星对革兰阳性菌、厌氧菌、结核分枝杆菌、衣原体和支原体的抗菌活性显著高于环丙沙星，对嗜肺军团菌和革兰阴性菌的抗菌活性与环丙沙星相同且高于诺氟沙星和氧氟沙星。临床上用于敏感细菌所致的呼吸系统、泌尿生殖系统和皮肤软组织感染的治疗，也可用于骨髓炎和关节炎等的治疗。口服吸收良好，肝肠循环明显。50% 随粪便排泄，25% 在肝脏代谢失活，$t_{1/2}$ 为 16h，为长效喹诺酮类药物。

5. 加替沙星（gatifloxacin）

加替沙星对大部分革兰氏阳性菌作用强，活性为环丙沙星和氧氟沙星的 2 ~ 16 倍；对大部分革兰阴性菌的活性与环丙沙星和氧氟沙星相当。对厌氧菌、衣原体、支原体的活性均高于环丙沙星和氧氟沙星。临床主要用于呼吸道支气管感染及泌尿道、皮肤、软组织和耳鼻喉等感染。不良反应主要有恶心、腹泻、头痛、眩晕、阴道炎等，静脉注射可见注射部位局部反应。显著特点是几乎没有潜在的光毒性。

二、 磺胺类和甲氧苄啶

（一） 磺胺类药物共性

磺胺类药物（sulfonamides）属广谱抑菌药。近年来，临床上随着耐药菌株的出现，加上各类抗生素和合成抗菌药的快速发展，磺胺类药的治疗地位逐渐被取代。特别是20世纪70年代中期，发现了磺胺增效剂甲氧苄啶，使磺胺类药物抗菌谱扩大，抗菌活性提高，甚至由抑菌作用变为杀菌作用，使治疗效果明显增强，抗菌范围增大。

根据口服吸收的难易和应用部位，将其分为抗全身性感染药（肠道易吸收）、抗肠道感染药（肠道难吸收）以及外用药三大类。其中肠道易吸收类又根据药物$t_{1/2}$的长短，分为短效类（$t_{1/2}<10h$），中效类（$t_{1/2}$为10～24h）以及长效类（$t_{1/2}>24h$）。

【体内过程】 由肠道易吸收的磺胺类药物体内分布广泛，血浆蛋白结合率差异大，在25%～95%，血浆蛋白结合率低的药物（如磺胺嘧啶）易于通过血－脑脊液屏障。主要在肝脏代谢为无活性的乙酰化物及与葡萄糖醛酸结合，以原形、乙酰化物、葡萄糖醛酸结合物三种形式经肾脏排泄。在碱性尿液中溶解度高，在酸性尿液中容易析出结晶而损伤肾脏。肠道难吸收的磺胺类药物在肠腔内水解后才能发挥抗菌作用。

【作用与应用】

（1）抗菌谱　对多数革兰阳性菌和阴性菌有良好的抗菌活性，属于广谱抗菌药。其中对脑膜炎奈瑟菌、淋病奈瑟菌、鼠疫耶氏菌、肺炎链球菌、A群链球菌和诺卡菌属药物最敏感；对大肠埃希菌、布鲁菌属、志贺菌属、变形杆菌属和沙门菌属次之；对沙眼衣原体、卡氏肺孢子虫、疟原虫和弓形虫滋养体也有抑制作用。但是对立克次体、支原体和螺旋体无效，甚至可刺激立克次体的生长。磺胺嘧啶银和磺胺米隆对铜绿假单胞菌有效。

（2）抗菌机制　细菌在生长繁殖过程中，不能直接利用周围环境中的叶酸，只能由细菌自身合成，合成是以对氨基苯甲酸（PABA）、二氢蝶啶为原料，经二氢叶酸合成酶的催化生成二氢叶酸，再经二氢叶酸还原酶的作用，被还原为四氢叶酸。活化型四氢叶酸是一碳基团的传递体，参与嘧啶核苷酸和嘌呤的合成。磺胺类药物与PABA的结构相似，可竞争性的与二氢叶酸合成酶结合，阻碍细菌二氢叶酸合成，从而影响细菌核酸的合成，抑制细菌的生长繁殖。

（3）耐药性　细菌对磺胺类药物极易产生耐药性，奈瑟菌属和革兰阳性菌更易产生耐药性。细菌对磺胺的耐药，可通过其随机突变和质粒转移发生，一旦耐药，通常为永久性不可逆，磺胺类药物之间也存在交叉耐药性。

【不良反应与用药注意】 磺胺类药物不良反应较多。

（1）过敏反应　如药热和皮疹，偶见多形性红斑及剥脱性皮炎，严重者可致死。

（2）泌尿系统损害　较严重的有泌尿系统损害如产生结晶尿、血尿、疼痛和尿闭等症状。治疗中用同服等量碳酸氢钠、多饮水、定期检查尿液等措施预防。

（3）常见不良反应　有恶心、呕吐、上腹部不适和食欲不振等。

（4）血液系统反应　能抑制骨髓造血功能，导致白细胞减少症、血小板减少症。偶见再生障碍性贫血。

（5）神经系统反应　如头晕、头痛、乏力、萎靡和失眠等症状。

（二）常用磺胺类药物

1. 磺胺嘧啶（sulfadiazine，SD）

磺胺嘧啶属于中效类磺胺药物，口服易吸收，血浆蛋白结合率较低（约为45%），易透过血－脑脊液屏障，脑脊液中的浓度达血药浓度的50%～80%，$t_{1/2}$为10～27h，能达到预防和治疗流行性脑脊髓膜炎的有效浓度，可作为脑膜炎奈瑟菌脑膜炎的预防用药。也用于治疗诺卡菌病，与乙胺嘧啶联合用于弓形虫病的治疗。与甲氧苄啶（双嘧啶片）合用可产生协同抗菌作用。有15%～40%以乙酰化结晶形式从尿排泄，结晶损害肾脏，应碱化尿液，多饮水加以预防。

2. 磺胺甲噁唑（sulfamethoxazole，SMZ，新诺明）

磺胺甲噁唑为中效类磺胺药物，血浆蛋白结合率较高，为60%～80%。脑脊液中浓度低于SD，可用于流行性脑脊髓膜炎的预防。尿中浓度与SD相似，适用于大肠埃希菌等敏感菌引起的泌尿道感染。主要与甲氧苄啶合用，产生协同抗菌作用，扩大临床适应证范围。与SD相同，在服药期间，应适当增加饮水量，并同服等量碳酸氢钠以碱化尿液。服药超过一周的患者，应定期检查尿液。

（三）甲氧苄啶及其复方

1. 甲氧苄啶（trimethoprim，TMP）

甲氧苄啶又称甲氧苄氨嘧啶或磺胺增效剂，抗菌谱与磺胺甲噁唑（SMZ）相似，属抑菌药，作用机制是抑制细菌二氢叶酸还原酶，使二氢叶酸不能还原成四氢叶酸合成，最终阻碍了核酸的合成。TMP口服吸收迅速而完全，$t_{1/2}$约为11h。给药后分布广泛，脑脊液中药物浓度较高，炎症时脑脊液中药物浓度可接近血药浓度。单独用药易引起细菌耐药。常与SMZ、SD或SIZ合用，抗菌作用增强数倍至数十倍。

不良反应有恶心、呕吐、皮疹等，肝肾功能不全者、血液病患者、孕妇、哺乳期妇女、婴儿禁用。

课堂互动

磺胺药和甲氧苄啶均为干扰细菌叶酸代谢的抗菌药物，前者抑制二氢蝶酸合成酶，后者抑制二氢叶酸还原酶，通过抑制细菌叶酸合成产生抗菌作用。这两类药会不会干扰人的叶酸代谢，引起巨幼细胞贫血？

2. 复方磺胺甲噁唑 （cotrimoxazole，SMZ－TMP，复方新诺明）

复方磺胺甲噁唑是SMZ和TMP按5∶1比例制成的复方制剂。两药合用的药理学依据如下：①二药合用后对细菌叶酸的合成起双重阻断作用（SMZ抑制二氢叶酸合成酶，而TMP抑制二氢叶酸还原酶），协同阻断细菌四氢叶酸合成，抗菌活性是两药单独等量应用时的数倍至数十倍，甚至呈现杀菌作用；②二药的药动学特点相似，$t_{1/2}$均约为10h，峰值血药浓度相似，合用后各自的消除$t_{1/2}$不变；③合用后可减少耐药性的产生，对已耐药的菌株也有抑制作用；④TMP毒性较小，二药合用后可减少磺胺类药物和自身的用量，从而降低不良反应。

三、其他合成抗菌药

1. 替硝唑 （tinidazole）

口服吸收好，$t_{1/2}$较长每日口服一次即可，广泛分布，可透过血脑屏障、胎盘屏障，由肾脏排出。临床上对厌氧菌具有强大的杀菌作用。主要用于厌氧菌引起的口腔、下呼吸道、腹腔、盆腔、骨及关节等部位的感染，幽门螺杆菌引起的消化道溃疡等。治疗阿米巴原虫引起的痢疾，滴虫引起的泌尿道感染，贾第鞭毛虫引起的疾病。

不良反应是胃肠道反应表现为有恶心、呕吐、皮疹、舌炎、口腔金属味、食欲不振、腹痛等。神经系统表现为头痛、头晕、肢体麻木及感觉异常等立即停药。用药期禁用含乙醇饮料。

2. 小檗碱 （berberine，黄连素）

是从中药提取出来的生物碱，现多用人工合成品。抗菌谱广，对多种革兰阳性、阴性菌均有抑制作用。对志贺菌属、伤寒沙门菌较为敏感，对阿米巴原虫也有抑制作用。临床上主要用于治疗菌痢、胃肠炎等。外用治疗疥疮、湿疹及慢性化脓性中耳炎等。还发现可以用于治疗肿瘤和抗心律失常。本药口服吸收率低，一般不作全身感染用药。不良反应少见。

知识拓展

细菌性肺炎的药物治疗

细菌性肺炎是最常见的肺炎，也是儿童和老年人群中最常见的感染性疾病之一。主要治疗原则是抗感染治疗，常用抗菌药物如下。

（1）β－内酰胺类　通过抑制细菌细胞壁的合成发挥抗菌作用，属繁殖期杀菌剂，包括青霉素类、头孢菌素类、碳青霉烯类抗生素。

（2）大环内酯类　主要通过抑制细菌蛋白质合成发挥抗菌作用。包括红霉素、阿奇霉素等这些抗生素对革兰阳性菌作用较强，对肺炎支原体、肺炎衣原体、嗜肺军团菌等非典型病原体均有抑制作用。

（3）喹诺酮类　通过抑制细菌DNA复制、修复以及染色体的分离转录等发挥杀菌作用，包括左氧氟沙星、环丙沙星、莫西沙星等。抗菌谱广，对需氧革兰阳性菌和革兰阴性菌均有很好的抗菌作用，同时对厌氧菌、支原体、衣原体、军团菌有较好的抗菌性

（4）氨基糖苷类　与细菌体内核糖体30S亚基结合影响蛋白质合成而显杀菌作用，包括链霉素、阿米卡星、庆大霉素等。主要对革兰阴性杆菌有效，部分品种对肠杆菌科细菌和铜绿假单胞菌等有作用。

（5）四环素类　与细菌核糖体30S亚单位特异性结合，从而抑制肽链延长和蛋白质合成，包括四环素、多西环素和米诺环素等，是广谱抗菌药物，对多种革兰阳性和阴性菌，立克次氏体作用效果明显。

（6）糖肽类通过抑制细菌转移酶，阻止细菌肽聚糖的形成，导致细菌细胞溶解，从而具有抗菌作用，包含万古霉素，去甲万古霉素、替考拉宁。

任务四　抗真菌药

案例分析

女性患者，60岁，有肾功能异常史，痰涂片多次真菌阳性，为非白色念珠菌，经氟康唑治疗失败，改为伊曲康唑注射液静滴和口服液交替治疗，痊愈。问：伊曲康唑有哪些药理作用？

临床用于治疗真菌感染的药物常分为三类：抗深部真菌药、抗浅部真菌药、广谱抗真菌药。

一、抗深部真菌药

1. 两性霉素B（amphotericin B）

本品属于多烯类抗真菌药，因具有亲脂性和亲水性两种特性而得名。

【体内过程】 口服、肌注均不易吸收，且刺激性大，故采用静脉滴注给药，

不易透过血－脑脊液屏障。碱化尿液可加速排泄。

【作用与应用】 系广谱抗真菌药。可选择性地与真菌细胞膜的麦角固醇部分结合，使细胞膜通透性增加，导致细胞质内重要的内容物外渗，造成真菌细胞死亡。细菌的细胞膜不含麦角固醇，故对细菌无作用。是治疗各种严重真菌感染最有效的药物之一。

两性霉素 B 对多种深部真菌如新型隐球菌、白色念珠菌、粗球孢子菌、荚膜组织胞浆菌等具有强大的抗菌作用，目前临床主要用于各种真菌性肺炎、心膜炎、脑膜炎及尿路感染等。治疗真菌性脑膜炎时，尚需加用小剂量鞘内注射。

【不良反应与用药注意】 不良反应较多，毒性较大，可在肾脏、肝脏、血液系统和神经系统等出现毒性反应，导致溶血。明显限制了其应用。静滴过程中可出现寒战、高热、头痛、厌食、恶心、呕吐、有时可致血压下降等。使用时，应注意心电图、肝肾功能及血象变化。

2. 氟胞嘧啶（flucytosine）

【体内过程】 口服吸收迅速而完全。分布广泛，炎症时可通过血－脑脊液屏障，也可进入感染的腹腔、关节腔和房水中。

【作用与应用】 氟胞嘧啶能进入真菌细胞内，被脱氨酶代谢形成的 5－氟尿嘧啶，干扰核酸和蛋白质合成，故对真菌呈现选择性毒性作用。本药单独应用时易产生耐药性，通常与两性霉素 B 合用治疗白色念珠菌、新型隐球菌等敏感菌株所致的深部真菌感染。

【不良反应与用药注意】 剂量过大可抑制骨髓功能，导致白细胞和血小板减少。其他有皮疹、恶心、呕吐、腹泻及严重的小肠炎等。

3. 制霉菌素（nystatin）

制霉菌素属于多烯类抗生素，抗菌机制及作用与两性霉素 B 相同。口服吸收不良，毒性大，不作注射用。目前临床主要以局部用药治疗皮肤、口腔、阴道念珠菌感染和阴道滴虫感染。口服有恶心、胃痛、腹泻等，阴道用药可见白带增多。

二、 抗浅部真菌药

1. 灰黄霉素（griseofulvin）

【体内过程】 本药为脂溶性，口服易吸收，吸收后分布于各组织中。体内主要经肝脏转化灭活，$t_{1/2}$约为 14h。可沉积于皮肤的角质层及毛发、指（趾）甲新生的角质部分，从而抵抗真菌的入侵。

【作用与应用】 对皮肤癣菌属、小孢子菌属、毛癣菌属等具有较强的抑制作用，对细菌及深部真菌无效。主要用于治疗由小孢子菌属、皮癣菌属和毛癣菌属等引起的头癣、体癣、股癣、甲癣等。外用无效。

【不良反应与用药注意】 常见有呕吐、头痛、恶心、腹泻、嗜睡、乏力、眩晕。偶见白细胞减少症、中性粒细胞减少症等。有致畸作用。此外，还可诱导肝药酶，增加口服避孕药的代谢速率，故不宜与上述药物合用。

2. 特比萘芬 （terbinafine）

特比萘芬属于第二代丙烯胺类抗真菌药，脂溶性高，口服吸收良好，血浆蛋白结合率高达99%。主要分布于皮肤角质层。可抑制皮肤癣菌中麦角固醇的生物合成，干扰细胞膜的功能及细胞壁的形成，从而使真菌死亡。其特点是作用快、疗效高、复发少、毒性低。用于体癣、股癣、手癣、足癣及甲癣病。主要不良反应为胃肠道反应。

三、 广谱抗真菌药

1. 酮康唑（ketoconazole）

酮康唑为咪唑类广谱抗真菌药，对各种浅部和深部真菌均有抗菌活性。口服吸收好。

【体内过程】口服易吸收，由于其溶解需要酸性环境，应在就餐时或餐后立即服用。分布广泛，可有效到达角化细胞。

【作用与应用】对能增加真菌细胞膜通透性，抑制真菌生长。可用于浅表和深部真菌感染，尤其可用于顽固性有皮损的体癣、股癣和足癣。也可用于真菌性败血症、肺炎等。

【不良反应与用药注意】最常见的为胃肠道反应，如恶心、呕吐、厌食等。最严重的毒性反应为肝毒性。定期检查患者的肝功能。

2. 伏立康唑（voriconazole）

【体内过程】为三唑类广谱抗真菌药，口服后吸收良好且迅速，1～2h血药浓度达到高峰。主要经过肝内代谢后被清除，从尿液中排出量低于2%。

【作用与应用】抗菌活性是氟康唑的10～500倍，对所有曲霉、隐球菌、念珠菌属包括对氟康唑、伊曲康唑和两性霉素B不敏感的皮炎芽生菌、粗球孢子菌、巴西副球孢子菌及荚膜组织胞浆菌均具抗菌活性。临床上可用于治疗足分支霉属和链孢霉属导致的严重真菌感染；治疗曲霉感染；治疗对氟康唑耐药的严重侵袭性念珠菌感染；亦可用于对免疫功能缺陷者有严重致命性的真菌感染。

【不良反应与用药注意】不良反应有皮疹、呕吐、视觉障碍、发热、恶心、腹泻、外周水肿及腹痛。不良反应由轻度到中度，及时停药可恢复。

知识拓展

抗真菌药的最新进展

(1) 咪唑类已开发了三代药物，第一代是咪唑类衍生物，如克霉唑、益康唑和咪康唑等。第二代是唑类衍生物，如酮康唑。第三代是三唑类衍生物，目前正在临床试用的有依特拉康唑，它毒性小，抗菌谱广，优于酮康唑，总量使用是酮康唑的1/10～1/5。此药对曲霉病、隐球菌病、组织胞浆菌病、念珠菌病、孢子丝菌病、着色芽生菌病和皮肤癣菌病（包括花斑癣等），均有较好疗效。

（2）环吡氧胺　是吡啶的代替物，与咪唑类无关。广谱抗菌，对皮肤癣菌、酵母、放线菌、其他真菌、细菌、菌质体等均有一定效果。抗真菌作用可能是排除细胞内的主要物质和（或）离子而产生效果。目前主要使用1%霜剂治疗体癣、股癣、念珠菌感染等。使用4%～8%指甲涂剂治疗甲癣，其透入性强。

（3）丙烯胺类衍生物　目前主要使用外用药萘替芬，此药优于克霉唑、咪康唑等，外用治疗皮肤癣，临床症状的改善比较迅速。此外，还有一类新型药物，可口服，也可外用，主治浅部真菌病和念珠菌病，特别是对甲癣效果较好，毒性低，正在试用中。

任务五　抗病毒药

案例分析

患者，男，14岁。因高热就诊入院。头痛，咽红肿，乏力，无明显咳嗽，无腹痛腹泻。诊断：病毒性流感。医嘱给予利巴韦林氯化钠注射液500mg，静滴，共5日，用药至第三天，患者出现恶心、呕吐、腹部不适、食欲不振。问题：该患者出现胃肠道症状的可能原因是什么？如何处理？

一、概述

病毒是结构最简单的微生物之一，不具有细胞结构，缺乏完整的酶系统，无独立的代谢活力，必须利用易感细胞提供酶系统、能量及营养物质才能进行复制繁殖。分为DNA病毒和RNA病毒两种。

由于病毒必须寄生于宿主细胞内，并主动参与细胞的代谢过程，因此，能抑制或杀灭病毒的药物也可能损伤宿主细胞。理想的抗病毒药应能深入宿主细胞，在抑制或杀灭病毒的同时，不损害宿主细胞的功能。现有临床疗效的抗病毒药选择性不高，多有较大的毒性。

二、 常用药物

（一） 抗呼吸道病毒药

1. 利巴韦林 （ribavirin，病毒唑）

【作用与应用】 为嘌呤三氮唑化合物的广谱抗病毒药，口服、口含吸收良好，抑制多种RNA和DNA病毒。对流感病毒、鼻病毒、带状疱疹病毒和肝炎病毒等都有抑制作用。临床用于流行性出血热、甲、乙型流感、疱疹、麻疹、眼角膜炎、结膜炎、甲型肝炎、小儿腺病毒肺炎等。

【不良反应与用药注意】 不良反应有胃肠道反应、过敏反应等，表现为头痛、恶心、呕吐、腹痛、皮疹、血清胆红素升高等。大剂量可致贫血，白细胞减少。有较强的致畸作用，妊娠期妇女禁用。

2. 金刚烷胺（amantadine）

【作用与应用】 口服易吸收，体内分布广，基本以原形经肾排泄。能特异性抑制甲型流感病毒，影响病毒的吸附、穿入和脱壳过程。主要用于甲型流感的防治。对已发病者可改善症状，还用于抗震颤麻痹。具有非特异性退热作用，应避免与退热药合用。

【不良反应与用药注意】 主要有厌食、恶心、呕吐、失眠、头晕及腹痛等反应。停药后可消失，大剂量可致共济失调、惊厥，有致畸等反应。妊娠期妇女、幼儿、脑血管硬化与癫痫患者禁用。

（二） 抗疱疹病毒药

1. 阿昔洛韦 （aciclovir，无环鸟苷）

阿昔洛韦是目前人工合成的治疗疱疹病毒感染的首选药物。

【体内过程】 阿昔洛韦属嘌呤核苷类化合物，口服吸收差，生物利用度较低，仅15%～37%，但组织分布广泛，在脑脊液中浓度为血液药物浓度的50%，水疱液、生殖道分泌物和组织中均可达到治疗浓度。主要以原形自尿液排出。

【作用与应用】 阿昔洛韦进入感染细胞内经病毒特异性胸苷激酶和细胞激酶催化，生成三磷酸盐，抑制病毒DNA多聚酶，抑制病毒DNA的复制。具有广谱抗疱疹病毒作用，其活力是碘苷的10倍，是阿糖腺苷的160倍。对单纯疱疹病毒及水痘带状疱疹病毒选择性较高，对乙型肝炎病毒有一定作用，对巨细胞病毒不敏感。临床局部应用治疗疱疹性角膜炎、单纯疱疹和带状疱疹，也可用于治疗乙型肝炎。

【不良反应与用药注意】 不良反应较少，口服后或有恶心、呕吐、腹泻，偶有发热、头痛、皮疹等。静脉滴注可致静脉炎、低血压及暂时性肾毒性等反应。滴眼及外用可有局部轻微疼痛。对本品过敏者和孕妇、哺乳期妇女禁用，肾功能不全者慎用。

2. 缬昔洛韦（valaciclovir）

1995 年在美国批准上市，为临床新一代抗疱疹病毒药，口服吸收迅速、完全，在体内转化为阿昔洛韦和天然的 L－缬氨酸。主要用于治疗急性带状疱疹和生殖器疱疹的初次发作及抑制生殖器疱疹的复发。主要不良反应为骨髓抑制，也可发生中枢神经系统毒性反应。肾功能不良和免疫受损患者慎用。

3. 碘苷 （idoxuridine，疱疹净）

碘苷为碘化胸腺嘧啶衍生物。可抑制单纯疱疹病毒、水痘带状疱疹病毒，阻止病毒 DNA 合成，对 RNA 病毒无效。其作用机制是碘苷在体内经胸苷激酶磷酸化后掺入病毒 DNA，影响病毒 DNA 的合成。本药全身应用毒性大，目前仅限于局部用药，主要用于单纯疱疹病毒、急性疱疹性角膜炎、结膜炎。不良反应偶有过敏反应，局部刺痛、痒、轻微水肿等。

（三） 抗肝炎病毒药

1. 干扰素 （interferon）

干扰素为一类具有多种生物活性的糖蛋白。临床大量应用基因重组技术生产的 α－干扰素，具有多种亚型。干扰素需注射给药。为广谱抗病毒药，主要抑制病毒蛋白合成、转录、装配和释放，还具有免疫调节、抗肿瘤作用。小剂量对细胞及体液免疫都有作用，大剂量则产生抑制作用。临床上用于治疗各种慢性病毒性肝炎，亦可用于急性病毒感染性疾病，如流感及其他上呼吸道感染、病毒性心肌炎、流行性腮腺炎等。

不良反应有肌痛、倦怠、头痛、全身不适；少见白细胞和血小板减少，停药可恢复；大剂量可出现共济失调、精神失常等。对本品过敏者、肾功能不全、急性肝炎和妊娠期妇女禁用。

2. 阿德福韦酯（adefovir dipivoxil）

本品是阿德福韦的前体，在体内水解为阿德福韦发挥抗病毒作用。阿德福韦酯是 5′－单磷酸脱氧阿糖腺苷的无环类似物，单剂口服的生物利用度约为 59%。口服阿德福韦酯可明显抑制乙肝病毒的 DNA 复制。本品适用于治疗乙型肝炎病毒活动复制和血清氨基酸转移酶持续升高的肝功能代偿的成年慢性乙型肝炎患者。

常见不良反应为恶心、虚弱、头痛、腹痛、腹泻、胃肠胀气和消化不良等，亦可出现白细胞减少、脱发。

（四） 抗人类免疫缺陷病毒药

1. 齐多夫定（zidovudine，AZT）

第一种治疗 HIV 的药物。口服吸收良好，可通过血－脑脊液屏障。临床用于治疗艾滋病及重症艾滋病相关综合征，主要用作联合用药之一。主要不良反应为骨髓抑制，可出现巨细胞性贫血，中性粒细胞和血小板降低。治疗初期常出现恶心、头痛、呕吐。

2. 拉米夫定（lamivudine，3－TC）

拉米夫定为胞嘧啶衍生物，是核苷类逆转录酶抑制剂，可抑制艾滋病毒（HIV）逆转录酶。该药能有效对抗对齐多夫定产生耐药性的人类免疫缺陷病毒，对乙肝病毒也有效，毒性较低。单用易产生耐药性。临床主要与齐多夫定合用治疗人类免疫缺陷病毒感染，对乙肝也有较好疗效。常见的不良反应是头痛、疲劳和腹泻。

3. 奈韦拉平（nevirapine，NVP）；地拉韦啶(delavirdine，DLV)

两者均为非核苷类逆转录酶抑制剂，可直接抑制 HIV－1 逆转录酶，但对 HIV－2 DNA 聚合酶无活性，对齐多夫定耐药株有效，本身也易产生耐药性，故通常不单独使用。主要不良反应为皮疹，亦可出现腹泻、头痛、转氨酶升高等。

知识拓展

埃博拉病毒

埃博拉病毒是目前已知的对人类最为致命的病毒之一，其致病机理尚不清楚。中国科学院武汉病毒研究所科研团队通过构建一系列腺病毒基因转移载体，系统地研究了埃博拉病毒包膜型糖蛋白在细胞以及小鼠模型中表达的致病效应。

糖蛋白表达导致的急性炎症及组织损伤作用，提示该蛋白可能在埃博拉致病的过程中扮演着重要角色，为埃博拉病毒致病研究提供了重要线索。此外，该项研究也为进一步揭示糖蛋白等烈性病原体致病因子的致病效应及其分子机理提供了一种重要且便捷的实验模型，而且此模型或许同样可以用于研发针对这些致病因子的特异性干预手段或治疗药物。这意味着我国在埃博拉病毒糖蛋白致病效应及其实验模型的研究中取得了新进展。

任务六 抗结核药

案例分析

患者，女，26 岁。自 5 月 1 日始感右侧胸痛，呈针刺样痛，尤以深呼吸、咳嗽及右侧卧位时明显。此后渐感全身无力，咳嗽加重，无痰，至 5 月 9 日午后出现畏寒、低热，但无鼻塞、咽痛，自服速效感冒片无效。两天后体温升达39℃，经按“上呼吸道感染”处理，症状不缓解，每日午后仍发热，体温波动于38.5～39℃。胸痛较前减轻，咳嗽伴少量白色黏痰，不咯血，有盗汗、乏力、胃纳减退。5月14日去医院就诊，经拍摄胸片及超声检查，发现右侧胸腔积液，行胸腔穿刺抽液检查，胸液系渗出性病变，给予异烟肼及链霉素治疗，一周后咳嗽减轻，但仍有发热，活动时出现胸闷、气急，左侧卧位气急加重。无恶心、呕吐及腹痛、腹泻，小便如常。上述患者最终临床诊断为结核性渗出性胸膜炎，请问应采用何种治疗方案？可应用哪些药物？这些药物的应用原则是什么？

结核病是由结核分枝杆菌感染引起的一种慢性传染病，可累及全身各个器官，其中以肺结核最常见。抗结核药抑制或杀灭结核杆菌，根据临床疗效及作用特点，可分为两大类：一线药疗效高，不良反应少，患者较易接受。其中包括利福平、异烟肼、乙胺丁醇和吡嗪酰胺等，大多数结核病患者用一线药物可以治愈。二线药物通常抗菌作用较弱或毒性较大，其中包括链霉素、对氨基水杨酸、丙硫异烟胺、氧氟沙星等，毒副作用相对较小的新一代的药物有利福喷汀、利福定和司帕沙星等。

一、 常用抗结核病药

1. 异烟肼 （isoniazid，INH，雷米封）

异烟肼具有疗效高、毒性小、口服方便、价廉等优点，目前仍是最常用的抗结核药。

【体内过程】 口服或注射吸收快而完全，口服1～2h血药浓度达高峰。吸收后广泛分布于全身各种组织、体液及巨噬细胞内，易透过血－脑脊液屏障，可透入到细胞内、骨组织、关节腔、胸水、腹水及纤维化或干酪化的结核病灶。异烟肼大部分在肝中代谢为乙酰化异烟肼和异烟酸等，代谢物及小量原形药最终由肾排泄。异烟肼乙酰化的速率受患者遗传因素的影响，不同患者乙酰化速率快慢不一，快乙酰化者尿中乙酰化异烟肼较多，每日服药一次；慢乙酰化者血药浓度高，显效较快，尿中游离异烟肼较多，不良反应多。

【作用与应用】 异烟肼对结核分枝杆菌具有高度选择性，抗菌力强，易穿透入细胞内，对生长旺盛的结核菌均有杀菌作用，对静止期的结核菌有抑菌作用。单独用药时结核菌易致耐药性，宜于联合用药以增强疗效，延缓耐药性的产生。抗菌机制可能与选择性抑制分枝菌酸的生物合成有关。分枝菌酸为分枝杆菌细胞壁的重要组成部分。

异烟肼是治疗各种类型结核病的首选药。除作为预防用药可单独使用外，对各种类型结核病的治疗均与第一线抗结核药联合应用，增加疗效。

【不良反应与用药注意】 发生率与剂量有关，治疗量时不良反应少而轻。

（1）周围神经炎　多见于剂量大，维生素 B_6缺乏者及慢乙酰化型患者。表现为四肢麻木，反应迟钝，共济失调，随后出现肌肉萎缩。可能是异烟肼与维生素 B_6结构相似，能竞争同一酶系或促进维生素 B_6排泄增多，导致维生素 B_6缺乏。同服维生素 B_6可予以防治。

（2）肝毒性　出现黄疸、肝细胞坏死。一般剂量可有转氨酶暂时性升高，较大剂量或长期用药可致肝损害。可能与异烟肼的毒性乙酰化代谢产物有关。与利福平合用时，肝功能异常的发生率明显增高。用药期间应定期检查肝功能，肝病患者慎用。

（3）过敏反应　如发热、皮疹、偶见粒细胞减少、狼疮样综合征等。

（4）中枢神经功能障碍　表现为失眠、精神兴奋、神经错乱甚至惊厥等。嗜酒、有癫痫及精神病史者慎用。给予维生素 B_6可减少此种不良反应。

【药物相互作用】异烟肼是肝药酶抑制剂，可抑制苯妥英钠羟化而导致苯妥英钠中毒，在慢乙酰化患者更为常见。

2. 利福平（rifampicin，RFP，甲哌利福霉素）

本品为利福霉素的半合成衍生物，橘红色结晶粉末。与异烟肼同是目前治疗结核病的最有效药物。

【体内过程】口服吸收迅速而完全，2～4h 血药浓度达峰值，吸收后广泛分布于全身，穿透力强，能进入细胞、结核空洞、痰液及胎儿体内。脑膜炎时，脑脊液可达有效治疗浓度。主要经肝代谢。经胆道排泄，形成肝肠循环，延长抗菌作用时间，可使有效血药浓度维持 8～12h。应预先告诉结核患者服药时，原形药物及代谢产物呈橘红色，服药过程中，尿、粪、唾液、泪液、汗液和痰等均可染成橘红色或棕红色。

【作用与应用】利福平可特异性地与敏感菌 DNA 依赖性 RNA 多聚酶结合，抑制细菌 RNA 合成起始阶段，阻碍 mRNA 合成。对动物及人细胞的 RNA 多聚酶则无影响。单用利福平时结核分枝杆菌易产生耐药性，需与其他抗结核药联合用，可以增强治疗的疗效，又可延缓耐药性产生。利福平与其他抗结核药无交叉耐药性。

利福平是广谱抗生素。对繁殖期的结核菌杀菌作用最强，静止期的结核菌杀菌作用较弱，而且对吞噬细胞内结核菌也有杀菌作用。对结核分枝杆菌、麻风分枝杆菌、大多数革兰阳性球菌，特别是金黄色葡萄球菌和脑膜炎奈瑟菌均有强大的抗菌作用。对某些革兰阴性菌（如大肠埃希菌、变形杆菌）、沙眼衣原体、沙眼病毒亦有抑制作用。

临床用途如下。

（1）与其他抗结核病药联合用药，治疗各种结核病及重症患者。

（2）眼部感染　外用治疗沙眼及敏感菌所致的眼部感染。

（3）胆道感染　用于耐药金黄色葡萄球菌及其他敏感菌所致的感染，如胆道感染。

（4）脑膜炎 亦可用于脑膜炎球菌及流感嗜血杆菌引起的脑膜炎。

（5）麻风病 可与氨苯砜等抗麻风病药联合治疗麻风病。

【不良反应与用药注意】不良反应虽多，但发生率低，很少因之中断治疗。

（1）胃肠道反应 一般多表现为恶心、呕吐、腹痛、腹泻等症状。

（2）肝毒性 少数患者可因肝损害而出现黄疸；原有肝病者、嗜酒成瘾者服用或与异烟肼合用时易致严重肝脏损害。严重肝病、胆道阻塞、对本品过敏者和妊娠3个月内妇女禁用。老人、嗜酒及营养不良者慎用。

（3）过敏反应 可有药热、皮疹，偶见白细胞和血小板减少。

（4）流感样综合征 用于大剂量间歇疗法时，表现为发热、头痛、全身酸痛等症状。应避免此种给药方式。

【药物相互作用】利福平为肝药酶诱导剂，可提高其他药物的代谢，如与地高辛、避孕药、抗凝血药、普萘洛尔、酮康唑、氟康唑、维拉帕米、皮质激素等合用，可使它们的 $t_{1/2}$ 缩短，药效明显减弱。

3. 利福喷汀（rifapentine）和利福定（rifandin）

利福喷汀是利福霉素衍生物。抗菌谱同利福平，而抗菌活性是利福平的8倍，利福喷汀治疗剂量与利福平相同。利福定的治疗剂量仅为利福平的1/3～1/2。与其他抗结核药如异烟肼、乙胺丁醇、链霉素等有协同抗菌作用。不良反应也同利福平。

4. 乙胺丁醇（ethambutol）

【体内过程】一般口服吸收良好，2～4h血药浓度可达峰值，分布广泛。$t_{1/2}$ 为3～4h。主要以原形从尿排泄，肾功能不全者可发生蓄积中毒。

【作用与应用】对结核杆菌具有较强的抗菌作用，对大多数耐异烟肼和链霉素的结核杆菌也有效。与其他的抗结核病药物无交叉耐药，主要与异烟肼或利福平合用治疗各种类型的结核病。

【不良反应与用药注意】一般发生率较低。最主要的不良反应是球后视神经炎，表现为视力减退、视觉模糊、红绿色盲，为剂量依赖性。早日发现及时停药后即可恢复正常。长期用药应注意眼科检查。偶见胃肠道反应、肝损害，与异烟肼、利福平合用时更应注意。

吡嗪酰胺（pyrazinamide）

口服易吸收，分布广，易透过血－脑脊液屏障。$t_{1/2}$ 为6h，肝脏代谢，经肾排泄。在酸性环境中抗菌作用较强。其机制是阻断结核分枝杆菌叶酸的合成。单用易产生耐药性，与其他抗结核药无交叉耐药性，常与利福平、异烟肼联合用于非典型的结核菌感染及结核病的复治。是短程治疗中的三联或四联给药的基本药物之一。

主要不良反应为肝损害，还可见诱发痛风与高尿酸血症、关节痛、胃肠道反应等。肝病、妊娠初期、痛风病患者禁用。

二、 结核病的治疗原则

用药过程中应遵循早期用药、联合用药、足量用药、规律用药、全程督导治疗等原则。

(1) 早期用药　早期病灶内结核分枝杆菌生长旺盛，对药物敏感，同时病灶部位血液供应丰富，易于药物渗入，达到高浓度。从而可获良好疗效。

(2) 联合用药　通常在选用异烟肼的基础上再加用利福平、乙胺丁醇等药物。依病情需要，采用二联或三联，甚至四联的治疗方案。延缓耐药性，并可交叉杀灭其他耐药菌株，提高治愈率，降低复发率。

(3) 适量、规律用药　根据患者病情采取短期疗法和长期用药。短期疗法适用于单纯性结核的初治：强化期 2 个月，使用异烟肼、利福平、吡嗪酰胺治疗；继续期 4 个月，使用异烟肼和利福平治疗。长期用药适用于病情较重，机体状况较差或复发而有并发症者，开始 3 ~ 6 个月选用 3 种或 4 种强效药合用，控制症状后做巩固治疗 1 ~ 2 年。

(4) 全程督导治疗　全程督导治疗是当今控制结核病的重要策略。即患者的病情、用药、复查等都应在医务人员的监督之下，在全程化疗期间（一般为 6 个月）均有医务人员指导，以保证患者得到科学规范的治疗，是国际上公认的最佳治疗和控制结核病的策略。

知识拓展

药品注册

药品注册申请包括新药申请、仿制药申请、进口药品申请及其补充申请和再注册申请上境内申请人申请药品注册按照新药申请、仿制药申请的程序和要求办理，境外申请人申请进口药品注册按照进口药品申请的程序和要求办理。

新药申请，是指未曾在中国境内上市销售的药品的注册申请对已上市药品改变剂型、改变给药途径、增加新适应证的药品注册按照新药申请的程序申报。

仿制药申请，是指生产国家药品监督管理局已批准上市的已有国家标准的药品的注册申请；但是生物制品按照新药申请的程序申报进口药品申请，是指境外生产的药品在中国境内上市销售的注册申请。申请补充申请，是指新药申请、仿制药申请或者进口药品申请经批准后，改变增加或者取消原批准事项或者内容的注册申请。

再注册申请，是指药品批准证明文件有效期满后申请人拟继续生产或者进口该药品的注册申请。

任务七 消毒防腐药

案例分析

某实验室超净工作台已半年未进行灭菌处理，最近经常出现染菌问题，实验员王某利用甲醛熏蒸2小时后，实验室密封24小时，开窗通气后超净工作台正常使用，再未出现染菌问题，为什么？

一、 概述

（一） 消毒防腐药的定义

消毒药是指能迅速杀灭病原微生物的药物。理想的消毒药应能杀灭所有的细菌、芽孢、真菌、滴虫及其他感染的微生物而不伤害人体组织。但目前的消毒药，抗菌谱都有一定限制，且对人体有较强的损害作用。

防腐药是指能抑制病原微生物生长繁殖的药物。它对细菌的作用较缓慢，但对人体组织细胞的伤害也较小，因此适用于体表（皮肤、黏膜、伤口等）、器械、排泄物和周围环境的消毒，或黏膜、创面、腔道的冲洗，有些也可用于食品和药剂防腐。

消毒药低浓度时抑菌，防腐药高浓度时杀菌，两者无严格界限，故统称为消毒防腐药。它们与抗生素不同，没有严格的抗菌谱。消毒防腐药对病原微生物和人体组织细胞无明显选择作用，在抗病原微生物浓度时往往也损害人体细胞，通常不作全身用，药不可内服。

（二） 作用机制

本类药物可通过不同的作用机制达到对病原微生物的抑制和杀灭作用。有的具有氧化作用，可氧化细菌体内的活性部分而产生杀菌作用；其包括能使病原微生物的蛋白质变性、凝固（如酚类、重金属化合物等）；能干扰病原微生物的重要酶系统，影响其代谢；能降低病原微生物的表面张力，增加细胞膜通透性，使细胞破裂或溶解。总之都可能抑制微生物的繁殖，甚至导致病原体死亡。

（三） 消毒防腐药的类型

（1）按化学结构分为醇类、酚类、醛类、酸类、卤素类、氧化剂、表面活性剂及其他类。

（2）国际上按杀菌作用强弱分为高效、中效、低效三大类。

二、 常用药物

（一） 醇类

醇类能使菌体蛋白质凝固和脱水而呈现抗菌作用，加之醇类的溶脂的特性使它易渗入菌体有助于抗菌作用的发挥。能杀死繁殖型病原菌，对芽孢、真菌无效，对多数病毒效果较差。

1. 乙醇（alcohol）

乙醇又称酒精，能使蛋白质变性而发挥杀菌作用，但对芽孢无效，以75%（体积分数）作用最强，常用于皮肤、体温计、器械消毒。浓度过高，可使蛋白质很快沉淀形成一层保护膜，阻碍乙醇向深层渗透，杀菌作用降低。乙醇浓度为20% ~30%可用于高热患者皮肤涂擦，促进热量散发，降低体温。50%稀释液用于防治压疮；无水乙醇注于神经干，可缓解三叉神经痛、坐骨神经痛。

2. 苯甲醇（benzyl alcohol）

苯甲醇又称苄醇，杀灭铜绿假单胞菌、变形杆菌和金黄色葡萄球菌，并有局麻作用。0.5% ~2%用于药剂防腐；1% ~4%溶液用于局部止痛；10%软膏或洗剂用于局部止痒。注射部位局部刺激，局部用苯甲醇后出现疼痛、肿胀、硬结等现象。

（二） 酚类

酚类能使细菌体内的蛋白质变性、凝固，也能损害细胞膜，使细胞内的胞质物质流失和菌体溶解而呈现抗菌作用。

1. 苯酚（phenol）

苯酚又称石炭酸，杀菌作用较强，但对芽孢、病毒无效。0.5% ~1%溶液或2%软膏用于皮肤止痒；3% ~5%的水溶液主要用于用具、外科器械、房屋及排出物的消毒；1% ~2%酚甘油溶液用于中耳炎，有消毒止痛作用。高浓度时有强烈腐蚀作用；毒性较大，不可口服。

2. 甲酚（cresol）

甲酚又称煤酚皂，来苏儿，杀菌作用是苯酚的3倍，腐蚀性及毒性较低。难溶于水而易溶于肥皂液中。2%溶液用于洗手、消毒皮肤、橡皮手套等；3% ~5%水溶液用于器械；5% ~15%用于房间、用具、排泄物的消毒。对结晶核杆菌使用5%浓度，作用1 ~2h。有甲酚臭味，不宜用作食具和厨房的消毒，浓度大于2%对皮肤、黏膜有刺激作用。

（三） 醛类

醛类可与蛋白质中的氨基结合，使蛋白质凝固变性，其杀菌作用强，对细菌、芽孢菌、真菌、病毒都有效，但刺激性太大。

1. 甲醛溶液 （formaldehyde，福尔马林溶液）

甲醛具有防腐杀菌性能的原因主要是构成生物体（包括细菌）本身的蛋白质上的氨基能跟甲醛发生反应。35% ~40% 福尔马林溶液用作固定标本、保存尸体、疫苗、血清等；2% 福尔马林溶液用于器械消毒；用于房屋消毒时，每立方米取甲醛 1 ~2mL 加等量水，加热蒸发；还可配成干髓剂，牙科填入髓腔，使牙髓失活。挥发性强，其气体对黏膜和呼吸道有强烈刺激性，可引起流泪、咳嗽等。

2. 戊二醛（glutaraldehyde）

戊二醛属高效消毒剂，具有广谱、高效、低毒、对金属腐蚀性小、受有机物影响小、稳定性好等特点。适用于医疗器械和耐湿忌热的精密仪器的消毒与灭菌。其灭菌浓度不得低于 2%，同时也是内镜消毒的首选药品。灭菌时间长，灭菌一般要达到 10h；戊二醛有一定的毒性，可引起支气管炎及肺水肿；灭菌后的医疗器械需用蒸馏水充分冲洗后才能使用。不宜与肥皂、甲醛、红汞及硝酸银等配合使用。

（四） 酸类

酸的整个分子或解离后的 H^+ 使菌体蛋白变性、凝固而呈现杀菌作用。酸溶液的杀菌力随温度升高而增强。

1. 过氧乙酸（peracetic acid）

过氧乙酸是一种强氧化剂，遇有机酸放出新生态氧而起氧化作用，对细菌、芽孢、真菌、病毒均有较强的杀灭作用。用于洗手消毒（0.1% ~0.2% 溶液浸泡 1min）；器械消毒（0.3% ~0.5% 溶液浸泡 15min）；食具、空气、地面、墙面及垃圾物消毒（0.04% 溶液喷雾或熏蒸）；衣服、被单消毒（1% 溶液浸泡 2h）。高浓度有腐蚀性，配制时应采取防护措施；对纺织品、衣服等有漂白作用。

2. 硼酸（boric acid）

硼酸对细菌、真菌有弱抑制作用，无刺激性。可用于皮肤、黏膜、伤口和角膜的冲洗（2% ~5%）；皮肤创面消毒（10% 软膏）。高浓度有刺激性和腐蚀性。

3. 乳酸（lactic acid）

乳酸对细菌和病毒有杀灭作用。5% 阴道栓或 1% 溶液冲洗阴道治疗滴虫性阴道炎；空气消毒，每立方米用 1mL，稀释 10 倍后加热熏蒸 30min；乳酸 1 份加水杨酸 1 份治疗寻常疣，还可用于腐蚀鸡眼。乳酸对皮肤黏膜有刺激性和腐蚀性，避免接触眼睛。

4. 苯甲酸（benzoic acid）

苯甲酸又称安息香酸，杀灭真菌作用较强，0.1% 即有杀菌作用，是药剂和食品的有效防腐剂；也用于体癣及手足癣。

（五） 卤素类

卤素是通过卤化或氧化菌体原浆蛋白活化基团，而使有机物分解或丧失功能，而起杀菌作用，抗菌谱广，作用强大，对细菌、芽孢和病毒等均有效。常用的含氯化合物有碘、碘伏、含氯石灰等。

1. 碘（iodine）

碘能氧化细菌原浆蛋白的活性基因，并与蛋白质的氨基结合而使其变性。对细菌、真菌、芽孢菌、病毒及原虫均具有强大而快的杀灭作用。如碘酊，2%一般用于皮肤消毒，皮肤消毒后常用乙醇溶液脱碘，以减少对皮肤的刺激性。2%碘甘油刺激性小，用于牙龈感染和咽炎时，涂擦咽部等。对皮肤黏膜刺激性大，不可用于黏膜及皮肤破损处。由于碘制剂的腐蚀性强，可引起喉头水肿，甚至窒息，重症还可出现精神症状、昏迷，如不能及时抢救，可引起大脑严重缺氧，损害中枢神经系统。

2. 碘伏（iodophor）

碘伏具有广谱杀菌作用，可杀灭细菌繁殖体、芽孢、真菌、原虫和部分病毒。5%～10%也可处理烫伤；0.5%可用于手术前手和其他皮肤的消毒，各种注射部位皮肤消毒、器械浸泡消毒及阴道手术前消毒等；治疗滴虫性阴道炎、真菌性阴道炎、皮肤霉菌感染等；0.05%也可用于餐具和食具的消毒；稀释两倍可用于口腔炎漱口。

碘伏为外用药，禁止口服。碘伏稀溶液毒性低，无腐蚀性。禁止与红汞等拮抗药同用。但稀溶液不稳定，需要在使用前配制，避免接触银、铝和二价合金，因为对金属有腐蚀力。碘伏原液应该在室温下避光保存。高浓度碘伏接触皮肤和眼睛，可引起灼伤。

3. 含氯石灰（chlorinated lime）

含氯石灰在水中溶解生成次氯酸，具有快而强的杀菌作用。酸性环境中有利于释放氯。0.5%溶液用于非金属用具、饮用水和无色衣物的消毒。干粉用于粪便消毒用量是1∶5；饮水消毒每50kg水中加入氯石灰1g；漂白粉硼酸溶液用于化脓性创面、脓肿冲洗及湿敷。干粉受潮易分解失效，应密闭、干燥保存；有漂白作用；对皮肤有刺激作用；对金属有腐蚀作用。

（六）氧化剂

氧化剂是一类含不稳定结合态氧的化合物，遇有机物或酶即放出新生氧，氧化菌体内活性基团而呈杀菌作用，同时对细胞或组织也有损伤和腐蚀作用。细菌对氧化剂的敏感性有很大差异，革兰阳性菌、某些螺旋体较敏感，厌氧菌更敏感。常用的氧化剂有高锰酸钾、过氧化氢溶液、过氧乙酸等。

1. 高锰酸钾（potassium permanganate，PP）

高锰酸钾又称过锰酸钾，为强氧化剂，遇有机物即放出新生态氧，使有机物氧化，产生杀菌、除臭效果。作用强而快。临床上常用浓度为0.1%～0.5%的溶液冲洗皮肤创伤、溃疡、鹅口疮、脓肿等。0.5%溶液漱口用于祛除口臭及口腔消毒；在野外误服植物中毒时，用0.01%～0.02%浓度的高锰酸钾溶液洗胃可解有机物毒性；0.01%的高锰酸钾水溶液可以用于阴道冲洗或坐浴及足癣浸泡；0.1%用于蔬菜、水果消毒（浸泡5min）。

配制溶液要用凉开水，用热水会失效。配制好的水溶液一般只能保存2h左右，当溶液变成褐紫色时则失去消毒作用，故最好能随用随配。洗胃时，极高浓度的高锰酸钾溶液会造成胃黏膜糜烂及中毒；不要长期使用高锰酸钾，以免阴道内的菌群紊乱。

2. 过氧化氢溶液（hydrogen peroxide solution）

过氧化氢溶液中过氧化氢遇到组织中的过氧化氢酶时，迅即分解而释放出新生氧，有杀菌、除臭、除污等功效，作用弱、快而短、穿透力很弱，对组织无刺激性无毒性。可用于清洗创面、溃疡、脓窦、耳内脓液。稀释至1%浓度，可用于口腔炎、扁桃体炎及白喉等的口腔含漱。本品对厌氧菌感染尤为适用，对破伤风及气体坏疽的创面，可用3%溶液冲洗或湿敷。

高浓度接触皮肤和黏膜会产生刺激性灼伤，形成疼痛“白痂”。以本品连续应用漱口可产生舌乳头肥厚，属可逆性。本品溶液灌肠时，当含过氧化氢（H_2O_2）浓度超过0.75%可发生气栓和（或）肠坏疽。

3. 过氧乙酸（peroxyacetic acid）

过氧乙酸是广谱、高效灭菌剂，是强氧化剂，可以杀灭一切微生物，对病毒、细菌、真菌及芽孢均能迅速杀灭，可广泛应用于各种器具及环境消毒。0.02%～0.2%溶液用于黏膜和皮肤消毒，0.2%溶液接触10min基本可达到灭菌目的，用于空气、环境消毒、预防消毒。“过氧乙酸原液”具刺激性、易挥发、腐蚀性较强，不可直接用手接触；对金属有腐蚀性，不可用于金属器械的消毒；如果药液不慎溅入眼中或皮肤上，应立即用大量清水冲洗；“过氧乙酸原液”储存放置可分解，注意有效期限，应储存于塑料桶内，凉暗处保存。

（七）表面活性剂

表面活性剂又称清洗剂或洗涤剂。因其分子结构活性部分不同，可分为阴离子表面活性剂（如肥皂、合成洗涤剂）和阳离子表面活性剂。阳离子表面活性剂的抗菌作用最强，它能吸附在细菌表面，使其细胞膜表面张力降低，从而改变细胞膜的通透性，使菌体内的重要成分外渗而杀菌。其作用快，抗菌谱广，能杀灭多种革兰阳性和阴性细菌、真菌，但对病毒效果差，不能杀死芽孢、结核分枝杆菌和铜绿假单胞菌。对皮肤刺激性很弱，毒性小，无腐蚀性。日常使用的阳离子表面活性剂有苯扎溴铵和醋酸氯己定等。

1. 苯扎溴铵（新洁尔灭）

苯扎溴铵为阳离子型表面活性剂，能乳化脂肪，起清洁作用，又能杀菌，起消毒作用，是目前医院常用的消毒药，用于手术前皮肤消毒、黏膜和伤口消毒，手术器械消毒。皮肤及黏膜消毒用0.1%溶液，创面消毒用0.01%溶液，手术前洗手用0.05%～0.1%溶液浸泡5min；手术器械消毒用0.1%溶液（内加0.5%

亚硝酸钠以防生锈）煮沸15min，再浸泡30min；0.005%以下溶液作膀胱和尿道灌洗；0.0025%溶液作膀胱保留液。优点是抗菌谱广、穿透力强、毒性低、作用快、无刺激性。禁止与普通肥皂配伍；忌与阴离子表面活性剂及盐类消毒药并用；不适用于膀胱镜、眼科器械、橡胶及铝制品的消毒；偶见过敏性皮炎。

2. 醋酸氯己定（洗必泰）

0.05%用于冲洗伤口及牙龈炎、牙周炎；0.02%用于手术前洗手消毒；0.5%醇溶液用于皮肤消毒；0.1%用于器械消毒；烧伤、烫伤用0.1%醋酸氯己定软膏涂患处，一日或隔日一次。抗菌谱广、穿透力强、毒性低、作用快、无刺激性。忌与碘酊、高锰酸钾、红汞配伍以免沉淀；不可与肥皂、合成洗涤剂同用；高温时易分解。

知识拓展

84消毒液

84消毒液是医院经常使用的消毒药。84消毒液的主要成分是次氯酸钠，用于宾馆、旅游、医院、食品加工行业、家庭等的卫生消毒，有难闻的刺激性气味。84消毒液需要稀释后才能使用。稀释浓度为千分之二到千分之五，即1000mL水里面放2~5mL 84消毒液。浸泡时间为10~30min。用于地面消毒的时候，一般用1份的84消毒液和24份的水混合，用来擦拭，喷洒，拖洗地面。厕所、马桶、地面的消毒按照1∶29的比例兑水，即1份的84消毒液加上29份的水。84消毒液有漂白和腐蚀作用，不能用于衣物的消毒。蔬菜、水果等食物最好不要用84消毒液消毒。84消毒液对金属有腐蚀作用，所以不要放在金属容器中。

小结

由于抗菌药物滥用给感染性疾病的治疗带来了日益严重的问题，如二重感染、耐药性、过敏反应、药物毒性等，因此，临床必须合理使用抗菌药物。抗生素是临床最常用的抗菌药物之一，β-内酰胺类抗生素包括青霉素类和头孢菌素类。具有高效、低毒、廉价的特点，青霉素主要不良反应是过敏反应，故不论注射或口服均应进行皮试。氨基糖苷类抗生素对细菌蛋白质合成的全过程均有抑制作用，属静止期杀菌药，对革兰阴性菌作用强。大环内酯类、四环素、克林霉素和氯霉素均为抑制细菌蛋白质合成的快速抑菌剂。大环内酯类临床主要用于对青霉素过敏的患者和耐药金黄色葡萄球菌、支原体、衣原体及军团菌引起的感染；

四环素类和氯霉素为广谱抗生素，氯霉素由于有骨髓抑制作用，临床使用已受限制。合成类抗生素是人类通过认识药物的构效关系，对药物分子结构进行改造，达到抗菌谱扩大，不良反应降低的目的。

抗真菌药物分为三类：抗深部真菌药其代表药物有两性霉素 B 和氟胞嘧啶等；抗浅部真菌药其代表药物有灰黄霉素和特比萘芬；广谱抗真菌药其代表药物有酮康唑和伏立康唑等。

抗病毒药物种类繁多，抗呼吸道病毒药有利巴韦林。抗肝炎病毒代表药物干扰素为广谱抗病毒药，主要抑制病毒蛋白合成、转录、装配和释放。抗人类免疫缺陷病毒药代表药物拉米夫定为胞嘧啶衍生物，是核苷类逆转录酶抑制剂，可抑制艾滋病毒（HIV）逆转录酶。

抗结核药临床分为两大类：一线药疗效高。其中包括利福平、异烟肼、乙胺丁醇和吡嗪酰胺等。二线药物通常抗菌作用较弱或毒性较大，其中包括链霉素、对氨基水杨酸、丙硫异烟胺、氧氟沙星等。

能力检测

一、单项选择题

1. 磺胺类药物的抗菌机制是（　　）。

A. 干扰细菌细胞壁的合成　　B. 增加细菌胞浆膜的通透性
C. 抑制细菌蛋白质合成　　D. 抗叶酸代谢
E. 抑制核酸代谢

2. 青霉素的作用机制是（　　）。

A. 干扰细菌细胞壁的合成　　B. 增加细菌胞浆膜的通透性
C. 抑制细菌蛋白质合成　　D. 抗叶酸代谢
E. 抑制核酸代谢

3. 具有肾毒性的头孢类药物是（　　）。

A. 头孢匹罗　　B. 头孢唑南　　C. 头孢哌酮　　D. 头孢曲松
E. 头孢唑啉

4. 红霉素是下列哪种细菌感染的首选药（　　）。

A. 溶血链球菌　　B. 金黄色葡萄球菌
C. 军团菌　　D. 沙眼衣原体
E. 大肠杆菌

5. 在大环内酯类药物中对肺炎支原体作用最强的是（　　）。

A. 红霉素　　B. 克拉霉素　　C. 麦迪霉素　　D. 交沙霉素
E. 阿奇霉素

6. 氨基糖苷类药物中过敏性休克发生率最高的是（　　）。
A. 庆大霉素　　B. 链霉素　　C. 新霉素　　D. 卡那霉素
E. 妥布霉素
7. 治疗伤寒、副伤寒的首选药是（　　）。
A. 氯霉素　　B. 四环素　　C. 土霉素　　D. 四环素
E. 米诺环素
8. 第二代喹诺酮类中抗菌作用最强的是（　　）。
A. 诺氟沙星　　B. 培氟沙星　　C. 氧氟沙星　　D. 多氟沙星
E. 环丙沙星
9. 氟喹诺酮类药物最适用于（　　）。
A. 骨关节感染　　B. 泌尿系感染　　C. 呼吸道感染　　D. 皮肤疖肿
E. 以上都不是
10. 磺胺类药物的抗菌机制是（　　）。
A. 抑制二氢叶酸合成酶　　B. 抑制二氢叶酸还原酶
C. 改变细菌细胞膜通透性　　D. 抑制四氢叶酸还原酶
E. 抑制 DNA 螺旋酶
11. 不属于抗真菌药的是（　　）。
A. 酮康唑　　B. 灰黄霉素　　C. 两性霉素 B　　D. 制霉菌素
E. 多黏菌素
12. 对浅表和深部真菌感染均有较好疗效的药物是（　　）。
A. 灰黄霉素　　B. 两性霉素 B　　C. 制霉菌素　　D. 氟胞嘧啶
E. 酮康唑
13. 咪唑类抗真菌药的作用机制是（　　）。
A. 抑制以 DNA 为模板的 RNA 多聚酶，阻碍 mRNA 合成
B. 影响二氢叶酸合成
C. 影响真菌细胞膜通透性
D. 竞争性抑制鸟嘌呤进入 DNA 分子中，阻断核酸合成
E. 替代尿嘧啶进入 DNA 分子中，阻断核酸合成
14. 两性霉素 B 的作用机制是（　　）。
A. 抑制真菌 DNA 合成　　B. 抑制真菌细胞膜麦角固醇的合成
C. 抑制真菌细胞壁的合成　　D. 抑制真菌蛋白质合成
E. 选择性地与真菌细胞膜麦角固醇结合
15. 阿昔洛韦主要适用的疾病是（　　）。
A. 甲状腺功能亢进　　B. 结核病
C. 白色念珠菌感染　　D. 疱疹病毒感染
E. 血吸虫病

16. 既可抗乙肝病毒又可以抗 HIV 病毒的药物为（　　）。
A. 金刚烷胺　B. 利巴韦林　C. 拉米夫定　D. 碘苷
E. 阿糖腺苷
17. 以下为广谱抗病毒药的是（　　）。
A. 金刚烷胺　B. 利巴韦林　C. 碘苷　D. 氟胞嘧啶
E. 齐多夫定
18. 乙胺丁醇与利福平合用目的在于（　　）。
A. 加快药物的排泄速度
B. 有利于药物进入结核感染病灶
C. 有协同作用，并能延缓耐药性的产生
D. 延长利福平作用时间
E. 减轻注射时的疼痛
19. 可引起视神经炎的抗结核药是（　　）。
A. 异烟肼　B. PAS　C. 乙胺丁醇　D. 利福平
E. 卡那霉素
20. 抗结核的一线药是（　　）。
A. 异烟肼、利福平、PAS（对氨基水杨酸）
B. 异烟肼、链霉素、卡那霉素
C. 异烟肼、乙胺丁醇、环丙沙星
D. 异烟肼、链霉素、乙硫异烟胺
E. 异烟肼、利福平、链霉素
21. 乙醇消毒的机制是（　　）。
A. 释放氯来杀菌　B. 使细胞内的胞质物质漏失
C. 乳化脂肪　D. 使蛋白质变性而发挥杀菌作用
E. 增加细菌细胞通透性
22. 对于苯酚消毒作用的描述，错误的是（　　）。
A. 杀菌作用较强　B. 对芽孢、病毒效果显著
C. 可用于用具、外科器械的消毒　D. 毒性较大，不可口服
E. 2% 浓度可用于皮肤止痒
二、多项选择题
1. 细菌产生灭活酶破坏的药物是（　　）。
A. 青霉素类　B. 头孢菌素类　C. 氨基糖苷类　D. 大环内酯类
E. 四环素类
2. 抗菌机制属于抑制蛋白质合成的抗菌药物有（　　）。
A. 四环素类　B. 氯霉素类　C. 大环内酯类　D. 氨基糖苷类
E. 青霉素类

3. β－内酰胺类抗生素包括（　　）。
A. 磺胺类　B. 青霉素类　C. 头孢菌素类　D. 大环内酯类
E. 喹诺酮类
4. 防止青霉素过敏反应的措施有（　　）。
A. 询问病史　B. 先用肾上腺素
C. 做皮肤过敏实验　D. 换用其他半合成青霉素
E. 出现过敏性休克时首选肾上腺素抢救
5. 抗铜绿假单胞菌的抗生素是（　　）。
A. 头孢呋辛　B. 羧苄西林　C. 头孢哌酮　D. 庆大霉素
E. 头孢他啶
6. 喹诺酮类药物适用于治疗（　　）。
A. 泌尿系感染　B. 呼吸道感染　C. 肠道感染　D. 前列腺炎
E. 淋病
7. 磺胺类药物的不良反应有（　　）。
A. 泌尿系损害　B. 过敏反应　C. 血液系统反应　D. 肝损害
E. 消化道反应
8. 磺胺类药物的抗菌谱为（　　）。
A. 革兰阳性菌　B. 革兰阴性菌　C. 衣原体　D. 螺旋体
E. 病毒
9. 可口服的抗深部真菌感染的药物是（　　）。
A. 灰黄霉素　B. 两性霉素 B　C. 酮康唑　D. 氟康唑
E. 乙胺丁醇
10. 酮康唑具有的特征是（　　）。
A. 口服易吸收　B. 抑制细胞膜麦角固醇的合成
C. 在酸性条件下易吸收　D. 偶有严重的肝毒性
E. 对念珠菌和表浅真菌有强大的抗菌力
11. 抗病毒药的药物有（　　）。
A. 利巴韦林　B. 干扰素　C. 齐多夫定　D. 阿糖腺苷
E. 碘苷
12. 阿昔洛韦不用于治疗（　　）。
A. 甲型肝炎　B. 单纯疱疹性角膜炎
C. 牛痘病毒感染　D. RNA 病毒感染
E. 带状疱疹
13. 合理应用抗结核药应注意（　　）。
A. 早期用药　B. 预防用药　C. 联合用药　D. 规律性用药
E. 长期疗法

14. 利福平临床应用的特点是（　　）。

A. 能抑制细胞壁合成　　B. 肝药酶抑制剂

C. 单用于结核杆菌易产生耐药性　　D. 既可治疗结核病也可治疗麻风病

E. 广谱抗生素

15. 关于碘伏的描述正确的有（　　）。

A. 具有广谱杀菌作用

B. 可杀灭细菌繁殖体、芽孢和部分病毒

C. 可对皮肤消毒、器械浸泡消毒

D. 0.05%也可用于餐具和食具的消毒

E. 2%浓度可用于皮肤止痒

16. 关于卤素消毒作用描述正确的是（　　）。

A. 抗菌谱广，作用强大

B. 对细菌、芽孢和病毒等均有效

C. 常用的含氯化合物有碘、碘伏、氯胺等

D. 有乳化脂肪的作用

E. 2%浓度可用于皮肤止痒

三、思考题

1. 简述细菌耐药性的产生机制。

2. 青霉素类与头孢菌素类的共同特点有哪些？

3. 简述磺胺类药物的抗菌机理，其抗菌机理有何理论和实践意义？

4. 简述广谱抗真菌药的作用特点。

5. 简述哪些药物可以用于流感病毒的防治。

6. 一线和二线抗结核病药分类的依据是什么？各包括哪些药物？

7. 试述影响消毒药作用的因素有哪些。

实训十三　青霉素G钾盐和钠盐快速静注的毒性比较

【实训目的】比较青霉素G钾盐和钠盐快速静注的毒性；学习小鼠尾静脉注射方法。

【实训原理】青霉素G钾盐快速静注，因大量注入钾离子可致心脏骤停，小鼠很快死亡。

【实训材料】小鼠2只，体重18～20g；青霉素G钾盐注射液（100000U/mL）、青霉素G钠盐注射液（100000U/mL）、酒精或二甲苯；天平、小鼠固定器、鼠笼、注射器（1mL）、针头（4号）、棉球。

【实训方法与步骤】取小鼠2只，称重标记，放入小鼠固定器，用酒精棉球

或二甲苯擦鼠尾使静脉充分扩张。甲鼠尾静脉注射青霉素 G 钾盐 10000U/10g（按 0.1mL/10g 给药），乙鼠尾静脉注射青霉素 G 钠盐 10000U/10g（按 0.1mL/10g 给药）。

【实训结果】 观察记录二鼠的活动情况及结果。

【思考题】 青霉素 G 钾盐和钠盐快速静注，作用为什么不同？临床应用青霉素 G 钾盐时应注意什么？

【注意事项】

（1）两鼠给药速度力求一致，全部药量在 2s 内注射完。

（2）小鼠体重不宜大，因为体重越大尾静脉越难注射。

实训十四　链霉素的毒性反应及解救

【实训目的】 观察链霉素的毒性反应及氯化钙的拮抗作用；学习豚鼠静脉注射方法。

【实训原理】 大剂量的氨基糖苷类抗生素可产生非去极化型神经肌肉阻滞作用，表现为急性肌肉麻痹。钙制剂或新斯的明可拮抗此毒性反应。

【实训材料】 豚鼠 2 只，体重 300g 左右；250g/L 硫酸链霉素溶液、50g/L 氯化钙溶液；注射器（1mL、2mL）针头（4～5 号）。

【实训方法与步骤】

（1）取豚鼠 2 只，称重，将其中一只豚鼠前肢或后肢外侧的毛剪去，找出明显的皮下静脉（前肢位于前臂外侧，后肢位于小腿外侧），用酒精或生理盐水擦局部，使静脉显露清楚，备用。

（2）给 2 只豚鼠分别肌注硫酸链霉素 60mg/100g（按 0.24mL/100g 给药），10min 后观察豚鼠的反应。待症状明显后，取已备好静脉的豚鼠，一人用手指压迫待注射肢体，使静脉回流不畅，皮下静脉充盈；一人持注射器，静脉注射氯化钙溶液 8mg/100g（按 0.16mL/100g 给药）。另一只作对照。

【实训结果】 观察记录 2 只豚鼠的呼吸、体位及四肢张力有何不同。

【思考题】 链霉素的不良反应有哪些？钙盐可防治链霉素的哪些毒性反应？

【注意事项】

（1）肌注链霉素毒性反应，一般用药 10min 后才出现，并逐渐加重。

（2）静注氯化钙溶液救治效果最好。如静注有困难，可肌注或腹腔注射，但常需重复给药。

（3）本实验也可用家兔，其剂量和给药方法与豚鼠相似。兔耳缘静脉给药抢救更方便。

项目八 抗寄生虫病药物

知识目标

掌握氯喹、甲硝唑的作用、用途、不良反应和用药注意事项。

熟悉青蒿素、伯氨喹、乙胺嘧啶、吡喹酮、阿苯哒唑的作用、用途及不良反应。

了解其他抗寄生虫药的用途。

能力目标

在充分掌握寄生虫的种类和常用的抗寄生虫药物的作用特点、不良反应和用药注意事项基础上，学会分析、解释涉及本单元药物处方的合理性，具备提供用药咨询服务的能力。

学习提示

寄生虫病的种类很多，我国寄生虫病种类达60余种，除疟疾、阿米巴病、滴虫病、血吸虫病和丝虫病五大类寄生虫病外，其他寄生虫的感染率亦较高。本项目重点介绍抗疟药、抗阿米巴病药、抗滴虫病药、抗血吸虫病药、抗丝虫病药和抗肠道蠕虫病药。

任务一 抗疟药

案例分析

张某，男，30岁，两周前曾到南方某县出差一周，1天前突然寒战高热，4h后大汗淋漓，发热自行消退。今日再次寒战发热就诊，查：体温40℃，脉搏102次/分，血压：126/80mmHg，面色潮红，皮肤干热，患者烦躁不安。医师初步诊断为间日疟。针对此患者的临床治疗原则是什么？应该选用什么药物？

疟疾是由疟原虫感染引起、由按蚊传播的一种传染病，临床上以间歇性寒战、高热、出汗和脾大、贫血等为特征。引起人类疟疾的疟原虫主要有间日疟、三日疟及恶性疟，其中前两者又称良性疟。

抗疟药（antimalarial drugs）是一类用于防治疟疾的药物。在抗疟药中，目前还没有一种能对疟原虫生活史的每一个环节都有杀灭作用的药物。因此，必须熟悉各种抗疟药物对疟原虫生活史的不同环节的作用，以便准确选择药物。

一、 疟原虫的生活史及抗疟药的作用环节

疟原虫的生活史可分为在人体内的无性增殖阶段和在雌性按蚊体内的有性生殖阶段（图8－1）。

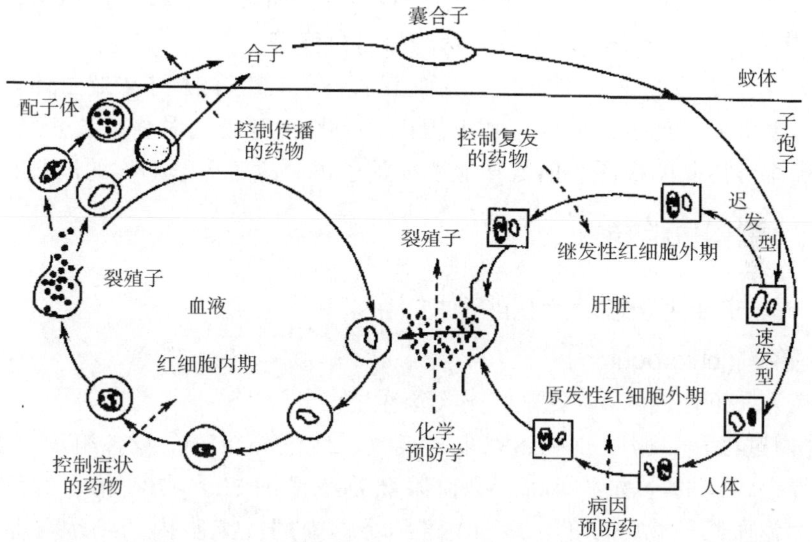

图8－1 疟原虫生活史和抗疟药的作用环节

（一）疟原虫在人体内发育（无性增殖阶段）

（1）原发性红细胞外期　携带疟原虫的蚊虫叮咬人后会将子孢子输入人体内，子孢子会在30min经血液潜入肝细胞，在肝细胞内进行裂体增殖。经10～14d后肝细胞被胀裂，释放出大量裂殖子。此期无症状，是疟疾的潜伏期。乙胺嘧啶对此期疟原虫有效，因此可作为病因性预防药。

（2）继发性红细胞外期　间日疟原虫的子孢子有两种类型，即速发型子孢子和迟发型子孢子。速发型子孢子潜伏期短，侵入肝细胞后立即进行裂体增殖，全部由肝细胞释放，进入红细胞内。而迟发型子孢子会在相当长的时间内处于休眠状态，然后才开始完成红细胞外期的裂体增殖，向血液释放裂殖子，引起间日疟的复发。当人体抵抗力降低时，肝细胞内裂殖子再次进入红细胞内，成为良性疟复发的根源。伯氨喹对此期的疟原虫有杀灭作用，故用伯氨喹可根治疟疾。因恶性疟无继发性红细胞外期，故不会复发。

（3）红细胞内期　在红细胞外期，肝细胞内生成的大量裂殖子破坏肝细胞

而进入血液，侵入红细胞，即为红细胞内期。裂殖子经滋养体发育成裂殖体，最后胀破红细胞，释出大量裂殖子及其代谢物，再加上红细胞破坏产生大量的变性蛋白，刺激机体引起寒战、高热等临床症状。红细胞内释放出的裂殖子又再进入其他红细胞进行发育。如此周而复始，每完成一个无性增殖周期，就引起一次症状发作。氯喹、奎宁、青蒿素等对此期疟原虫有很强杀灭作用，可作为控制疟疾症状的药物。

（二）疟原虫在蚊体内发育（有性生殖阶段）

（1）配子体的形成　当雌性蚊叮咬疟疾患者时，红细胞内疟原虫经裂体增殖3~4代后，其中部分裂殖子就发育为雌、雄配子体。

（2）子孢子的形成　蚊吸取患者血液后，雌雄配子体可在蚊虫体内进行有性生殖，发育成子孢子，移行至唾液腺内，当蚊虫叮咬人时将疟原虫传染给人，成为疟疾流行传播的根源。伯氨喹能杀灭配子体，故可控制疟疾的流行和传播。

二、常用抗疟药

（一）主要用于控制症状的药物

1. 氯喹（chloroquine）

氯喹为人工合成的4-氨基喹啉类衍生物。

【体内过程】 口服吸收快而完全，吸收后广泛分布于全身各组织，肝、脾、肾、肺等组织内的药物浓度高，是血浆药物浓度的200~700倍。红细胞内的药物浓度为血浆药物浓度的10~20倍，受感染的红细胞内药物浓度是正常红细胞的25倍。在脑组织及脊髓的药物浓度为血浆药物浓度的10~30倍。因药物贮存在组织内，代谢和排泄速度都较慢，故药物作用持久，$t_{1/2}$可达2.5~10d。

【作用与应用】

（1）抗疟作用　氯喹能杀灭红细胞内期的裂殖体，对4种疟疾的临床症状均有有效的控制作用。其具有疗效高、起效快、作用持久等特点，是控制疟疾症状的首选药，也可用于症状性预防。一般服药24~48h后体温可降至正常，48~72h后血中裂殖体消失。临床用于治疗良性疟及恶性疟的急性发作，能很好控制症状。但对红细胞外期疟原虫无效，故需加用伯氨喹才能达到根治目的。

（2）抗肠外阿米巴作用　氯喹在肝中药物浓度高，有利于杀灭肝内阿米巴原虫，适用于治疗甲硝唑无效或有使用禁忌的阿米巴肝脓肿，但需加用抗肠内阿米巴病药，彻底消除肠内阿米巴原虫，防止复发。

（3）免疫抑制作用　大剂量氯喹能抑制免疫反应，可用于治疗自身免疫性疾病如类风湿关节炎、红斑狼疮等。

【不良反应与用药注意】 氯喹用于治疗疟疾时，不良反应少，可有头晕、头痛、胃肠不适及皮疹等，停药后可自行消失。长期大剂量用药可引起视力障碍，少数患者可致精神失常、阿-斯综合征、肝肾损害。因有致畸作用，故孕妇禁用。

2. 奎宁（quinine）

【作用与应用】奎宁是金鸡纳树皮中提取的生物碱，作用与氯喹相似，极少产生耐药性，且与氯喹之间无交叉耐药性。但维持时间短，疗效较弱。对各种疟原虫红细胞内期裂殖体均有杀灭作用，能控制临床症状。优点是主要用于耐氯喹的恶性疟，尤其是严重的脑型疟。

【不良反应与用药注意】有“金鸡纳反应”，表现为耳鸣、头痛、恶心、呕吐、视力及听力减退等症状，重者可产生暂时性耳聋，停药后一般都可恢复。极少数人可发生特异质反应，引起急性溶血、肾衰竭。奎宁还能降低心肌收缩力、延长不应期、减慢传导，故心脏病患者慎用。孕妇禁用。

3. 咯萘啶（malaricidine）

咯萘啶能杀灭红细胞内期的裂殖体，对耐氯喹的恶性疟原虫有效。不良反应轻，部分患者口服后有轻度胃肠不适。严重心、肝、肾疾病患者慎用。

4. 青蒿素（artemisinin）

黄花蒿植物中提取的一种新型倍半萜内酯过氧化物。为高效、速效、低毒的抗疟药。

【体内过程】口服吸收迅速，给药后1h左右血药浓度达峰值，有效血药浓度维持时间短，故复发率较高。药物可全身分布，尤以肝、肾组织中药物浓度高，能透过血-脑脊液屏障。肝代谢，肾排泄速率均较快。

【作用与应用】能快速、有效杀灭各种红细胞内期疟原虫，但对红细胞外期疟原虫无效。其作用机制尚未完全清楚，可能与血红素或Fe^{2+}催化青蒿素形成自由基破坏疟原虫表膜和线粒体结构，导致虫体死亡有关。临床用于治疗间日疟和恶性疟，特别对耐氯喹虫株感染及抢救脑型疟疾有良效。近年来发现疟原虫对青蒿素也出现了耐药性，与乙胺嘧啶等药物合用可延缓耐药性的产生。

【不良反应与用药注意】不良反应少，偶见四肢麻木、心动过速、腹痛、腹泻。大剂量可使动物致畸，故孕妇慎用。

5. 青蒿琥酯（artesunate）

青蒿琥酯为青蒿素的水溶性衍生物，可口服、静脉、肌肉、直肠等多种途径给药。能杀灭红细胞内期的裂殖体。具有高效、速效、低毒等特点。主要用于耐氯喹的恶性疟疾及各种危重型疟疾的抢救。过量可致网织红细胞一过性降低，动物毒理实验显示有胚胎毒性作用，故妊娠早期妇女禁用。

6. 蒿甲醚（artemether）

蒿甲醚为青蒿素的脂溶性衍生物，溶解度较大，性质稳定，可制成油注射剂肌注或油丸口服。其抗疟活性是青蒿素的10~20倍，近期复发率比青蒿素低，与伯氨喹合用可进一步降低复发率。不良反应少，偶见四肢麻木感和心动过速。

动物实验大剂量用药时，曾见骨髓抑制和肝损害，并有胚胎毒性作用。

（二） 主要用于控制疟疾复发和传播的药物

伯氨喹（primaquine）

伯氨喹是人工合成的8-氨基喹啉类衍生物。

【体内过程】口服吸收快而完全，用药后1~2h内血药浓度达峰值。代谢速度快，$t_{1/2}$约5h，经肾排泄。

【作用与应用】对良性疟的红细胞外期及各型疟原虫的配子体均有很强的杀灭作用，是目前控制复发及传播的首选药。对红细胞内期疟原虫作用弱，对恶性疟红细胞内期疟原虫无效，因此不能控制症状发作，需与氯喹合用。疟原虫对此药很少产生耐药性。

【不良反应与用药注意】本药毒性较大，使用时应增加警惕。治疗量可出现头晕、恶心、呕吐、腹痛等，停药后可消失。少数特异质患者用药后可出现高铁血红蛋白症或急性溶血性贫血，表现为发绀、胸闷等缺氧症状，其原因与G-6-PD缺乏有关。“蚕豆病”患者禁用。

（三） 主要用于疟疾病因性预防的药物

乙胺嘧啶（pyrimethamine）

【体内过程】口服吸收慢而完全，$t_{1/2}$为4~6d，用药后有效血药浓度可维持2周，主要经肾排泄，且排泄速度缓慢。

【作用与应用】乙胺嘧啶为人工合成的抗疟药，可抑制疟原虫的二氢叶酸还原酶，使二氢叶酸不能还原成四氢叶酸，从而影响核酸的合成，最终导致疟原虫失去繁殖能力。本药对恶性疟及良性疟的原发性红细胞外期有抑制作用，是目前用于病因性预防的首选药。对红细胞内期的未成熟裂殖体也有抑制作用，但对已成熟的裂殖体则无效。本药起效慢，常需在用药后第二个无性增殖期才能显效，而且不能直接杀灭配子体。

【不良反应与用药注意】常规用药不良反应轻，但长期大剂量服药可能干扰人体叶酸代谢，引起叶酸缺乏症或导致巨幼细胞贫血，及时停药可自行恢复。本药略带甜味，易被儿童误服而中毒，表现为恶心、呕吐、发热、发绀、惊厥，甚至死亡，故应妥善保管。长期应用应检查血象。妊娠和哺乳期妇女禁用。

知识拓展

青蒿素的发现

《本草纲目》开始，我国就有了青蒿入药的记载，但其没有治疗疟疾功效。提取青蒿素的原植物黄花蒿，因臭味较大一直未能入药，我国民间仅用来熏蚊子。1967年开始，我国政府在疟疾治疗药物筛选研究中投入大量人力、财力，于1973年从黄花蒿中发现抗疟成分青蒿素。

青蒿素是我国创先研制成功的抗疟新药，是我国自主研发并在国际上注册的为数不多的Ⅰ类新药之一，WTO评价其是治疗恶性疟疾“真正有效的药物”。青蒿素不溶于水，在油中溶解度也不大，生物利用度较低。为解决这一难题，1976年开始，我国又陆续研制成功青蒿琥酯、蒿甲醚和双氢青蒿素等多个新药。目前主要研究热点在复方制剂方面。

青蒿素是我国自主研发并对国际医药界产生重大影响的药物，但由于知识产权保护意识缺乏，致使青蒿素核心技术在国内外均未申请专利，国外制药公司仿制并进行后续研究，抢先申请专利，利用专利占领国际抗疟药物市场。目前，在国外申请的青蒿素类专利中，我国的专利数量非常少，我国的科研工作者已开始重视知识产权的国际保护。

任务二 其他抗寄生虫药

一、抗阿米巴病药

阿米巴病是由溶组织阿米巴原虫引起的寄生虫病。根据感染部位的不同分为肠内阿米巴病和肠外阿米巴病。溶组织阿米巴原虫有两个发育时期：包囊时期和滋养体时期。包囊是其传播的根源，对药物不敏感；滋养体为致病因子，侵入肠壁引起急、慢性阿米巴痢疾，也可随肠壁血液或淋巴液迁移至肠外组织（肝、肺、脑等）引起肠外阿米巴病（如阿米巴肝脓肿等）。现有的抗阿米巴病药（amebicide）主要作用于滋养体，而对包囊无直接作用。

（一）抗肠内、肠外阿米巴病药

1. 甲硝唑（metronidazole，灭滴灵）

甲硝唑为人工合成的5-硝基咪唑类化合物。同类药物还有替硝唑（tinidazole）、尼莫唑（nimorazole）和奥硝唑（ornidazole）等，药理作用与甲硝唑相似。

【体内过程】口服吸收迅速而完全，生物利用度高，给药后3h血药浓度达峰值，血浆蛋白结合率约20%，有效血药浓度可维持12h，$t_{1/2}$为8~10h。体内分布广，能渗入全身组织和体液，可通过胎盘屏障和血-脑脊液屏障，脑脊液中可达有效药物浓度。主要在肝脏代谢，经肾脏排泄，部分经乳汁排泄。

【作用与应用】

（1）抗阿米巴作用　对肠内及肠外阿米巴滋养体都有强大的杀灭作用，是急性、慢性阿米巴痢疾和肠外阿米巴病的首选治疗药。但因甲硝唑在肠腔内浓度偏低，故在治疗阿米巴痢疾时用甲硝唑控制症状后，需加用抗肠内阿米巴病药如卤化喹啉类等继续治疗，以减少复发。

（2）抗滴虫作用　对阴道滴虫有直接杀灭作用，是治疗阴道滴虫病的首选药。口服后可分布于阴道分泌物、精液和尿液中，故对女性和男性泌尿生殖道滴虫感染都有效，夫妇同治可提高疗效。

（3）抗厌氧菌作用　对厌氧性革兰阳性、阴性杆菌和球菌都有强大的抗菌作用，脆弱杆菌对其较敏感。长期应用不易导致二重感染。主要用于防治口腔、盆腔、腹腔内厌氧菌感染及败血症、气性坏疽等，是治疗厌氧菌感染的首选药。

（4）抗贾第鞭毛虫作用　是治疗贾第鞭毛虫感染的有效药物。

【不良反应与用药注意】胃肠反应是主要不良反应，用药后可出现恶心、呕吐、上腹部不适、腹痛、腹泻等；剂量过大时有头痛、眩晕、共济失调、肢体麻木甚至惊厥等中枢神经系统毒性反应。如服药期间饮酒，乙醇代谢过程受甲硝唑干扰，乙醛堆积增多，可出现急性乙醛中毒，引起腹部不适、恶心、呕吐、头痛、胸闷、血压下降、味觉改变等。长期大量口服本药有致癌、致突变作用，故孕妇、哺乳妇女禁用。

2. 替硝唑（tinidazole）

替硝唑作用与甲硝唑相似，但$t_{1/2}$较长，为12～24h。口服一次，有效血药浓度可维持72h。对阿米巴痢疾和肠外阿米巴病有很好疗效，而毒性较低；也可用于治疗滴虫病。

（二）抗肠内阿米巴病药

1. 二氯尼特（diloxanide）

【体内过程】为二氯乙酰类衍生物，口服后大部分在肠道内水解，1h后血药浓度达峰值，经肝代谢，肾排泄。

【作用与应用】口服后主要靠其未吸收部分杀灭阿米巴原虫，对于无症状或仅有轻微症状的排包囊者有良好疗效，是目前最有效的杀包囊药。对慢性阿米巴痢疾也有效，对肠外阿米巴病疗效差。

【不良反应与用药注意】轻微，偶尔出现呕吐和皮疹等。大剂量时可致流产，但未见致畸作用。

2. 双碘喹啉（diiodohydroxyquinoline）

本类药物口服吸收较少，肠腔内药物浓度高，可直接杀灭肠内的阿米巴原虫。用于治疗慢性阿米巴痢疾及无症状排包囊者，或与甲硝唑合用治疗急性阿米巴痢疾。本类药毒性低，但可出现腹泻及其他胃肠道反应。每日剂量超过2g，或疗程较长，或儿童用药时危险性较大。

（三）抗肠外阿米巴病药

1. 氯喹（chloroquine）

氯喹为抗疟药，也有杀灭阿米巴滋养体的作用。口服后肠道中分布少，肝组织中浓度高。对肠内阿米巴病无效，仅用于甲硝唑无效或不宜用甲硝唑的阿米巴肝炎或肝脓肿。

2. 依米丁（emetine）和去氢依米丁（dehydroemetine）

依米丁是吐根中提取的生物碱，又称吐根碱，其脱氢衍生物去氢依米丁抗阿米巴作用更强。两药对阿米巴滋养体有直接杀灭作用。依米丁刺激性很强，口服可致呕吐，只能深部肌内注射，另外，对心肌有严重毒性。本药仅用于治疗病情严重而且甲硝唑疗效不佳的急性阿米巴痢疾和肠外阿米巴病。用药时需有医护人员的严密监护。

二、抗滴虫病药

抗滴虫病药（antitrichomonal drugs）用于治疗阴道毛滴虫感染所致的阴道炎、尿道炎和前列腺炎的药物。目前认为甲硝唑是治疗滴虫病最有效、安全、经济的药物，也可使用其他同类药物如替硝唑、尼莫唑、奥硝唑等。对甲硝唑耐药的滴虫感染时，可考虑改用乙酰胂胺局部给药。

乙酰胂胺（acetarsol）

乙酰胂胺对阴道毛滴虫有明显杀灭作用。因毒性大，仅供外用。

三、抗血吸虫病药

吡喹酮（praziquantel）

【体内过程】为吡嗪异喹啉衍生物，为广谱的抗吸虫药和驱绦虫药。口服吸收迅速而完全，1～2h达血药浓度峰值，$t_{1/2}$为1～1.5h，经肝脏代谢，药物本身及代谢物经肾排泄，体内无蓄积作用。

【作用与应用】

（1）抗血吸虫　吡喹酮能增强虫体表膜的通透性，干扰虫体内Ca^{2+}平衡，导致虫体痉挛性麻痹而脱落，对各种血吸虫的作用强，是高效、低毒、短程、广谱、可口服的抗血吸虫病药。临床用于治疗急、慢性血吸虫病，能迅速退热并改善全身症状，是治疗血吸虫病的首选药。

（2）抗绦虫　对人和家畜体内猪肉绦虫、牛肉绦虫的成虫及幼虫均有很强的杀灭作用，可作为绦虫病的首选药。

（3）抗囊虫　对脑型和皮下肌肉型囊虫病均有良好疗效。

【不良反应与用药注意】不良反应轻微而短暂，一般不影响治疗。可出现头痛、眩晕、乏力、肌肉震颤等，少数患者出现心悸、心律失常、心电图改变等。据报道，大剂量吡喹酮可使实验大鼠的流产率增高，故孕妇禁用。

四、抗丝虫病药

丝虫病系由丝状线虫感染人体所引起的一种寄生虫病，丝虫寄生于淋巴系统，早期表现为淋巴管炎和淋巴结炎，晚期出现淋巴管阻塞所致的症状。我国流行的丝虫主要是班氏丝虫和马来丝虫，蚊子为传播媒介。丝虫的发育分为两个阶段：即幼虫在蚊体发育和成虫在人体发育成熟。目前，我国治疗丝虫病的主要药物是乙胺嗪和呋喃嘧酮等。

1. 乙胺嗪（diethylcarbamazine）

【体内过程】口服吸收迅速，3h 达血药浓度峰值，吸收后可分布于全身各组织中。

【作用与应用】对班氏丝虫、马来丝虫的微丝蚴均具有杀灭作用，是抗丝虫病的首选药。对淋巴系统中的成虫也有杀灭作用，但需较大剂量和较长疗程。

【不良反应与用药注意】毒性较低，主要不良反应是厌食、恶心、呕吐、头痛、乏力等反应。偶有皮疹、血管神经性水肿、淋巴结肿大、发热、畏寒、哮喘、心率加快等症状。

2. 伊维菌素 （ivermectin）

伊维菌素为半合成的大环内酯类化合物。口服可吸收，$t_{1/2}$约 10h，肝脏和脂肪组织中分布较多，大部分经粪排出。可代替乙胺嗪治疗班氏丝虫病。不良反应较少，可引起皮疹、瘙痒、头痛、淋巴结肿大等，偶见心电图改变。

五、 抗肠道蠕虫病药

在肠道寄生的蠕虫分为三大类：肠道线虫、肠道绦虫和肠道吸虫，在我国以肠道线虫感染最为普遍。抗肠道蠕虫病药是驱除或杀灭肠道蠕虫的药物。近年来高效、低毒、广谱的抗肠道蠕虫病药不断问世。

1. 阿苯达唑 （albendazole，丙硫咪唑）

【体内过程】口服吸收迅速，肝、肺等组织中浓度高。在肝脏代谢为丙硫咪唑亚砜及丙硫咪唑砜，前者具有杀虫作用，原形药及代谢物均排泄快，无蓄积现象。

【作用与应用】阿苯达唑具有广谱、高效、低毒的特点。对多种肠道寄生虫，如线虫类的蛔虫、蛲虫、钩虫；绦虫类的猪肉绦虫、牛肉绦虫等的驱杀作用较强。对肠道外寄生虫病，如囊虫病、旋毛虫病，以及肺吸虫病等也有较好疗效。临床主要用于治疗蛔虫、钩虫、蛲虫、鞭虫单独及混合感染，也可治疗各种类型囊虫病、包虫病。

【不良反应与用药注意】常见口干、乏力、头痛、嗜睡、恶心、腹痛、腹泻等，多数可自行缓解。治疗囊虫病时，虽然用量大、疗程长，但多耐受，主要不良反应可见头痛、发热、皮疹、肌肉酸痛。治疗旋毛虫病时，也可出现发热、肌痛和水肿加重等反应。本药有胚胎毒性和致畸作用，故孕妇禁用。有严重肝、肾功能不全及活动性溃疡病患者慎用。

2. 甲苯达唑（mebendazole）

甲苯达唑是高效、广谱抗肠道蠕虫病药。对多种线虫的成虫和幼虫都有杀灭作用。对蛔虫、蛲虫、钩虫、鞭虫、绦虫感染的治愈率常在 90% 以上，尤适用于蠕虫的混合感染。对钩虫卵、蛔虫卵和鞭虫卵均有杀灭作用，可控制传播。本药无明显不良反应。少数患者用药后可见短暂腹痛、腹泻。大剂量时偶见转氨酶升高、脱发、粒细胞减少等。动物实验发现有致畸作用和胚胎毒性作用。故孕妇禁用。2 岁以下儿童禁用。

3. 左旋咪唑（levamisole）

左旋咪唑对蛔虫、钩虫、蛲虫都有效，对丝虫也有一定作用，还具有增强免疫功能作用。主要用于治疗蛔虫病、钩虫病、蛲虫病，也可用于治疗丝虫病。不良反应主要为胃肠反应及皮疹，偶见肝功能异常。

4. 哌嗪（piperazine）

本药对蛔虫、蛲虫的作用较强，驱蛔虫治愈率可达 80%。治疗蛲虫病疗程较长，不如阿苯达唑等方便。偶见胃肠反应，大剂量可致神经系统反应。肾脏疾病、神经系统疾病者禁用。亦不能与噻嘧啶合用，以免产生拮抗作用。

5. 噻嘧啶 （pyrantel，抗虫灵）

噻嘧啶为广谱驱肠虫药，口服吸收少，肠腔内浓度高。对蛔虫、蛲虫、钩虫都有较高的疗效。不良反应少，主要有恶心、呕吐、腹泻及头痛等。肝肾功能不良、溃疡病、心脏病患者慎用。孕妇及婴幼儿禁用。

6. 吡喹酮（praziquantel）

吡喹酮为广谱抗吸虫和绦虫病药，对多种吸虫有强大的杀灭作用，对绦虫和囊虫感染也有良好效果。可作为治疗绦虫病的首选药，治愈率可达 90% 以上。

7. 恩波维铵 （pyrvinium embonate，扑蛲灵）

口服不易吸收，肠道内可保持较高浓度，对蛲虫有强大驱虫作用。主要用于治疗蛲虫病。不良反应常见恶心、呕吐、腹痛、腹泻、眩晕等。本药是一种青铵类染料，可染红粪便及衣服，应事先告诉患者。

知识拓展

驱虫药使用的注意事项

（1）应用驱虫药，首先要明确诊断，然后根据肠寄生虫种类，选用相应的药物治疗。

（2）服用驱虫药一般宜配泻下药，促使麻痹虫体迅速排出，以免虫体在被驱出身体之前复苏。同时还需根据患者体质强弱，症情缓急，兼症不同，予以适当配伍。若有积滞者，可配伍消导药同用；脾胃虚弱者，可配合健脾药同用。

(3) 服用驱虫药一般在空腹时服药为宜，以便药力充分作用虫体，从而奏效更为迅捷。对于作用较强，可能引起副作用的药物，则宜在临睡前服用。

(4) 虫积腹痛剧烈时，宜暂缓驱虫，待疼痛缓解后再行驱虫较为安全。

(5) 根据各种驱虫药的特性，妥善掌握用量与用法；其中药性峻烈或有毒之品，体弱、孕妇应慎用。

小结

不同抗疟药分别作用于疟原虫生长繁殖的不同阶段而发挥作用。作用于红细胞内期的药物可控制疟疾症状（如氯喹是首选药）；作用于迟发型红细胞外期及配子体的伯氨喹是控制疟疾复发和传播的首选药；作用于速发型红细胞外期的乙胺嘧啶是疟疾病因性预防的首选药。因此，根据情况，选用一种或多种药物可达到控制症状、预防或根治的目的。

其他抗寄生虫病药根据其作用对象的不同，可分为抗阿米巴病药、抗滴虫药、抗血吸虫病药、抗丝虫病药和驱肠蠕虫药等。抗阿米巴病药主要根据感染部位和类型进行分类，急性阿米巴痢疾和肠外阿米巴病首选甲硝唑；甲硝唑和替硝唑是治疗滴虫病最有效的药物；抗血吸虫病药以吡喹酮为首选，乙胺嗪是治疗丝虫病的常用药；阿苯达唑是广谱抗蠕虫药。

能力检测

一、单项选择题

1. 控制复发和阻止传播的首选抗疟药物是（　　）。

A. 氯喹　　B. 青蒿素　　C. 奎宁　　D. 伯氨喹

E. 乙胺嘧啶

2. 通过抑制疟原虫的二氢叶酸还原酶，阻碍核酸合成的药物是（　　）。

A. 氯喹　　B. 奎宁　　C. 磺胺嘧啶　　D. 甲氧苄啶

E. 乙胺嘧啶

3. 伯氨喹引起特异质者发生溶血性贫血和高铁血红蛋白血症，是因为（　　）。

A. 肾近曲小管细胞合成红细胞生成素减少

B. 红细胞内缺乏6 - 磷酸葡萄糖脱氢酶

C. 叶酸缺乏

D. 胃黏膜萎缩致内因子缺乏，影响维生素 B_{12} 吸收

E. 以上都不是

4. 对奎宁的叙述错误的是（　　）。

A. 对细胞内期裂殖体有杀灭作用　B. 最早用于治疗疟疾的药物

C. 可出现金鸡纳反应　D. 主要用于耐氯喹或耐多药的恶性疟疾

E. 每周服药1次用于病因性预防

5. 哌嗪类驱虫药主要用于治疗（　　）。

A. 疟疾　B. 绦虫病

C. 蛔虫病和蛲虫病　D. 蛲虫病

E. 姜片虫病

6. 下列药物中，与抗精神病药氯丙嗪合用可能引起抽搐的驱虫药是（　　）。

A. 左旋咪唑　B. 哌嗪　C. 甲苯咪唑　D. 吡喹酮

E. 噻嘧啶

7. 下列药物中，可用于治疗对甲硝唑无效或禁忌的肠外阿米巴病的是（　　）。

A. 氯喹　B. 替硝唑　C. 吡喹酮　D. 乙胺嗪

E. 乙酰胂胺

8. 治疗蛲虫病首选（　　）。

A. 噻嘧啶　B. 甲苯咪唑　C. 伊维菌素　D. 吡喹酮

E. 哌嗪

9. 下列药物中，通过抑制疟原虫的二氢叶酸还原酶，阻碍核酸合成的是（　　）。

A. 氯喹　B. 奎宁　C. 磺胺嘧啶　D. 甲氧苄啶

E. 乙胺嘧啶

10. 治疗绦虫病（猪、牛带绦虫病）的首选药是（　　）。

A. 噻嘧啶　B. 吡喹酮　C. 伊维菌素　D. 阿苯达唑

E. 三苯双脒

二、多项选择题

1. 乙胺嘧啶与磺胺可以合用是因为（　　）。

A. 双重阻断疟原虫叶酸代谢的两个环节

B. 协同作用，可增强抗疟作用

C. 延缓耐药性的发生

D. 根治间日疟

E. 促进肠道对药物的吸收

2. 奎宁的不良反应包括（　　）。

A. 金鸡纳反应　B. 心律失常　C. 血压下降　D. 急性溶血

E. 肾功能衰竭

3. 氯喹的药理作用包括（　　）。

A. 心肌抑制作用　　B. 子宫兴奋作用

C. 抗肠外阿米巴病　　D. 免疫抑制作用

E. 抗疟作用

4. 下列感染以甲硝唑作为首选药治疗的是（　　）。

A. 病毒　　B. 滴虫作用　　C. 贾第鞭毛虫　　D. 真菌

E. 阿米巴

5. 钩虫感染宜选用（　　）。

A. 氯硝柳胺　　B. 哌嗪　　C. 阿苯达唑　　D. 噻嘧啶

E. 甲苯达唑

6. 蛔虫感染宜选用（　　）。

A. 氯硝柳胺　　B. 哌嗪　　C. 阿苯达唑　　D. 噻嘧啶

E. 甲苯达唑

7. 吡喹酮的临床应用是（　　）。

A. 短膜壳绦虫感染的治疗　　B. 血吸虫病治疗首选药

C. 猪肉绦虫感染的治疗　　D. 牛肉绦虫感染的治疗

E. 裂头绦虫感染的治疗

8. 阿苯达唑可用于治疗肠道的寄生虫是（　　）。

A. 鞭虫　　B. 蛔虫　　C. 绦虫　　D. 囊虫

E. 钩虫

三、思考题

1. 简述一线抗疟药有哪些？

2. 简述甲硝唑的药理作用和临床应用。

3. 简述阿苯达唑的药理作用、临床应用、不良反应和临床应用。

实训十五　多拉菌素抗寄生虫的作用

【实训目的】 观察多拉菌素抗寄生虫作用的效果，学习抗寄生虫实验的方法。

【实训材料】 昆明小鼠 100 只，体重 18 ~ 20g；多拉菌素注射剂。

【实训方法与步骤】

（1）实验前建立小鼠感染寄生虫模型，经粪便检查，挑选出 100 只消化道线虫、肺线虫和体外寄生虫的小鼠供试。

（2）给药前 2 ~ 3d 各组实验鼠进行编号、逐只采集新鲜粪便，带回实验室，每份称取 1g，用饱和盐水漂浮法检查消化道线虫每克粪便的虫卵数（EPG），称取 3g 按贝尔曼氏法分离肺线虫幼虫，镜检计数。

（3）将 100 只供试小鼠按消化道线虫、肺线虫和体外寄生虫感染情况搭配分为 5 组，每组 20 只。其中 1、2、3 组分别为高、中、低 3 个多拉菌素实验组，分别肌肉注射多拉菌素 0.1mg/kg、0.2mg/kg、0.3mg/kg；4 组为空白对照组，不给药。于给药后 14～15d 逐只采集新鲜粪便，进行粪便虫卵、幼虫检查，统计 EPG 和幼虫数。计算抗寄生虫的抑制率。

【实训结果】将实验结果填入自行设计的表格中。

【思考题】简述多拉菌素的作用机制、作用特点及不良反应。

项目九 抗肿瘤药物

知识目标

熟悉常用抗肿瘤药的分类、药物的作用环节及常见不良反应。

了解细胞增殖动力学特点和常用抗肿瘤药的作用及用途。

能力目标

根据常见抗肿瘤药的作用特点、不良反应与禁忌证，学会分析、解释涉及本单元药物处方的合理性，具备提供用药咨询服务的能力。

学习提示

肿瘤是机体在各种致癌因素的作用下，组织细胞在基因水平上失去对生长的正常调控，导致其异常增生而形成的新生物，成为常见的慢性疾病。一般将肿瘤分为良、恶性两大类。肿瘤的病因、发病机制、临床症状以及患者的身体状况均十分复杂，单一的治疗方法效果并不理想，需要合理的、有计划的联合应用多种治疗手段（化学、放射、免疫、手术、中药、心理）进行综合治疗。在化学治疗时宜联合使用不同药理作用机制的抗肿瘤药组成联合化疗方案，杀灭肿瘤细胞或干扰其生长和代谢。近年来，分子生物学的进步及肿瘤药理学的发展，为恶性肿瘤的药物防治提供了新靶点。抗恶性肿瘤药也正以传统的细胞毒类药物，向针对机制的多环节作用发展，如生物反应调节药、肿瘤治疗增敏药、分化诱导药、肿瘤耐药性逆转药、肿瘤细胞凋亡诱导药、肿瘤血管生成抑制药、抗肿瘤侵袭及转移药、基因修复药等，为恶性肿瘤的药物治疗开辟了新的通道。

任务一 细胞增殖周期与抗恶性肿瘤药的基本作用

案例分析

肖某，女，12岁，发热，鼻出血7天，牙龈增生似海绵状，胸骨压痛明显，血红蛋白60g/L，白细胞4.2×10^{10}个/L，血小板2.0×10^{10}个/L，骨髓：原始细胞0.9，POX（-），PAS阳性呈粗颗粒状，非特异性酯酶阴性，血清溶酶菌正常。医师诊断为急性淋巴细胞白血病。针对此患者临床治疗原则是什么？应该选用什么药物？

正常组织细胞通过分裂的方式进行增殖。细胞从一次分裂结束到下一次细胞分裂完成所需要的时间称为细胞增殖周期。细胞增殖动力学是研究细胞群体的生长、繁殖及死亡的动态规律的科学，把握相关规律有助于了解肿瘤细胞的生物学特性，对理解药物的抗肿瘤机制及作用特点具有重要的意义。

一、 细胞增殖动力学

根据细胞生长增殖特点，将肿瘤细胞群分为增殖细胞群和非增殖细胞群（图9－1）。

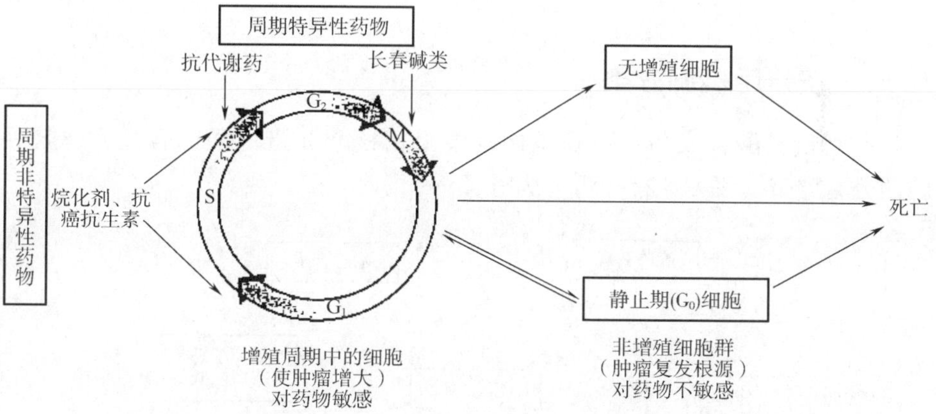

图9－1 细胞增殖周期及药物作用示意图

（1）增殖细胞群 增殖期细胞呈指数方式生长，按细胞内DNA含量变化分为4期：DNA合成前期（G_1期）、DNA合成期（S期）、DNA合成后期（G_2期）、有丝分裂期（M期）。

（2）非增殖细胞群 主要是静止期（G_0期）细胞，有增殖能力，但暂不进行分裂，对药物不敏感。当增殖期中对药物敏感的肿瘤细胞被杀灭后，处于G_0期的细胞可进入增殖期，是肿瘤复发的根源。

二、 抗肿瘤药基本作用

（1）细胞周期特异性药（cell cycle specific agents，CCSA） 仅能杀灭某一增殖期的肿瘤细胞，选择性相对较高。可分为两类，一类是作用于S期药物，如甲氨蝶呤、阿糖胞苷、巯嘌呤等；另一类是作用于M期的药物，如长春碱、长春新碱等。

（2）细胞周期非特异性药（cell cycle nonspecific agents，CCNSA） 能杀灭

增殖细胞群中各期细胞。该类药物选择性差，而且对非增殖细胞群几乎无作用。药物有烷化剂、抗癌抗生素和铂类等。

课堂互动

根据细胞增殖动力学，解释细胞周期特异性药和细胞周期非特异性药的特点。

任务二 抗肿瘤药的作用机制及分类

一、按作用机制分类

（1）抑制核酸合成药　可在不同环节阻止核酸和蛋白质的合成，影响肿瘤细胞的分裂增殖（图9－2），可分为五类。

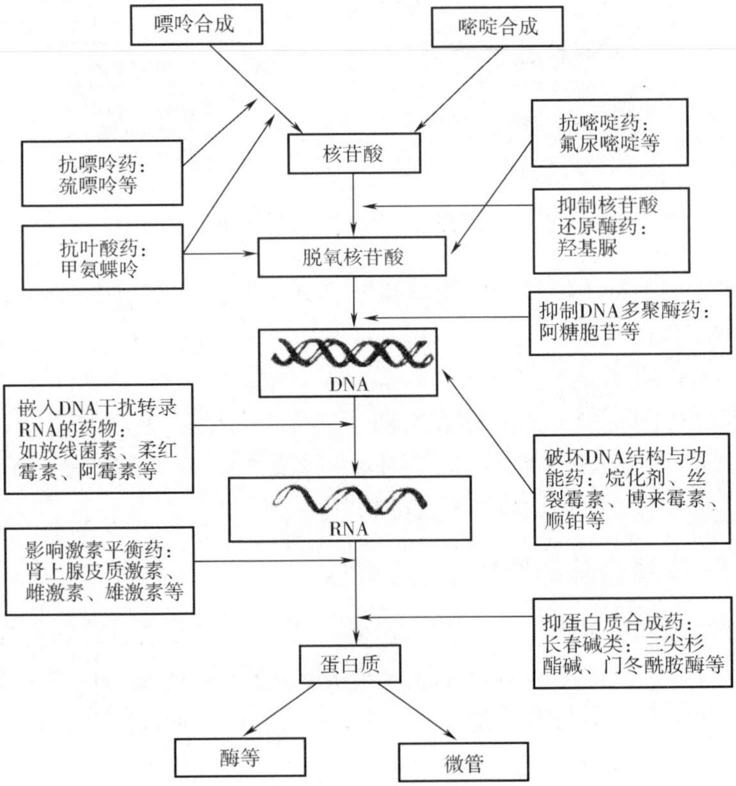

图9－2　抗恶性肿瘤药的主要作用机制

①抑制二氢叶酸还原酶的药物：如甲氨蝶呤等。

②阻止嘧啶类核苷酸生成的药物：如氟尿嘧啶等。

③阻止嘌呤类核苷酸生成的药物：如巯嘌呤等。

④抑制核苷酸还原酶的药物：如羟基脲等。

⑤抑制 DNA 多聚酶的药物：如阿糖胞苷等。

（2）破坏 DNA 结构与功能的药物　如烷化剂、博来霉素、丝裂霉素、顺铂等。

（3）嵌入 DNA 阻止 RNA 合成的药物　如柔红霉素、阿霉素、放线菌素 D 等。

（4）抑制蛋白质合成的药物　可分为三小类：

①影响纺锤丝形成的药物：如长春新碱等。

②干扰核蛋白体功能的药物：如三尖杉酯碱等。

③阻止氨基酸供应的药物：如门冬酰胺酶等。

（5）影响体内激素平衡的药物　如肾上腺皮质激素、雄激素、雌激素等。

二、 按药物来源和化学性质分类

（1）烷化剂　如环磷酰胺、噻替哌、白消安、氮芥等。

（2）抗代谢药　如甲氨蝶呤、氟尿嘧啶、巯嘌呤、羟基脲等。

（3）抗肿瘤抗生素　如柔红霉素、丝裂霉素、博来霉素、放线菌素 D 等。

（4）抗肿瘤植物药　如长春碱、长春新碱、紫杉醇、羟喜树碱等。

（5）激素类药　如肾上腺皮质激素、雄激素、雌激素、他莫昔芬等。

（6）其他药物　如顺铂、卡铂、门冬酰胺酶等。

任务三　常用抗恶性肿瘤药

一、 烷化剂

烷化剂是一类结构中含有烷化基团的化学物质，烷化基团性质活泼，易与细胞中的功能基团如 DNA 或蛋白质分子中的氨基、羟基、巯基、羧基等起烷化作用，形成交叉联结或引起脱嘌呤，从而造成 DNA 结构和功能损伤，甚至引起细胞死亡。该类药属周期非特异性药物，但对 G_1 期和 G_2 期细胞作用较强。

1. 环磷酰胺（cyclophosphamide，cytoxan，CTX）

【体内过程】 口服吸收快，也可静脉注射，在肝脏和肿瘤组织内分布浓度较高，药物主要在肝内代谢，肾脏排泄。

【作用与应用】 本药在体外无药理活性，在体内本身无抗肿瘤活性，需在体内先经肝微粒体酶系氧化生成醛磷酰胺，再在肿瘤细胞内分解出磷酰胺氮芥，再与 DNA 发生交叉联结，破坏 DNA 的结构和功能，从而抑制肿瘤细胞的生长繁殖。该药抗瘤谱广，对恶性淋巴瘤疗效显著；对急性淋巴细胞白血病、卵巢癌、乳腺癌、多发性骨髓癌等有一定疗效。常与其他抗恶性肿瘤药合用，可提高疗效。还可抑制免疫反应，用于治疗某些自身免疫性疾病和预防器官移植的排斥反应等。

【不良反应与用药注意】 常见不良反应为骨髓抑制，胃肠反应较轻，但对膀胱刺激性大，可引起出血性膀胱炎；还可引起胎儿畸形、闭经、精子减少等。

2. 异环磷酰胺（ifosfamide）

异环磷酰胺作用与环磷酰胺相似，需在肝脏转化后才有药理活性，可口服或静脉注射给药。可用于淋巴瘤、白血病、肺癌、睾丸癌、乳腺癌等恶性肿瘤的治疗。不良反应发生率较环磷酰胺低。与尿路保护剂美司钠合用可减轻对泌尿系统的损害。

3. 白消安 （busulfan，马利兰，myleran）

白消安属磺酸酯类烷化剂，小剂量白消安即可明显抑制粒细胞生成，为治疗慢性粒细胞性白血病的首选药，但对急性粒细胞白血病无效，对其他肿瘤疗效不明显。主要不良反应为骨髓抑制，个别患者可出现肺纤维化、白内障、睾丸萎缩、畸胎等。

二、 抗代谢药

化学结构与核酸代谢的必需物质如叶酸、嘌呤碱、嘧啶碱等相似，通过拮抗细胞核酸特别是 DNA 的生物合成，阻止肿瘤细胞的分裂增殖。本类药物属细胞周期特异性药物，对 S 期细胞最敏感。

1. 甲氨蝶呤（methotrexate，MTX）

【作用与应用】 本药化学结构和叶酸相似，竞争性抑制二氢叶酸还原酶活性，阻断二氢叶酸还原成四氢叶酸，从而阻碍 DNA 的生物合成。还可干扰 RNA 和蛋白质的合成。临床上主要用于儿童急性白血病，疗效显著。常与长春新碱和巯嘌呤等药物合用，完全缓解率可达 90%，但对成人急性白血病疗效差。也用于绒毛膜上皮癌、恶性葡萄胎等。对头颈部、乳腺、肺、胃肠等部位实体瘤均有疗效。另外，还可用于牛皮癣和类风湿关节炎的治疗。

【不良反应与用药注意】 主要是胃肠反应和骨髓抑制，表现为口腔炎、胃炎、腹泻、溃疡、白细胞和血小板减少等。另外，可致肝肾损害、脱发、胎儿畸形等。

2. 氟尿嘧啶（fluorouracil，5 – FU）

【体内过程】口服吸收不规则，个体差异较大。多采用静脉注射给药，$t_{1/2}$为10～20min。在肿瘤组织中药物浓度较高，可通过血 – 脑脊液屏障，60% 以 CO_2 形式经肺排出。

【作用与应用】氟尿嘧啶是尿嘧啶的衍生物，进入人体内转变为 5 – 氟尿嘧啶脱氧核苷等，抑制胸苷酸合成酶，使脱氧胸苷酸缺乏，阻碍 DNA 生物合成。另外，它的代谢产物还可干扰 RNA 和蛋白质的合成，对 G_1、G_2期细胞也有一定的作用。该药对消化道癌、乳腺癌疗效显著，对卵巢癌、宫颈癌、绒毛膜上皮癌、膀胱癌也有效。

【不良反应与用药注意】主要是胃肠反应，重者可出现血性腹泻。也有骨髓抑制、脱发、共济失调等反应。偶见肝、肾损害。

3. 巯嘌呤（mercaptopurine，6 – MP）

巯嘌呤为常用的抗嘌呤药物，其结构和次黄嘌呤相似。口服吸收不完全，个体差异大，在体内转化为黄嘌呤核苷酸及硫代肌苷酸，干扰嘌呤代谢，阻碍 DNA 的合成，对 S 期细胞最敏感。此外，本药还有较强的免疫抑制作用。可用于儿童急性骨髓瘤、自身免疫性疾病的治疗。主要不良反应为胃肠反应和骨髓抑制，偶见肝、肾损害。有致畸作用，孕妇禁用。

4. 阿糖胞苷（cytarabine，Ara – C）

阿糖胞苷能选择性抑制 DNA 多聚酶活性，阻止细胞 DNA 生物合成；也可掺入到 DNA 和 RNA 中，干扰 DNA 复制和 RNA 的功能。本药是治疗成人急性粒细胞白血病或单核细胞白血病的主要药物。主要不良反应是骨髓抑制、胃肠反应。

三、 抗肿瘤抗生素

本类药为微生物的代谢产物，多由微生物的培养液中提取而得。该类药可直接破坏 DNA 或嵌入 DNA 干扰 RNA 转录，而抑制细胞分裂增殖。属细胞周期非特异性药物。

1. 放线菌素 D（actinomycin D，更生霉素）

放线菌素 D 属细胞周期非特异性药物。通过直接嵌入到 DNA 双螺旋链的碱基对中，与 DNA 结合成复合体，阻碍 RNA 多聚酶的功能，阻止 RNA 的生物合成，使蛋白质合成受抑制，从而抑制肿瘤细胞生长。本药抗瘤谱窄，可用于绒毛膜上皮癌、横纹肌肉瘤、神经母细胞瘤、肾母细胞瘤及霍奇金病等。与放疗联合应用，可提高肿瘤对放射线的敏感性。不良反应以胃肠反应多见，可抑制骨髓，可致畸，少数患者出现脱发、皮炎等。

2. 博来霉素 （bleomycin，争光霉素 ）

博来霉素属于直接破坏 DNA 的抗生素，与 DNA 结合，引起 DNA 单链或双链断裂，阻碍 DNA 复制。对鳞状上皮癌的疗效较好、也用于淋巴瘤和睾丸癌。

与其他药物合用不会加重其他药物的骨髓抑制；大剂量可致肺纤维化。

3. 丝裂霉素（mitomycin C，MMC，自力霉素）

丝裂霉素抗瘤谱广，作用与博来霉素相似。主要用于治疗实体瘤，如胃癌、结肠癌、胰腺癌等，为治疗消化道恶性肿瘤的常用药。主要不良反应是骨髓抑制及胃肠反应，不宜长期应用。静脉给药应防止外漏，以免引起组织坏死。

4. 柔红霉素（daunorubicin，DNR，正定霉素）

柔红霉素属蒽环类抗生素，能直接嵌入DNA分子，破坏DNA的模板功能，阻止转录过程，抑制DNA复制和RNA合成。用于急性淋巴细胞白血病和急性粒细胞白血病，主要不良反应为心脏毒性反应和骨髓抑制。

5. 多柔比星（doxorubicin，ADM，阿霉素）

多柔比星为柔红霉素的衍生物，作用机制相似。属周期非特异性药物，对S期和M期作用最强。本药抗瘤谱广，主要用于耐药的急性白血病、恶性淋巴瘤及多种实体瘤（如肺癌、乳腺癌、肝癌等）。主要不良反应为骨髓抑制和心脏毒性。

四、抗肿瘤植物药

抗肿瘤植物药是一类从天然植物中提取的、主要干扰细胞蛋白质合成的抗肿瘤药。

1. 长春碱类

【作用与应用】主要作用于M期细胞，干扰纺锤丝微管蛋白的合成，抑制微管聚合，阻碍纺锤丝的形成，使细胞有丝分裂终止。该药对儿童急性淋巴细胞白血病疗效好，对恶性淋巴瘤也有效。也用于绒毛膜上皮癌、急性白血病。

【不良反应与用药注意】主要不良反应是骨髓抑制，尚有神经毒性、胃肠反应。而骨髓抑制较轻，但神经毒性突出，出现肢端麻木、肌无力、面瘫等。

2. 紫杉醇（paclitaxel）

紫杉醇是从短叶紫杉和红豆杉树皮中提取得到的有效成分，也可人工半合成得到。本药抗癌机制独特，通过特异性促进微管蛋白聚合，并抑制其解聚，从而阻止纺锤体形成，影响肿瘤细胞的有丝分裂。对转移性卵巢癌和乳腺癌有较好的疗效，对肺癌、食管癌、脑瘤、淋巴瘤有一定疗效。主要不良反应是骨髓抑制和胃肠反应，也有心脏毒性、神经系统毒性。

3. 三尖杉生物碱类

三尖杉生物碱类包括三尖杉酯碱（harringtonine）和高三尖杉酯碱（homoharringtonine），是从三尖杉属植物中提取得到的生物碱。属细胞周期非特异性药，对S期细胞作用较明显。可抑制蛋白质合成起始阶段，使核蛋白体分解，还可抑制细胞的有丝分裂。主要用于急性粒细胞性白血病；急性单核细胞白血病、恶性淋巴瘤的治疗。不良反应主要有骨髓抑制和胃肠反应，也可见心动过速、心肌损害、脱发等。

4. 鬼臼毒素（podophyllotoxin）

【作用与应用】 属周期非特异性药物，但对S期或G_2期细胞较敏感。该药通过与微管蛋白结合，影响细胞的有丝分裂，抑制肿瘤细胞生长繁殖，其半合成品则主要干扰DNA拓扑酶Ⅱ，使DNA链断裂引起细胞死亡。依托泊苷与顺铂合用治疗肺小细胞癌及睾丸癌，疗效较好；替尼泊苷用于儿童白血病，特别适用于婴儿单核细胞性白血病。

【不良反应与用药注意】 主要不良反应为骨髓抑制和胃肠反应，大剂量可引起肝毒性。

五、 激素类药

某些肿瘤（如乳腺癌、宫颈癌、卵巢癌、前列腺癌、睾丸肿瘤、甲状腺癌）的发生与相应的激素失调有关。因此，可用激素或激素的拮抗药来调整其失调的状态，抑制肿瘤的生长。本类药物虽无骨髓抑制作用，但滥用也会带来严重危害。

1. 肾上腺皮质激素

常用药有泼尼松、泼尼松龙、地塞米松等。通过抑制淋巴组织，促使淋巴细胞溶解，显效快，但不持久，易产生耐药性。用于急性淋巴细胞白血病和恶性淋巴瘤，也用于慢性淋巴细胞白血病，对其他肿瘤无效。

2. 雄激素

常用药物有丙酸睾酮、甲睾酮。雄激素直接对抗雌激素作用，还抑制垂体促卵泡激素的分泌，对抗催乳素的乳腺刺激作用，从而抑制肿瘤的生长。主要用于治疗晚期乳腺癌，尤其是骨转移者疗效显著。

3. 他莫昔芬（tamoxifen，TAM）

他莫昔芬为人工合成的抗雌激素药物，它与雌二醇竞争雌激素受体，抑制雌激素依赖性肿瘤细胞的生长。主要用于治疗乳腺癌、卵巢癌。

六、 其他药物

1. 门冬酰胺酶（asparaginase）

门冬酰胺酶可水解血清中的门冬酰胺，减少门冬酰胺向肿瘤细胞的供应，从而抑制肿瘤细胞生长。主要用于急性淋巴细胞白血病。常见不良反应为胃肠反应、出血和过敏反应。

2. 顺铂（cisplatin）和卡铂（carboplatin）

两者均为金属铂的络合物，属周期非特异性药。本类药主要与DNA上的碱基形成交叉联结，破坏DNA的结构和功能，阻止细胞分裂增殖。抗瘤谱广，对多种实体瘤有效，可用于肺癌、膀胱癌、卵巢癌、乳腺癌、头颈部癌、睾丸恶性肿瘤等，是联合化疗的常用药物。不良反应有消化道反应、骨髓抑制、肾毒性和神经毒性等。

知识拓展

抗肿瘤药物临床应用的基本原则

正确合理地应用抗肿瘤药物是提高肿瘤患者生存率和生活质量，降低死亡率、复发率和药物不良反应发生率的重要手段，是肿瘤综合治疗的重要组成部分。鉴于部分抗肿瘤药物有明显毒副作用，可给人体造成伤害，对抗肿瘤药物的应用要谨慎合理，需遵循以下基本原则。

1. 权衡利弊，最大获益

用药前应充分掌握患者病情，进行严格的风险评估，权衡患者对抗肿瘤药物治疗的接受能力，对可能出现的毒副反应的耐受力和经济承受力，尽量规避风险，客观评估疗效。

2. 目的明确，治疗有序

抗肿瘤药物治疗是肿瘤整体治疗的一个重要环节，应针对患者肿瘤临床分期和身体耐受情况，进行有序治疗，并明确每个阶段的治疗目标。

3. 医患沟通，知情同意

用药前务必与患者及其家属充分沟通，说明治疗目的、疗效、给药方法以及可能引起的毒副作用等，医患双方尽量达成共识，并签署知情同意书。

4. 治疗适度，规范合理

抗肿瘤药物治疗应行之有据，规范合理，依据业内公认的临床诊疗指南、规范或专家共识实施治疗，确保药物适量、疗程足够，不宜随意更改，避免治疗过度或治疗不足。药物疗效相近时，治疗应舍繁求简，讲求效益，切忌重复用药。

5. 熟知病情，因人而异

应根据患者年龄、性别、种族以及肿瘤的病理类型、分期、耐受性、分子生物学特征、既往治疗情况、个人治疗意愿、经济承受能力等因素综合制定个体化的抗肿瘤药物治疗方案，并随患者病情变化及时调整。特殊年龄（新生儿、儿童、老年）及妊娠期、哺乳期妇女患者和有重要基础疾病的患者需使用抗肿瘤药物时，应充分考虑上述人群的特殊性，从严掌握适应证，制定合理可行的治疗方案。

6. 不良反应，谨慎处理

必须参见说明书谨慎选择、合理应用抗肿瘤药物，充分认识并及时发现可能出现的毒副作用，施治前应有相应的救治预案，毒副反应一旦发生，应及时处理。

小结

恶性肿瘤是一类严重危害人体健康的常见病和多发病。目前对恶性肿瘤的治疗主要采用手术和药物治疗。抗肿瘤药物按照药理作用机制的不同分为五类：①抑制二氢叶酸还原酶的药物：如甲氨蝶呤等；②阻止嘧啶类核苷酸生成的药物：如氟尿嘧啶等；③阻止嘌呤类核苷酸生成的药物：如巯嘌呤等；④抑制核苷酸还原酶的药物：如羟基脲等；⑤抑制 DNA 多聚酶的药物：如阿糖胞苷等。这些药物在某些肿瘤的治疗中取得了较好的疗效。但由于大多数抗肿瘤药物对肿瘤组织的选择性低，在杀灭肿瘤细胞同时也破坏了正常细胞，加上用药剂量大、疗程长、因而容易产生不同程度的毒性反应。常见不良反应有骨髓造血功能抑制、胃肠道反应、肝肾损伤、免疫抑制、脱发、生殖系统损害等。在药疗过程中，必须密切观察用药后的反应，并做好对患者的指导工作。

能力检测

一、单项选择题

1. 环磷酰胺对下列哪种肿瘤疗效显著（　　）。

A. 实体瘤　B. 恶性淋巴瘤　C. 膀胱癌　D. 乳腺癌
E. 神经母细胞瘤

2. 主要作用于 S 期的抗肿瘤药物是（　　）。

A. 抗肿瘤抗生素　B. 烷化剂　C. 抗代谢药　D. 长春碱类
E. 铂类化合物

3. 甲氨蝶呤主要用于（　　）。

A. 消化道肿瘤　B. 儿童急性白血病
C. 慢性粒细胞性白血病　D. 恶性淋巴瘤
E. 肺癌

4. 抑制叶酸合成代谢的药物是（　　）。

A. 顺铂　B. 阿糖胞苷　C. 甲氨蝶呤　D. 环磷酰胺
E. 巯嘌呤

5. 以下不属于抗代谢抗肿瘤的药是（　　）。

A. 阿糖胞苷　B. 氟尿嘧啶　C. 巯嘌呤　D. 甲氨蝶呤
E. 环磷酰胺

6. 抑制核苷酸还原酶的抗恶性肿瘤药物是（　　）。

A. 羟基脲　B. 阿糖胞苷　C. 甲氨蝶呤　D. 氟尿嘧啶

E. 巯嘌呤

7. 氟尿嘧啶的主要不良反应是（　　）。

A. 血尿、蛋白质　B. 过敏反应　C. 神经毒性　D. 胃肠道反应　E. 肝脏损害

8. 能干扰 DNA 拓扑异构酶 I 的活性，从而抑制 DNA 合成的药物是（　　）。

A. 紫杉醇　B. 喜树碱　C. 丝裂霉素　D. 奥沙利铂　E. 阿糖胞苷

9. 环磷酰胺的不良反应不含（　　）。

A. 骨髓抑制　B. 血尿、蛋白尿　C. 血压升高　D. 恶心、呕吐　E. 脱发

10. 主要不良反应是心脏毒性的抗肿瘤药物是（　　）。

A. 氟尿嘧啶　B. 甲氨蝶呤　C. 白消安　D. 氮芥　E. 多柔比星

二、多项选择题

1. 治疗急性淋巴细胞白血病有效的药物包括（　　）。

A. 甲氨蝶呤　B. 肾上腺皮质激素　C. 柔红霉素　D. 长春新碱　E. 环磷酰胺

2. 干扰核酸合成的药物是（　　）。

A. 甲氨蝶呤　B. 甲氧苄啶　C. 紫杉醇　D. 阿糖胞苷　E. 长春新碱

3. 符合甲氨蝶呤的叙述是（　　）。

A. 为二氢叶酸合成酶抑制剂　B. 为二氢叶酸还原酶抑制剂　C. 选择性作用于细胞周期的 M 期　D. 主要用于儿童急性白血病　E. 早期不良反应是消化道反应

4. 氟尿嘧啶的临床应用是（　　）。

A. 膀胱癌　B. 肝癌　C. 乳腺癌　D. 胰腺癌　E. 消化道癌症

5. 周期非特异性抗肿瘤药物是（　　）。

A. 巯嘌呤　B. 烷化剂　C. 丝裂霉素 C　D. 放线菌素 D　E. 甲氨蝶呤

6. 丝裂霉素的临床应用是（　　）。

A. 肺癌　B. 乳腺癌　C. 宫颈癌　D. 头颈部肿瘤　E. 胃癌

7. 环磷酰胺的不良反应是（　　）。
A. 骨髓抑制　B. 胃肠道反应　C. 血尿　D. 脱发
E. 肝功能损害
8. 环磷酰胺的临床应用是（　　）。
A. 乳腺癌　B. 卵巢癌
C. 急性淋巴细胞性白血病　D. 多发性骨髓瘤
E. 恶性淋巴瘤
9. 干扰肿瘤细胞 RNA 合成的药物有（　　）。
A. 长春新碱　B. 放线菌素　C. 米托蒽醌　D. 多柔比星
E. 柔红霉素
10. 周期特异性抗肿瘤药物是（　　）。
A. 阿糖胞苷　B. 长春碱　C. 柔红霉素　D. 羟基脲
E. 博来霉素
11. 抑制肿瘤细胞有丝分裂的药物有（　　）。
A. 放线菌素 D　B. 长春新碱　C. 长春碱　D. 紫杉醇
E. 门冬酰胺酶
12. 影响蛋白质合成的抗肿瘤药有（　　）。
A. 顺铂　B. 阿霉素　C. 长春碱类　D. 紫杉醇
E. L－门冬酰胺酶
13. 抗肿瘤药物作用机制可能是（　　）。
A. 抑制核酸生物合成　B. 直接破坏 DNA 结构与功能
C. 干扰转录过程，阻止 RNA 合成　D. 影响蛋白质合成与功能
E. 影响激素平衡

三、思考题

简述抗肿瘤药物的类别和各类药物的作用机制。

实训十六　抗肿瘤药对细胞凋亡的诱导作用

【实训目的】 观察药物对细胞凋亡的诱导作用，熟悉生化技术、分子生物学技术在药理学实验中的应用，掌握抗肿瘤药物的作用机理。

【实训原理】 一些抗恶性肿瘤药物（如烷化剂、丝裂霉素 C、博来霉素等）可直接破坏细胞 DNA，并且阻止其复制，从而诱导细胞凋亡。首先出现的是细胞体积缩小，连接消失，与周围的细胞脱离，然后是细胞质密度增加，线粒体膜电位消失，通透性改变，释放细胞色素 C 到胞质，核质浓缩，核膜核仁破碎，DNA 降解成为 180～200bp 片段。组织细胞内含有酸性物质和碱性物质，细胞的

酸性物质与碱性染料的阳离子结合，而细胞核的碱性物质与酸性染料的阴离子结合，使其中酸性细胞核被碱性的苏木素染成蓝色，而碱性的胞质被酸性染料伊红染成红色。其结果胞核呈蓝色，胞质呈红色。

【实训材料】

（1）实训器材　高速离心机，紫外线照射装置，电泳仪，微量移液器，刻度离心管，倒置显微镜；细胞培养瓶；细胞培养板；试剂瓶；小烧杯；眼科镊；一次性吸管。

（2）实训试剂　细胞凋亡诱导试剂盒；丝裂霉素 C，博来霉素、苏木素；伊红；盐酸；乙醇；多聚甲醛；二甲苯；磷酸盐缓冲溶液（PBS）；平衡酚；氯仿；异丙醇；细胞裂解液［50mmol Tris pH8.0、100mmol EDTA Na_2、100mmol NaCl、0.5%SDS（十二烷基磺酸钠）］；上样缓冲液（20%甘油、0.1mol EDTA、1%SDS、0.25%溴酚蓝）；100mL TAE（三羟甲基氨基甲烷－乙酸－乙二胺四乙酸）；电泳缓冲液（Trisebase 4.84g、EDTA 6.73g、冰醋酸 1.14mL、pH8.5）；琼脂糖。

（3）细胞株　hela（人宫颈癌细胞株）；A549（人肺腺癌细胞株）。

【实训方法与步骤】

（1）HE 染色　取适量对数生长期细胞接种于铺有玻片的 24 孔板中，每孔 3 万～5 万，37℃，5% CO_2条件下培养 24h，给药组加入药物诱导适宜时间，对照组加入等量溶剂作用相同时间；将玻片转移至 35mm 培养皿中，预热的 PBS 洗两次；4% 多聚甲醛固定 30min，PBS 洗两次；苏木素染色 5min，自来水冲洗（苏木素本身无染色能力，必须在媒染剂的作用下经氧化为苏木红才具有染色作用。用于细胞核染色）；自来水浸泡 15min；碳酸锂水溶液显蓝色，数秒钟后（镜下观察控制时间），自来水洗、蒸馏水洗。0.5%水溶性伊红染液室温染色5～15min，水洗，镜下观察，拍照。

倒置显微镜观察细胞形态：凋亡细胞呈圆形，胞核深染，胞质浓缩，染色质成团块状，细胞表面有“出芽”现象。

（2）DNA 电泳

①细胞模型制备：取适量对数生长期细胞接种于六孔培养板，37℃，5% CO_2 条件下培养 24h，加入药物诱导适宜时间。

②提取细胞 DNA：收集细胞于离心管中，含 2mmol/L EDTA 的 PBS 洗 2 次；在细胞沉淀中加入 0.3mL TBE 缓冲液（45mmol/L Tris－HCl pH8.0，含 1mmol/L EDTA），加入 0.25% NP－40 及 Rnase A（终浓度为 10mg/mL）混匀，37℃保温 30min；再加入蛋白酶 K（终浓度为 1mg/mL），37℃保温 30min；取上清加上样缓冲液，在 1.5% 琼脂糖凝胶上电泳（7V/cm）。

③电泳：用 1×TAE 制备 1.5% 琼脂糖凝胶（含 500ng/mL 溴化乙锭）；样品处理：取上清 45μL，加缓冲液 5μL 混匀；上样，以 7V/cm 的电压进行电泳，30min 后在紫外灯下观察 DNA 条带并拍照。凋亡细胞 DNA 可见 180～200bp 的

DNA 条带即部分坏死细胞 DNA 所致拖尾带。对照组细胞 DNA 条带很弱并且无规律或只见基因组带。

【实训结果】

（1）HE 染色　将凋亡细胞和正常细胞照片打印裁减后，粘贴在实验报告中。

（2）DNA 电泳　紫外灯下在 180～200bp 处观察 DNA 条带，将给药组及对照组 DNA 条带照片打印裁剪后，粘贴在实验报告中。

【思考题】 简述凋亡与坏死的区别？

【注意事项】

（1）提取细胞 DNA 时，切忌动作粗暴，以免大片段的 DNA 分子被打断。

（2）溴化乙锭是强诱变剂，操作中应绝对避免污染。

（3）紫外线对眼睛及皮肤有损伤，操作时应尽量避免紫外线的直接辐射。

项目十 解毒药

知识目标

掌握有机磷酸酯类中毒的机制、主要解毒药物的类型和解毒机制。

熟悉有机磷酸酯类急性中毒的主要表现。

了解金属和类金属、氰化物、鼠药、蛇毒的中毒机制和解救药物。

能力目标

在掌握常见药物中毒的类型和解救方法基础上，能对急性中毒的患者实施基本的解救措施。

学习提示

目前常见的药物中毒的情况有有机磷农药中毒、金属和类金属中毒、氰化物中毒、灭鼠药中毒和蛇毒中毒等。急性中毒的解救必须争分夺秒，因此，应很好了解急性中毒的类型和处理原则，对于解救患者误食、误用药物引起的中毒的及时解救有重要意义。

任务一 有机磷酸酯类中毒的解毒药

案例分析

女性，35 岁，因与家人不和，自服药水 1 小瓶，把药瓶打碎扔掉，家人发现后 5 分钟病人腹痛、恶心，并呕吐一次，吐出物有大蒜味，逐渐神志不清，急送来诊，病后大小便失禁，出汗多。既往体健，无肝、肾、糖尿病史，无药物过敏史，月经史、个人史及家族史无特殊。查体：T36.5℃，P60 次/分，R30 次/分，Bp 110/80mmHg，平卧位，神志不清，呼之不应，压眶上有反应，皮肤湿冷，肌肉颤动，巩膜不黄，瞳孔针尖样，对光反射弱，口腔流涎，肺叩清，两肺较多哮鸣音和散在湿啰音，心界不大，心率 60 次/分，律齐，无杂音，腹平软，肝脾未触及，下肢不肿。如何进行解救？

有机磷酸酯类（organophosphates）是常用的杀虫剂，如对硫磷、内吸磷、美曲膦酯、敌敌畏、乐果、马拉硫磷等。有机磷酸酯类也被用作战争毒气，如塔崩、沙林、梭曼等。

（一）有机磷酸酯类中毒机制及中毒表现

【中毒机制】 有机磷酸酯类脂溶性高，有一定的挥发性，可经消化道、呼吸道和皮肤等途径吸收进入机体。它们与胆碱酯酶结合牢固，形成磷酰化胆碱酯酶，并使之失活，引起乙酰胆碱在神经突触、运动终板大量堆积而持续激活其受体，导致毒性反应的发生。如果不及时抢救，磷酰化胆碱酯酶会进一步发生化学反应，形成不可逆性的结合而无法恢复活性。

【中毒表现】 见表 10－1。

表 10－1　有机磷酸酯类急性中毒的主要表现

毒性作用	中毒主要表现
激动 M 受体	
促进腺体分泌	流涎、出汗、流泪、呼吸道分泌物增多
胃肠道平滑肌收缩	恶心、呕吐、腹痛、腹泻
呼吸道平滑肌收缩	胸闷、呼吸困难
虹膜括约肌、睫状肌收缩	瞳孔缩小，视力模糊、眼球疼痛
膀胱括约肌松弛	小便失禁
心脏抑制	心动过缓
血管扩张	血压下降
激动 N 受体	
骨骼肌 N_2 受体兴奋	肌束颤动、抽搐、肌无力，甚至呼吸肌麻痹
神经节 N_1 受体兴奋	心动过速，血压升高
中枢神经系统作用	
脑内 ACh 的含量升高	先兴奋后抑制，头痛、昏迷、血压下降、呼吸中枢麻痹等

（二）常用解毒药

有机磷酸酯类药物中毒的解救，主要是针对其毒理作用的两个主要方面：①对抗乙酰胆碱，对其受体均有兴奋作用，所用药物主要为 M 受体阻断药，如阿托品；②恢复失活的胆碱酯酶活性，所用药物为胆碱酯酶复活药，常用药物包括碘解磷定、氯解磷定和双复磷等。

任务二 金属和类金属中毒的解毒药

金属和类金属类物质，如汞、铅、铜、锰、铬、锌、砷、锑、磷、铋等均能引起中毒。它们的毒性作用主要是与机体代谢活动有关的酶类的活性基团结合，抑制了这些酶的活性而影响组织细胞的生理功能。

本类解毒药多为络合剂，能与金属或类金属离子结合成络合物，生成低毒或无毒的可溶性化合物，由尿排出，使酶游离出来恢复活性。

1. 依地酸钙钠（calcium disodium edetate）

【体内过程】依地酸钙钠口服吸收差，采用静脉给药。在体内不被破坏，自尿排出迅速，1h 内约排出 50%。依地酸钙钠不易通过血脑屏障。

【作用与应用】能与二价和三价金属结合成为稳定而可溶的络合物，由尿液排泄。对铅中毒的解救效果最好，也用于钴、铜、铬、镉、锰等的中毒治疗。依地酸钙钠与汞的络合力不强，一般不用于汞中毒的解救。

【不良反应与用药注意】主要毒性反应是肾损害，用药期间应注意尿检和肾功能检查。此外，还可引起不适、乏力、鼻塞、流泪，以及突发的寒战、发热和肌肉疼痛等不良反应。静脉给药时，应注意药物浓度不可过高，以免引起血栓性静脉炎。

2. 青霉胺（penicillamine）

【作用与应用】青霉胺是含有巯基的氨基酸，为青霉素的代谢产物。口服吸收良好，对铜、汞、铅等有较强的络合作用，形成可溶性复合物由尿排出。对沉积在组织中的铜驱除作用较强，可用于肝豆状核变性（Wilson 病）的治疗。驱铅作用不及依地酸钙钠，驱汞作用不及二巯丙醇。

【不良反应与用药注意】长期使用可引起皮肤损伤，表现为荨麻疹、斑疹、丘疹、天疱疮样或红斑狼疮样皮肤损伤等；血液系统毒性，如白细胞减少、再生障碍性贫血、粒细胞下降等，应注意监测血象变化；肾脏损伤，出现蛋白尿、血尿等。

3. 二巯丙醇（dimercaprol）

【作用与应用】二巯丙醇带有两个巯基（—SH），可与金属结合成络合物，防止金属与酶的巯基结合。二巯丙醇与金属形成的络合物在体内会发生一定程度的解离，使金属重新释放出来。另外，二巯丙醇在体内可被氧化而失去作用。因此，二巯丙醇一般用于急性金属中毒，早期反复给药解毒效果较好。临床主要用于治疗砷、汞和金中毒。常与依地酸钙钠合用治疗铅中毒，尤其是铅毒性脑病。

【不良反应与用药注意】 常见不良反应有恶心、呕吐、头痛、口腔灼热感，流泪、流涎、多汗、腹痛、肢端麻木、肌肉和关节酸痛等。大剂量可引起血压升高、心跳加快，多次注射可损害肝肾功能；二巯丙醇为油剂，肌内注射局部可引起疼痛和组织坏死，注射部位要交替进行。

4. 二巯丁二酸（succimer）

二巯丁二酸作用机制与二巯丙醇相似。主要用于铅中毒的治疗，也用于解救汞、砷、镉等金属中毒。本品的主要优点是对生理功能所必需的金属如锌、铜、铁的影响较小。另外，本品的毒性反应也少于二巯丙醇，常见不良反应主要有恶心、呕吐、腹泻等。

任务三 氰化物中毒的解毒药

氰化物是一类剧毒物，常见的有氰化钠、氰化钾，另外，一些植物果实，如苦杏仁、桃仁、木薯等都含有氰苷，在胃肠道内水解后，可释放出氰氢酸而引起中毒。

氰离子（CN^-）能与机体内的多种酶结合。其中，危害最大的是在细胞线粒体中与氧化型细胞色素氧化酶（为呼吸酶）中的 Fe^{3+} 结合，使之不能还原为 Fe^{2+}，并使酶失去活力，抑制细胞呼吸，导致细胞缺氧和死亡。

氰化物的解毒机制是应用氧化剂，使部分红细胞的亚铁（Fe^{2+}）血红蛋白转化为高铁（Fe^{3+}）血红蛋白，后者的 Fe^{3+} 与 CN^- 有高亲和力，结合生成氰化高铁血红蛋白。这样可阻止氰化物与细胞色素氧化酶结合，并将已经与细胞色素氧化酶结合的氰离子置换出来。游离的 CN^- 可使用硫代硫酸钠解毒，使其转化为无毒的硫氰酸盐（SCN^-）由尿排出。

1. 亚硝酸钠（sodium nitrite）

亚硝酸钠能使亚铁血红蛋白氧化为高铁血红蛋白，可用于解救氰化物中毒。用量过大时，可因高铁血红蛋白生成过多而使红细胞携氧能力下降，出现严重缺氧反应，导致亚硝酸盐中毒。

2. 亚甲蓝（methylene blue）

亚甲蓝又称美蓝，呈深蓝色，本身就是氧化剂。体内不同浓度的亚甲蓝对血红蛋白有两种不同的作用，低浓度时被机体还原成为白色亚甲蓝，白色亚甲蓝可将三价铁的高铁血红蛋白还原为二价铁的正常血红蛋白，而白色亚甲蓝自身则重新氧化为亚甲蓝；高浓度时，机体无法将大部分的亚甲蓝还原为白色亚甲蓝，此时亚甲蓝的氧化作用可将正常血红蛋白氧化为高铁血红蛋白。

低浓度的亚甲蓝对化学物，如亚硝酸盐、苯胺、苯醌等化合物，以及对乙酰氨基酚、非那西丁等药物引起的高铁血红蛋白血症有效。而高浓度的亚甲蓝因其氧化作用，可用于治疗氰化物中毒。

3. 硫代硫酸钠（sodium thiosulfate）

硫代硫酸钠在体内转硫酶的作用下，可游离出硫原子，后者可与游离的或已与高铁血红蛋白结合的氰离子结合，生成无毒且比较稳定的硫氰酸盐（SCN^-）由尿排出，故可配合亚甲蓝或亚硝酸钠解救氰化物中毒。

任务四 灭鼠药中毒的解毒药

灭鼠药种类很多，毒性作用机制也各不相同。通常是通过抑制机体的重要代谢活动、兴奋中枢神经、抗凝血等毒性作用来杀灭老鼠。

一般而言，速效的灭鼠药毒性强，作用快，此类鼠药中毒事件比较常见；迟效灭鼠药多为抗凝血灭鼠药，一般需要进食多次才能引起中毒，对人比较安全，很少出现中毒现象。

灭鼠药中毒的解救，可根据灭鼠药类型和毒性作用机制的不同选用不同的药物。例如，乙酰胺为有机氟类杀鼠药（包括氟乙酰胺、氟乙酸钠）中毒的特效解毒剂；维生素 K，适用于抗凝血类杀鼠药（如敌鼠）的中毒解救；苯巴比妥钠和二巯基丙磺酸钠可用于致惊厥杀鼠药（如毒鼠强）的中毒解救等。

任务五 蛇毒中毒和解毒药

（一）蛇毒中毒机制

我国常见的危害较大的毒蛇主要有两类：第一类是眼镜蛇科毒蛇，包括眼镜蛇、眼镜王蛇、金环蛇、银环蛇等；第二类是蝰蛇科毒蛇，包括蝮亚蛇科的尖吻蝮蛇（即五步蛇）、竹叶青、蝮蛇、烙铁头以及蝰亚蛇科的蝰蛇等。

蛇毒是毒蛇捕获猎物和消化猎物的重要手段，含有大量成分复杂的高活性和高毒性的蛋白质和多肽类物质。毒蛇咬伤后毒性反应进展迅速，致死和致残率高，一旦发生毒蛇咬伤须紧急救治。

蛇毒的主要毒性成分可分为神经毒素、细胞毒素和血液毒素三大类。

（1）神经毒素为相对分子质量较小的碱性多肽，是眼镜蛇科蛇毒的主要毒素之一，蝰科蛇毒也含一定量的此类毒素。神经毒素可作用于神经突触和运动终板，通过抑制乙酰胆碱释放，阻断胆碱受体等毒性作用，引起神经传导障碍和肌肉松弛等，从而导致呼吸麻痹死亡。

（2）细胞毒素也是一类碱性多肽和眼镜蛇科蛇毒的主要毒素，蝰科蛇毒也可含有一定量的此类毒素。细胞毒素可破坏细胞膜，引起骨骼肌坏死、红细胞溶解，以及心肌受损和心律失常等。

（3）血液毒素是蝰蛇科蛇毒的主要毒素，有些眼镜蛇科的蛇毒也含有较为丰富的此类毒素。血液毒素种类很多，包括各种分子质量的活性短肽和蛋白质，可影响血液系统的诸多环节。例如，水解纤维蛋白原、抗血小板聚集、抑制各种凝血因子等，可引起凝血和止血功能的障碍，诱发皮肤、黏膜和内脏的广泛出血、弥散性血管内凝血（DIC），以及脏器功能和循环衰竭等。

（二）蛇毒中毒的解毒药

被毒蛇咬伤后，现场急救很重要，应采取各种措施迅速排出蛇毒，并防止蛇毒的扩散，尽快给予解毒药物治疗。由于蛇毒对组织的侵袭力强，毒性强烈、广泛且进展迅速，许多毒性作用具有难逆性和不可逆性的特点，除早期使用特异性抗蛇毒血清外，目前还缺乏其他确切有效的药物进行救治。

1. 抗蛇毒血清 （antivenin）

特异性抗蛇毒血清是中和蛇毒的特效解毒药，应尽早静脉使用，或同时进行创口局部注射和受伤肢体近心端皮下环封注射。抗蛇毒血清是从免疫的马血清中制备的，为异源性的大分子蛋白质，可诱发过敏反应。在应用抗蛇毒血清前，必须准备好肾上腺素、氢化可的松或地塞米松等抗过敏和抗休克药物。抗蛇毒血清皮内实验阴性者方可使用，皮内实验阳性者但必须使用时，应按常规脱敏，并同时给予糖皮质激素等加强抗过敏治疗。

2. 胰蛋白酶（trypsin）

胰蛋白酶是一种消化酶，可水解蛇毒的蛋白质和肽类使其失去毒性，具有广谱抗蛇毒作用。可在蛇咬伤的局部注射胰蛋白酶，水解去除伤口残留的蛇毒。

3. 依地酸二钠（disodium edetate）

许多蛇毒的蛋白酶属于金属蛋白酶类，依地酸二钠是一种金属螯合剂，可与蛇毒金属蛋白酶活性中心的金属离子螯合，使其失去毒性作用。在蛇咬部位做局部注射可有效抑制其毒性侵袭。

知识拓展

一氧化碳中毒的表现与防治原则

1. 中毒机制

一氧化碳（CO）经呼吸道进入体内，可迅速与血液中的血红蛋白（Hb）结合，形成碳氧血红蛋白（HbCO）；因CO与Hb的亲和力是氧与Hb的亲和力的300倍，故小量的CO即能与氧竞争，充分形成HbCO，使血液携氧能力降低；而HbCO的解离速度仅是氧合血红蛋白（HbO_2）解离速度的1/3600，故HbCO形成后可在血液中持续很长时间，并能阻止HbO_2释放氧，更加重了机体缺氧。

2. 临床表现

（1）轻度中毒 主要表现以脑缺氧为主的临床症状，如剧烈的头痛、头昏、四肢无力、恶心、呕吐，或出现轻度至中度意识障碍。血液HbCO浓度可高于10%。

（2）中度中毒 除上述症状外，出现浅至中度昏迷，经抢救恢复后无明显并发症。血液HbCO浓度可高于30%。

（3）重度中毒 出现深昏迷或去大脑皮质状态。可并发脑水肿、休克或严重的心肌损害、肺水肿、呼吸衰竭、上消化道出血、脑局灶损害如锥体系或锥体外系损害。血液HbCO浓度可高于50%。

3. 防治原则

（1）治疗 重点是纠正脑缺氧。迅速将患者移离现场，根据中毒程度采取合适的给氧方法（如高压氧治疗），积极防治并发症及预防迟发性脑病。对迟发性脑病患者，可给予高压氧、糖皮质激素、血管扩张剂等，并采取相应的对症治疗。

（2）预防 设立CO报警器；防止管道漏气；生产场所加强通风；加强个体防护，普及自救、互救知识；进入危险区工作时，应戴防毒面具。

小结

目前常见的药物中毒的类型有有机磷酸酯类药物中毒、金属和类金属中毒、氰化物中毒、灭鼠药中毒和蛇毒中毒等。药物中毒解救主要分三步：迅速切断毒源，彻底清洗染毒部位，对症支持治疗和应用特效解毒药解救。有机磷酸酯类药物中毒常用的解毒剂是阿托品、碘解磷定、氯解磷定等；金属和类金属中毒的解毒剂是依地酸钙钠、青霉胺、二巯丙醇等；氰化物中毒解毒剂是亚硝酸钠、亚甲蓝等氧化剂；灭鼠药中毒解毒剂是乙酰胺、维生素K、苯巴比妥钠、二巯基丙磺酸钠等；蛇毒中毒解毒剂是特异性抗蛇毒血清、胰蛋白酶、依地酸二钠等。

能力检测

一、单项选择题

1. 碘解磷定对哪一种有机磷农药中毒无效（　　）。

A. 内吸磷　B. 对硫磷　C. 乐果　D. 敌敌畏

E. 敌百虫

2. 碘解磷定解救有机磷农药中毒的药理基础是（　　）。

A. 生成磷酰化胆碱酯酶　B. 生成磷酰化解磷定

C. 促进胆碱酯酶再生　D. 具有阿托品样作用

E. 抑制胆碱酯酶的活性

3. 有机磷酸酯类中毒的解救宜选用（　　）。

A. 阿托品　B. 胆碱酯酶复活药

C. 阿托品＋新斯的明　D. 足量阿托品＋胆碱酯酶复活药

E. 毛果芸香碱＋新斯的明

4. 有机磷酸酯类中毒的机制是（　　）。

A. 增加胆碱能神经张力，促使乙酰胆碱释放

B. 抑制胆碱酯酶活性，使乙酰胆碱水解减少

C. 抑制胆碱能神经末梢对乙酰胆碱的重摄取

D. 直接兴奋神经节，使乙酰胆碱释放增加

E. 增加乙酰辅酶A活性，使乙酰胆碱合成增加

5. 有机磷酸酯类急性中毒解救时，可迅速改善M样症状的药物是（　　）。

A. 碘解磷定　B. 哌替啶　C. 阿托品　D. 氨茶碱

E. 呋塞米

6. 依地酸钙钠一般不用于（　　）中毒的解救。

A. 钴　B. 铜　C. 汞　D. 锰

E. 镉

7. 亚硝酸钠可用于哪种中毒的解救（　　）。

A. 氰化物　B. 农药　C. 镇静催眠药　D. 蛇毒

E. CO

二、多项选择题

1. 有机磷酸酯类药物中毒的表现为（　　）。

A. 心动过缓　B. 流涎　C. 缩瞳　D. 腹泻

E. 肌肉震颤
2. 有机磷酸酯类药物中毒解救药物有（　　）。
A. 毛果芸香碱　B. 新斯的明　C. 阿托品　D. 碘解磷定
E. 氯解磷定
3. 依地酸钙钠可用于下列哪种金属元素的中毒（　　）。
A. 钴　B. 铜　C. 铬　D. 镉
E. 锰
4. 毒鼠强引起的惊厥可以用下列哪些药物解救（　　）。
A. 苯巴比妥钠　B. 阿托品
C. 二巯基丙磺酸钠　D. 碘解磷定
E. 新斯的明
5. 下列哪些药物属于蛇毒中毒的解毒药（　　）。
A. 抗蛇毒血清　B. 阿托品　C. 胰蛋白酶　D. 碘解磷定
E. 依地酸二钠
三、思考题
简述有机磷酸酯类药物中毒的表现和解救措施。

实训十七　有机磷酸酯类的中毒及解救

【实训目的】 了解有机磷酸酯类中毒时的症状及其产生机制。观察阿托品、解磷定对有机磷酸酯类中毒的解救作用。

【实训原理】 有机磷酸酯类为持久性抗胆碱酯酶剂，进入机体后，能与胆碱酯酶结合并使之失活，使得 Ach 在体内大量堆积，进而激动 M 受体、N 受体并作用于中枢神经系统，产生 M 样、N 样及中枢神经系统症状。阿托品为 M 受体阻断药，可迅速解除中毒后的 M 样症状及部分中枢神经系统症状，但它不能使胆碱酯酶复活，对 N_2样症状（肌束颤动）无效。解磷定为胆碱酯酶复活药，可恢复胆碱酯酶的活性并显著改善 N_2样症状。两者合用可产生对症和对因的双重解毒作用。

【实训材料】 家兔 2 只；50g/L 敌百虫乳剂、1g/L 硫酸阿托品溶液、25g/L 解磷定溶液；注射器（5mL、10mL）、针头（6 号）、测瞳器、棉球。

【实训方法与步骤】

（1）取家兔 2 只，称重标号，分别观察并记录呼吸频率与幅度、瞳孔大小、唾液分泌、大小便、肌张力及肌震颤等。

（2）2 只家兔均背部皮下注射敌百虫 8mg/kg（按 0. 16mL/kg 给药），严密观察上述指标的变化情况。

(3) 待中毒症状明显后，甲兔由耳缘静脉注射阿托品 2～3mg/kg（按 2～3mL/kg 给药）；乙兔先由耳缘静脉注射阿托品 2～3mg/kg（按 2～3mL/kg 给药），继而注射解磷定 45mg/kg（按 1.8mL/kg 给药），观察并比较甲、乙兔解救后各项指标有何变化。

【实训结果】将实验结果整理记入表 10－2 内。

表 10－2　有机磷酸酯的中毒与阿托品、解磷定的解救

兔号	药物	观察指标				
		呼吸	瞳孔大小	唾液分泌	大小便	肌张力及肌震颤
甲	用敌百虫前 用敌百虫后 用硫酸阿托品后					
乙	用敌百虫前 用敌百虫后 用硫酸阿托品＋解磷定后					

【思考题】

(1) 试述有机磷酸酯类中毒的机制及临床表现。

(2) 有机磷酸酯类中毒时，阿托品能缓解哪些症状？解磷定能缓解哪些症状？为什么？

(3) 为什么解救时先注入阿托品？阿托品和解磷定为何要联用？

【注意事项】

(1) 注入敌百虫时，应将阿托品液预先抽好，并备好注射阿托品的耳缘静脉。

(2) 阿托品要快速注入，以缓解危急的中毒症状，但解磷定注射要慢。

(3) 一般出现中度中毒时开始解救。

(4) 敌百虫制作中毒模型时，切勿污染皮肤，如不慎接触，应立即用自来水冲洗，但切记不能用碱性物（如肥皂），否则可转化为毒性作用更强的敌敌畏。

参考文献

[1] 杨红梅．药理毒理学［M］．北京：中国轻工业出版社，2013.
[2] 罗学刚．药理学［M］．武汉：华中科技大学出版社，2013.
[3] 魏国会．药理学［M］．北京：北京交通大学出版社，2012.
[4] 何敬文．药物化学［M］．北京：中国轻工业出版社，2016.
[5] 曹霞．临床药物治疗学［M］．北京：中国医药科技出版社，2016.
[6] 王迎新．药理学［M］．北京：人民卫生出版社，2011.
[7] 叶向权．药物学基础［M］．北京：科学出版社，2003.
[8] 王玉祥．药理学实验［M］．北京：中国医药科技出版社，2000.
[9] 张庆．药物学基础［M］．北京：高等教育出版社，2010.
[10] 陈新谦．新编药物学［M］．北京：人民卫生出版社，2007.
[11] 吕延杰．药理学实验指导［M］．北京：人民卫生出版社，2008.
[12] 刘善庭．药理学实验［M］．北京：中国医药科技出版社，2006.